의료 휴먼서비스 매니지먼트

Medical human service management

오영훈 · 박지영 지음

창지사

머/리/말

최근 4차 산업혁명으로 인한 교육환경의 변화로 다양한 사회복지 실천현장인 의료환경에 많은 변화가 나타나고 있다. 또한 팬데믹 현상이 가중되어 우리 사회가 다변화, 복잡화, 다양화됨에 따라 의료현장에서의 휴먼서비스 관리가 필요하다는 목소리가 높아지고 있다.

휴먼서비스는 사람들의 발전과 복지를 향상시키기 위해 고안된 프로그램과 활동으로 '사회 봉사(social service)'나 '복지서비스(welfare services)'와 동의어로 사용되고 있다.

이 책은 창의융복합의 일환으로, 사회복지사와 같이 의료현장에서 휴먼서비스를 실현코자 하는 의료 휴먼서비스 전문가(임상병리사, 물리치료사 등)들을 위한 교재로 활용하기 위해 만들어졌다. 우선 이론적 접근을 통해 이러한 휴먼서비스의 개념을 이해하고, 의료전달체계와 건강, 서비스 대상자, 현장별 서비스에 대한 내용을 파악하고, 실천적 접근을 통한 휴먼서비스 기술과 병원서비스 관리, 의료커뮤니케이션 등을 습득하는 데 초점을 맞췄다. 또한 의료현장에 대한 임상 각 과에 대한 접근을 통해 의료환경과 대상에 대한 특성을 파악하는 데 도움을 주고자 하였다.

본 교재는 2개 Part, 총 11개 장으로 구성되어 있다. Part1은 이론적 접근으로, 제1장은 휴먼서비스의 이해, 제2장은 의료전달체계의 개념, 제3장은 건강의 이해, 제4장은 서비스 대상자의 이해, 제5장은 현장별 서비스에 대해 다루었다. Part 2는 실천적 접근으로, 제6장은 휴먼서비스 기술, 제7장은 병원서비스 관리, 제8장은 의료커뮤니케이션, 제9장은 소아과 질환, 제10장은 재활의학과 질환, 제11장은 내과 질환으로 구성하였다.

본 교재의 특징은 의료현장에 대한 이해와 질병에 대한 이해, 의료환경을 둘러싸고 있는 사회환경의 이해, 의료 휴먼서비스 전문가의 역할 및 직무 등 의료현장에서의 욕구가 있는 클라이언트 사례관리 등을 다루어 실제 의료현장에서 의료 휴먼서비스 전문가들이 활용하는 데 도움을 주고자 했다는 것이다. 하지만 현실적으로 클라이언트들의 활동 영역이 너무 다양하여 실천현장의 현실성을 다 반영하기에는 부족하고 한계가 있다고 본다. 이에 앞으로도 내용을 더욱 보완해 나갈 것이며 아낌없는 비평과 조언, 격려를 부탁드린다.

마지막으로 이 책이 나오기까지 많은 도움을 주신 헬로 이민훈 원장님과 창지사 김기섭 사장님을 비롯한 직원 여러분께 깊은 감사를 드린다.

2022년 7월

저자 일동

차/례

Part 1 이론적 접근

Part 2 실천적 접근

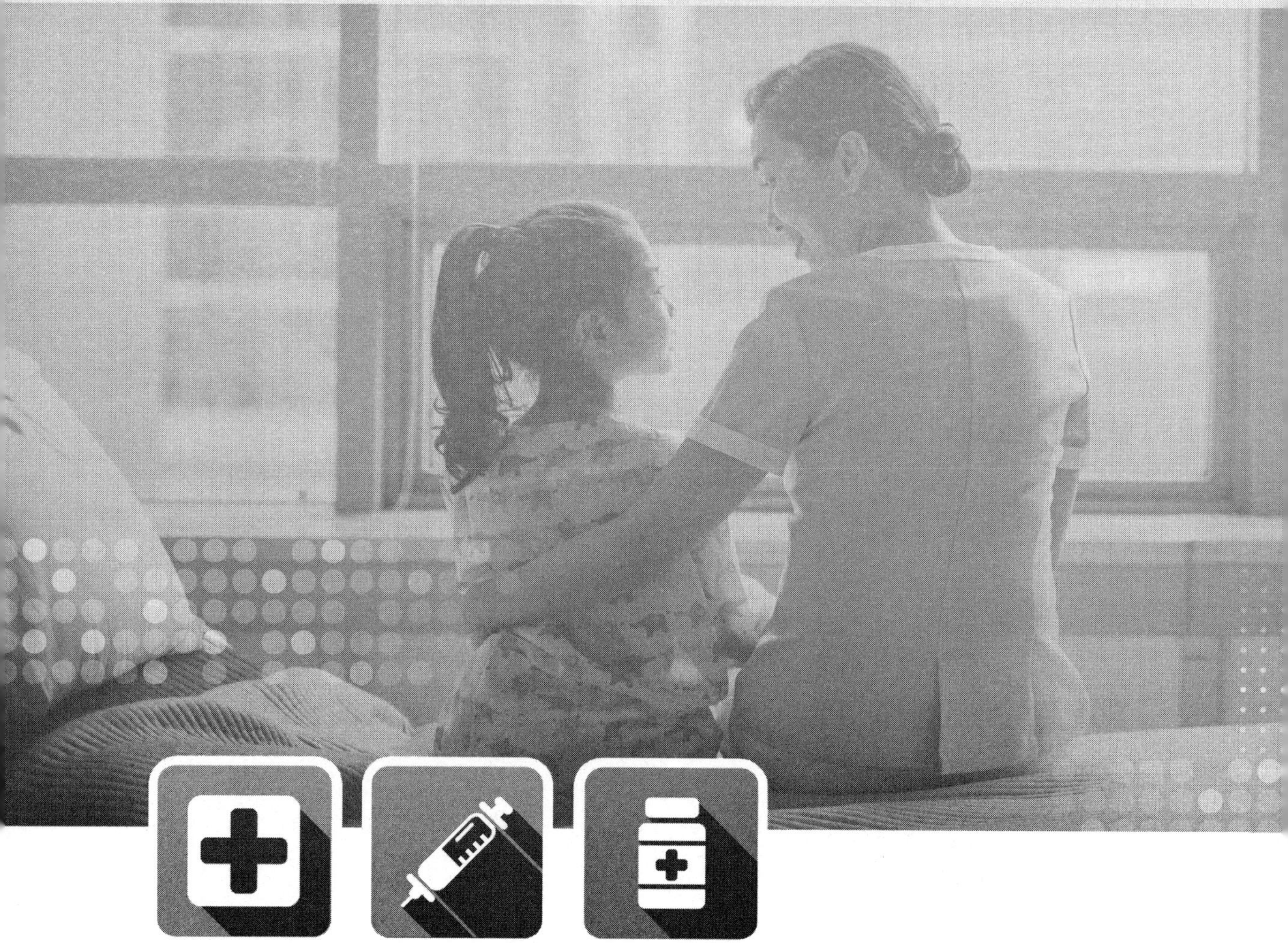

Part 1

이론적 접근

CHAPTER 1

휴먼서비스의 이해

1. 등장배경

최근의 사회경제적 상황과 대인서비스 전달의 방법 변화에 영향을 미치는 다양한 요인으로 인하여 대인서비스 전달의 새로운 기법에 대한 필요성이 제기됨에 따라 등장하게 되었다.

휴먼서비스의 방향이 시설서비스에서 지역사회서비스로 이행되는 대인서비스 전달의 탈시설화 현상이 나타나고 있으며, 휴먼서비스의 지방 분권화가 이루어지면서 지역사회에 기반을 둔 서비스가 필요하게 된 것이다.

또한 노인인구의 상대적 증가와 각종 사고와 재해, 가족해체 등으로 인하여 사회적 기능상의 심각한 문제를 지닌 노인, 장애인, 아동 등이 증가하고 있으며, 이러한 사회적 취약계층의 욕구도 점점 다양화·복합화·장기화되고 있다.

• 대인서비스란?

클라이언트(clients)의 욕구와 기대, 희망을 만족시키는 다양한 활동으로 서비스를 직접 제공하기도 하고 간접적으로 제공하기도 한다. 또한, 서비스 제공자가 클라이언트의 환경개선과 서비스의 품질을 개선해 만족감을 향상시키는 행동들을 말하기도 한다.

• 휴먼서비스란?

인간에게 행복할 권리를 보장하기 위해 의료, 복지, 생애 전 부분 등을 포함한 것으로 사회적으로 보장된 것들이 올바르게 작동될 수 있게 하여 개인의 안녕과 사회발전 증진에 기여하는 서비스를 말한다. 흔히, 사회복지와 중복되는 경우가 많다.

이와 함께 대상자(clients)들에게 원조를 제공하는 서비스의 공급주체도 다양하고 복잡해지고 있다. 그러나 대상자들에 대한 서비스의 제공이 포괄적·장기적이지 못하고 단편적으로 이루어지고 있으며, 다양한 서비스들이 통합·조정되지 못하여 대상자들에게 적절하고 효과적인 서비스가 제공되지 못하고 있다.

따라서 대상자를 위한 각종 서비스들이 포괄적이고 장기적으로 제공되며, 다양하고 복잡한 서비스를 통합하고 조정할 새로운 서비스 전달방식이 필요하게 되었다.

한편 가족구조의 변화와 가족기능의 약화 및 국가의 서비스 부담 증가로 인하여 비공식 지원체계의 사회적 지지와 사회적 지원망에 대한 인식이 점차 증가하고 있다.

국가의 위기 이후 휴먼서비스 비용의 삭감으로 인하여 한정되고 부족한 자원으로 서비스 전달의 효과를 최대화하고 대인서비스 전달의 비용을 절감하려는 데 관심이 집중되고 있다.

이로 인하여 대상자의 비공식 지원체계의 역할과 기능을 강화하며, 사회적 관계망을 개발하여 대상자들과 연결시키고 대인서비스에서 비용효과성을 증대할 수 있는 새로운 개입기법이 필요하게 되었다.

휴먼서비스의 방향이 점차 '치료(medical)'에서 '보호(care)'로 이행되고 있으며(Morris, 1977: 357), 대상자의 문제보다는 욕구에 초점을 두게 되면서 새로운 휴먼서비스의 방법이 필요하게 되었다.

이와 같이 대상자에 대한 서비스가 지역사회에 기반을 두고 제공되며, 각종 서비스들이 포괄적이고 장기적으로 제공되고, 다양하고 복잡한 서비스들이 통합되고 조정되며, 대상자의 비공식 지원체계와 사회적 지원망의 역할과 기능이 강화되고, 대인서비스에서 비용효과성이 증대될 수 있는 새로운 휴먼서비스의 방법이 필요하게 됨에 따라 등장하게 되었다.

1) 탈시설화

1960년대에 접어들면서 서구의 선진 국가에서는 탈시설화의 시대라고 할 만큼 정신병원과 정신장애인시설의 수용자 수가 급격히 감소하게 되었다.

여기서 탈시설화란, 환자의 호전과는 관계없이 병원과 같은 하나의 시설에서 요양시설과 같은 또 다른 시설로 환자를 이전시키거나, 시설보호의 대안으로 비시설적 치료형태와 보호를 제공하거나 강조하는 수발체계의 설계 또는 구성을 의미한다. 이것은 ① 시설 의존으로부터의 재활, ② 병원이나 장애인복지시설과 같은 시설로부터 환자의 이전, ③ 비시설적 대안을 제공하는 보호체계를 포함하고 있다(Halpern, 1980).

탈시설화는 시설에서의 생활이 시설생활자들을 외부와 차단하고 격리시키며 개인의 인권·자율성 및 사생활을 침해하기 쉬우며, 개인의 개별성을 말살하거나 주체성을 잃게 하기 쉽고 규격화되고 통제된 생활 속에서 인간적이며 문화적인 생활을 영위하기 어렵게 한다는 비판이 제기되면서 시작되었다.

이로 인하여 시설생활자들이 시설에서의 생활에서 벗어나 지역사회에 기반을 둔 프로그램으로 이동하거나 자신의 가족에게 되돌아감으로써 시설보호에서 지역사회보호로 전화되는 움직임이 나타나게 되었다.

시설보호는 시설생활자를 위한 모든 서비스가 시설 내에서 제공되기 때문에 대상자의 욕구를 일괄적으로 충족시키는 일이 가능하지만, 지역사회보호는 대상자의 욕구를 충족시킬 수 있는 사회자원이 지역사회 내에 산재되어 있어서 그들의 다양하고 복합적인 욕구를 일괄 충족시키기가 상당히 어렵다. 지역사회에 기초한 서비스는 생활시설의 서비스와 달리 어떤 한 조직의 권위 하에 집중되어 있지 않고 분산되어 있는 경향이 있으며, 대상자의 욕구에 포괄적으로 대응할 수 있는 통합적인 체계를 마련하지 못하고 있다.

따라서 탈시설화의 영향으로 지역사회에 기반을 둔 서비스의 중요성이 강조되고 있으나, 그것이 서비스의 포괄성과 통합성의 부족으로 대상자의 복합적인 욕구를 제대로 충족시키지 못하고 있기 때문에 그들의 욕구를 충족시킬 수 있는 포괄적이고 통합적인 서비스가 필요하게 되었고, 이에 따라 어느 한 전문가나 기관이 일괄적으로 서비스를 연결·통합·조정할 수 있는 휴먼서비스가 필요하게 되었다.

2) 대상자의 증가와 욕구의 다분화

최근 사회적 기능상의 심각한 문제로 인하여 정상적인 인간다운 삶을 영위하지 못하는 사람들이 점점 증가하고 있으며 이들은 대개 가족과 지역사회로부터 소외된 관심 대상자들이다.

오늘날 의학의 발달과 생활수준의 향상으로 평균수명이 연장되어 전체인구 중에서 노인인구가 차지하는 비율이 점차 증가하고 있으며, 노인부양의식이 약화되어 가족으로부터 소외된 노인들이 점점 늘어나고 있다.

또한 각종 사고와 재해, 환경오염 및 약물남용으로 인하여 장애인이 날로 증가하고 있으며, 산업화와 도시화에 따른 가족유형의 변화와 가족해체로 인하여 학대, 유기 및 방임되는 아동들이 계속적으로 증가하고 있다.

이러한 대상자들은 대부분 사회적 기능상의 심각한 문제를 지니고 있기 때문에 소득뿐만 아니라 보건의료, 주택, 취업, 교육, 교통, 사회활동, 여가, 정신보건, 신체적 수발, 법률 등과 같은 다양한 욕구를 가지고 있다.

특히 이러한 욕구들은 단편적인 것보다는 복합적이고 지속적으로 발생되고 있다. 복합적이고 지속적인 욕구를 가진 대상자가 점점 증가하고 있음에도 불구하고 이들을 위한 국가와 민간의 휴먼서비스 대책 간의 유기적인 연계와 탄력성이 부족하여 이들의 다양화·복잡화·장기화되어 있는 욕구를 충족시키기에는 부족한 실정이다.

만일 이러한 대상자들이 가족과 지역사회로부터 포괄적이고 장기적인 서비스를 제공받을 수 없다면, 이것은 그들의 욕구를 충족시키거나 사회적 기능을 향상시키는 데 저해요인이 될 것이다. 따라서 대상자의 증가와 더불어 다분화되고 있는 그들의 욕구를 충족시키고 그들이 지역사회 내에서 원활하게 생활할 수 있도록 하기 위하여 필요한 서비스를 개발하고 동원하며, 조직화하고 조정해야 할 필요성이 제기되고 있다.

3) 휴먼서비스 공급주체의 다양화

대상자의 증가 및 욕구의 다양화·복합화와 함께 그들에게 원조를 제공하는 서비스의 공급주체도 상당히 다양하고 복잡해지고 있다. 그동안 대부분의 서비스는 정부기관이나 사회 민간법인 단체 등과 같은 공공기관에 의해서 제공되었지만, 최근에는 비영리단체와 조직, 영리단체와 조직, 자원봉사자 등과 같이 민간의 휴먼서비스 참여의 활성화로 인하여 대상자를 위한 서비스의 공급주체가 상당히 다양해지고 있는 상황이다.

휴먼서비스의 공급주체는 대개 비공식 지원체계와 공식 지원체계로 나눌 수 있다. 비공식 지원체계란 공식적인 조직이 없이 자발적·비전문적으로 사회적 지지와 서비스를 제공하는 사람이나 단체를 말하며, 여기에는 가족, 친척, 친구, 이웃 자조집단, 자원봉사자 등이 있다.

공식 지원체계는 공식적인 조직을 가지고 있는 정부기관과 시설, 민간기관과 단체, 협의체, 회원조직 등을 말하며, 여기에는 공무원, 협의회, 휴먼서비스 시설, 국공립병원, 보건소, 기업 및 노동조합 등 다양한 형태가 존재한다.

대상자에게 서비스를 제공하는 공급주체가 다양하고 복잡할 뿐만 아니라 그들이 제공하는 서비스의 내용도 상당히 다양하기 때문에 사회적 기능상의 심각한 문제를 지닌 클라이언트가 서비스의 공급주체에 대해 인식하고 접근하며 이용하기가 대단히 어렵다. 또한 다양한 공급주체에 의해 제공되는 서비스는 서비스의 중복과 낭비를 초래할 위험이 크다.

따라서 대상자가 다양한 공급주체의 서비스에 대해 쉽게 인식하고 접근하며, 서비스의 중복과 낭비를 막아 서비스의 효율성을 높이고 적절하고 포괄적인 서비스가 제공될 수 있도록 하기 위해 출장원조, 안내와 의뢰, 서비스의 통합과 조정 등을 행할 수 있는 서비스에 대한 필요성이 제기되었다(이근홍, 2008: 38-42).

2. 휴먼서비스의 개념과 이념

휴먼서비스는 의료서비스와 매우 밀착관계를 가지고 있다. 사람에게 제공하는 서비스이기에 가장 기본이 되는 의료라는 것에 대해 알아볼 필요가 있다.

의료의 개념과 행위는 인류의 역사와 함께 이미 존재했다. 원시인들이 수렵이나 어로에서 상처를 입거나 병을 얻게 되면 가족이나 부족 중에 경험이 있는 자가 상처나 병이 있는 자에게 차가운 수건을 머리에 대기도 하고 약초를 발라 돌보아 주었다. 즉, 약자나 상처를 입은 자를 돕는다는 단 하나의 목적으로 행해진 행위이다. 따라서 쾌유하게 되면 함께 즐거워하게 되는데, 이것이야말로 가장 단순한 의료의 기본형인 것이다.

의료라는 말을 우리말로 순화하면 돌봄, 수발, 보호, 간병 등으로 번역되어 사용될 수 있으나 본래 의료가 지닌 의미나 현재 의료분야에서 사용되는 내용과 의미를 포괄하는 데는 적합하지 않다.

또한 일본에서 사용하고 있는 개호(介護)도 이와 유사하게 사용되고 있으나, 우리 사회에서 익숙하지는 않다. 일본에서 개호를 사용하기 시작한 것은 1963년에 제정된 「노인복지법」에서부터 시작되었다.

의료는 크게 좁은 의미의 의료와 넓은 의미의 의료로 구분할 수 있다. 좁은 의미의 의료의 경우 대표적으로 일본의 개호를 들 수 있는데, 일본 사회복지사전에는 개호를 '질병, 상해 등으로 일상생활에 지장이 있는 경우 개조하는 것과 신변의 원조를 하는 것'이라고 되어 있다.

사회복지실천기본용어사전(1990)에는 개호를 '혼자서 행동할 수 없으며, 일상생활에 지장을 초래하는 사람에게 제공하는 서비스로 구체적으로는 식사, 배설, 청소, 세탁 등이다. 이러한 서비스는 가정봉사원 등에 의해 재택에서 제공되는 경우와 시설에서 제공되는 경우가 있다.'고 하였다(이해영 · 안향림, 1999: 12 재인용).

일본의 개호 개념은 이처럼 좁은 의미의 의료라고 볼 수 있다. 물론 일본에서 사용하는 모든 개호 개념이 좁은 의미의 의료라는 것은 아니다. 오히려 의료의 실천이 휴먼서비스나 보건의료와 연관되어 실천되는 전문적·일반적 활동을 통상 의료라고 할 때, 좁은 의미로 포착된다고 할 수 있다.

넓은 의미의 의료는 다양한 문제에 직면한 사람들을 도와서 문제를 해결하고 인간다운 생활을 영위하게 하는 모든 활동을 포괄적으로 말하는 것이다. 여기에는 문제의 속성에 따라 수많은 전문직이 의료를 제공하게 된다. 즉, 의료라는 용어가 다른 용어와 함께 사용되면서 보다 넓은 의미를 가진다.

예를 들어 메디컬의료(medical care), 너싱의료(nursing care), 헬스의료(health care), 커뮤니티의료(community care), 시설의료(institutional care) 등이 바로 그것이다. 의료가 다른 전문직이나 환경(setting)의 맥락에서 대인서비스 활동의 하나로 사용되는 경우를 넓은 의미의 의료로 볼 수 있다.

실제로 미국의 의료 관련 문헌을 살펴보면, 의료전문직은 열거된 것만 해도 18개나 되며 이들 의료전문직은 주로 보건, 의료, 복지기관에 위치하면서 다양한 의료서비스를 제공하는 것으로 설명되고 있다(VNAA, 1999: 10-11).

의료는 과거에는 가족에 의해 수행되어 오던 기능이었지만 오늘날에는 일상생활을 영위하는 데 장애가 있는 사람들에 대한 사회적 서비스로 전문화되고 있다.

의료는 일상생활의 단순한 보호활동에서 능동적 의미의 양육·간호·지도에 이르는 의도적인 활동까지 포함하는 포괄적 개념이다(장인협, 1997 재인용). 요컨대 의료란, 신체적·정신적 장애로 인하여 일상생활의 자립지원을 필요로 하는 사람들을 위해 보다 질이 높고 자립을 목표로 한 사회생활 유지를 위한 지원활동의 총체로 정의될 수 있을 것이다. 즉, 사회적 서비스로서 의료의 의미는 일상생활에 대한 원조행위로 인간성 존중을 기초로 한 지식과 기술을 동반한 전문적인 원조행위이며 자립·자기실현을 목표로 한 휴먼서비스이다.

이러한 의료활동은 여러 가지 휴먼서비스 자원을 동반하면서 이루어지며 개인의 사회적 기능을 유지·증진하기 위해서 수행하는 구체적인 원조활동의 일환이다.

의료에 대한 정의는 기존의 보건의료 및 복지서비스와 함께 의료서비스가 일상생활의 평안함을 유지하기 위해서 필요함을 인정하는 것이고, 따라서 의료서비스는 독자적인 전문성을 가지면서 기존의 서비스와 연계·통합되어야 함을 전제로 한다(김준환·남미숙·구재관 외, 2013: 27–29).

1) 개념

예전에는 의료서비스가 단순히 생명체의 유지라는 수준이었으나 오늘날은 일상생활의 유지 수준에서 더 나아가 사회생활의 유지 수준으로 확대되고 있는 추세이다.

이런 의료서비스의 개념은 매우 넓고 그 범위 또한 다양한데, 크게 협의의 개념과 광의의 개념 그리고 광의 개념으로 살펴볼 수 있다. 협의의 의료서비스는 의료서비스의 이용자(대상자)에게 제공되는 식사, 배설, 수면, 위생, 체위 확보, 이동 동작의 의료 등을 포함하고 있으며, 좀 더 범위를 확대하여 욕창 방지, 사고 예방, 심신 기능저하 방지를 위한 운동, 레크리에이션, 종말기 의료 등의 원조가 포함된다.

광의의 개념으로 의료서비스는 생활기능이 저하되고 일상생활의 영위가 어려워진 경우 본인만이 아니라 주위 사람들이 이를 도와 가능한 자립생활이 가능하도록 원조하는 것을 의미하고, 이러한 의미에서 의료서비스는 의료복지라는 의미에서 파악되어야 한다.

광의 의미로서 의료서비스 범위를 확대하면 의료와 관련한 의료서비스, 재활서비스에 의한 주택개조, 의료 매니지먼트 등의 재가서비스, 의료시설의 이용과 관련한 직접 또는 간접적인 휴먼서비스 전반을 포함한다.

따라서 의료서비스의 개념은 단순한 의료기술을 목표로 한 것이 아니라 휴먼서비스라고 하는 적극적인 의미를 내포하며, 이용자의 개별화를 존중하고 선택의사를 존중한 자기결정권을 기초로 하는 생활 전체에 관련한 가치개념으로서 적극적 의료서비스를 의미하며 이를 구체화하여 전문성을 발휘하는 방법과 기술의 총체라는 개념이다.

의료서비스는 휴먼서비스직의 동일 영역의 직종으로서 공통적인 기반을 공유하여 휴먼서비스의 가치목표인 자기실현을 지향하는 한 단계라고 하는 적극적인 의미를 갖는다. 즉, 휴먼서비스의 가치와 그 가치에 기초한 휴먼서비스직의 원조활동의 기반이 되는 실천기술을 공통적으로 습득해야 하며 이를 기반으로 각각의 전문성을 발휘하고 발전시켜 실천활동을 전개하는 것이다. 또한 사회복지사와 의료인은 휴먼서비스라고 하는 동일 분야의 직종 종사자로서 기초가 되는 지식 및 원조기술이 부분적으로 중복되며 현장에서는 부수적 업무로서 임시적으로 상호 업무를 대행하기도 한다.

엄격하게 휴먼서비스는 사회서비스 분야에서 사회자원이나 제도를 개발하고 활용하여 대상자의 사회적 측면 및 심리적 측면을 중심으로 서비스를 제공하는 반면, 의료서비스는 일상생활 동작을 중심으로 한 의료서비스 분야 차원에서 휴먼서비스 기구나 시설의 기능을 개발하고 활용하여 의료서비스를 중심으로 하는 전문원조기술을 통해 주로 대상자의 신체적 측면 및 심리적 측면의 원조를 제공하는 분명한 차이점이 있다. 이처럼 휴먼서비스와 의료서비스는 변화하는 사회적 욕구와 다양화에 대응할 수 있도록 각기 다른 직종임을 명확하게 구별하여 상호 기술을 개발, 발전시켜 가는 것이 바람직하다고 볼 수 있다.

휴먼서비스	공통관계	의료서비스
• 사회서비스 분야 • 사회자원 개발, 사회제도 개발 • 대상자의 사회적 측면 중심의서비스 제공	• 사회복지의 가치에 기초한 실천기술 습득 • 실천기술의 부분적 중복 • 현장의 상호 업무 대행	• 개호서비스 분야 • 의료기구, 시설의 기능 개발 • 대상자의 신체적 측면 중심의서비스 제공

[그림 1-1] 휴먼서비스와 의료서비스의 관계

2) 이념

휴먼서비스를 제공하고 있는 시설에서는 그 설치목적에 따라 다양한 서비스가 제공되고 있지만, 휴먼서비스의 실천은 기본적으로 공통된 이념을 바탕으로 하고 있다.

무엇보다 휴먼서비스의 대상자는 주로 노인·장애인으로서 자력으로 일상생활을 영위하는 데 어려움이 있으므로 전문가에 의한 직접 또는 간접적인 지원을 필요로 하고 있다. 휴먼서비스는 이들의 일상생활을 돕는 것이기 때문에 휴먼서비스의 실천과정은 대상자의 생명 존엄성과 생활권을 지켜야 하는 것이 기본이다.

실제로 우리나라 헌법이나 관련 법률 등에는 대상자의 권리 및 기본적 이념에 대한 조항이 있으며, 이러한 이념들은 휴먼서비스에서도 실천되어야 한다.

휴먼서비스 대상자와 시책 및 관련법에서 볼 수 있는 권리와 이념에 근거하여 휴먼서비스에 있어 항상 염두에 두어야 할 기본이념은 다음과 같이 요약될 수 있다.

(1) 기본적 인권의 존중

대상자의 인권, 특히 인격권에 대한 분명한 인식을 갖고 대상자에 대해 존엄을 지닌 인간으로서 항상 존경의 태도를 잃지 말아야 한다.

예를 들어 노인은 평생 사회 및 가정생활을 위해 헌신해 온 자로서 존경받아야 하며, 지금까지의 풍부한 경험에 근거한 지혜와 지식, 기술들을 사회를 위해 활용할 수 있는 능력을 갖고 있다. 그러나 노화에 따른 일상생활을 영위할 능력이 저하되고 외출, 조리, 인지 등이 곤란하게 되면서 타인의 원조를 받게 되었지만 존엄한 인간으로서 의료서비스를 받아야 하며 의료과정에서 노인의 자존심, 수치심 등의 감정을 충분히 이해하는 원조가 되어야 한다.

커뮤니케이션(대화, 소통)이 곤란한 치매성 노인이나 정신장애인 등에 대해 일방적으로 행동을 구속하거나 신체적·정신적 학대가 일어나는 경우가 있다. 이는 대상자의 인간다운 존엄 및 인권을 무시한 행위로서 휴먼서비스 종사자로서는 해서는 안 되는 일이다. 이와 같은 경우 상대방의 입장에 서서 검토하고 의료방법을 강구해야 하며 서비스 제공자는 신체적·정신적 장애 때문에 대상자로서 약자의 입장에 있는 사람을 수용하고 좋은 대인원조관계를 유지할 수 있는 전문적 능력이 필요하다.

우리나라 「헌법」 제10조에는 '모든 국민은 인간으로서의 존엄과 가치를 가지며, 행복을 추구할 권리를 가진다.'라고 규정되어 있다. 따라서 휴먼서비스 실천과정에서 인간으로서의 존엄과 기본적 인권이 반드시 지켜져야 하고 결코 차별되어서는 안 된다.

휴먼서비스의 이용자는 존엄과 인권이 무시당하기 쉬운 약자이기 때문에 항상 주의를 기울여야 한다.

(2) 자립생활의 지원

인간은 각자의 개성을 가진 인간(개별성)으로서 다른 사람과 다른 각자의 개성을 갖고 살아가고 있다.

개개인마다 고유의 개성을 갖고 있으며, 욕구나 생각도 다르고 생활양식도 다르기에 인간은 일상의 습관이나, 생활방식, 취미 등 그 사람 나름의 삶의 방식을 갖고 있으며 자유롭게 자신다운 삶을 영위할 수 있을 때에 만족감을 갖게 된다.

휴먼서비스의 대상인 대상자도 각자의 개별성을 갖고 생활을 영위하길 원하며, 이것을 지원하는 것이 자립생활의 지원이라 할 수 있다.

자립생활운동은 특히 일상생활에 의료를 필요로 하는 중증 장애인이 지역 사회에서 생활주체자로서 일상생활을 향유할 수 있는 기반을 만드는 것을 목적으로 하는 운동이다. 미국에서는 1970년 초부터 시작하여 크게 발전하였다.

자립생활에 대하여 아래와 같이 정리할 수 있다.

① 의사결정이나 일상생활에 있어 타인의 의존을 최소한으로 하는 것
② 스스로의 선택에 기초한 자신의 생활을 조정하는 것
③ 자신의 일을 스스로 해결하는 것
④ 일상적인 지역사회 생활에 참가하는 것
⑤ 일정한 범위에서 사회적 역할을 수행하는 것
⑥ 일상적인 지역사회 생활에 참가하는 것
⑦ 자신의 일을 스스로 해결하는 것
⑧ 스스로 의사결정을 하는 데 있어 타인에게 심리적 혹은 신체적 의존을 최소한으로 하기 위해 결정하는 것

(3) 정상화의 실현

정상화(normalization)의 이념은 덴마크의 뱅크 미켈슨(Bank Mikkelson, 1950)이 추진한 정신장애인이 정상에 가까운 생활을 할 수 있도록 지역사회로 복귀하는 운동에 근거하고 있다. 그는 "정상화란 정신장애인으로 하여금 최대한 정상에 가까운 삶을 살게 하는 것이다."라고 말했다.

이후 스웨덴의 니르제(Nirje, 1960)는 정상화란 "정신장애인에게 사회 주류 혹은 주류 사회의 규범과 양식에 최대한 근접하는 일상생활의 형태와 여건을 마련해 주는 것이다."라고 하였다.

니르제(Nirje)는 정상화 이념의 구체적 생활요소로서 다음과 같은 점을 지적하였다.

① 보통의 하루의 리듬
② 보통의 한 주간의 리듬
③ 보통의 일 년간의 리듬
④ 일생을 통한 보통의 체험

⑤ 당연한 존엄
⑥ 그 문화에 있어 보통의 성적 관계
⑦ 그 사회에 있어 보통의 경제수준
⑧ 그 지역에 있어 보통의 환경수준

이처럼 정상화의 실현은 보통의 인간이 살아가는 것처럼 장애인에게 익숙한 지역, 가정에서 보통의 생활을 보장하는 것을 의미한다.

현재 아직도 노인시설이나 장애인시설 등에 있어서 직원 중심에 의한 의료, 보호 등이 정해진 스케줄에 따라 일률적으로 행해지는 경우가 적지 않다. 그러나 정상화 이념의 도입으로 이와 같은 획일적인 원조에서 개별성을 존중한 원조로 변화하고 있으며 침상에서의 생활만이 아니라 인간으로서 누구라도 하고 싶은 보통 생활로의 변화 즉, '침실에서 벗어나기', '식사와 침실의 분리', '지역의 사람들과 교류', '사회적 · 문화적 생활에의 배려' 등이 검토되고 있다(이해영, 2004).

서비스를 제공받는 대상자에게 있어 시설은 '수용의 장'이 아니라 '생활의 장'으로서 가정생활과 같이 생각되어야 한다.

특히, 오늘날에는 고령인구의 증가에 의한 사회적 입소가 문제가 되고 있으며, 시설 중심의 정책에서 지역복지, 재가복지정책으로 전환되고 있어 정상화 이념은 휴먼서비스에 있어서도 중요한 이념이 되고 있다.

(4) 자기실현에의 원조

인간은 누구나 건강하게 살고 싶고, 친구들과도 잘 어울리고 싶으며, 일에서도 성공하고 싶은 욕구 등을 갖고 있다. 이는 훌륭한 사람, 존경받는 인간이 되고 싶다는 고차원적인 욕구로서 자기실현을 추구하고 있는 것이다. 이러한 과정은 자기발전을 위한 기회를 구하고 자기실현을 해 가는 것이지만, 개개인에 따라 생활방식, 가치관, 능력 및 생활환경 등이 다르기 때문에 각각의 대상자를 충분히 이해하는 것이 필요하다.

일반적으로 인간의 욕구에 대해 매슬로(Maslow)는 다음 5단계로 설명한다.

① 생리적 욕구
② 안전과 안정의 욕구
③ 애정, 집단 소속의 욕구
④ 자존심, 존경받고 싶은 욕구
⑤ 자기실현의 욕구

매슬로의 욕구단계설은 인간행동의 기본이 되는 욕구충족을 하기 위한 동기에 관한 이론이며, 인간은 지금까지 실현되지 않은 능력, 가능성을 최대한으로 성취시키고 싶은 자기실현의 욕구를 갖고 있다는 것이다.

자신의 자질·능력을 충분히 발휘하는 것이 가능할 때 자기실현을 하고 있다고 말할 수 있다. 그러나 실제로 일상생활 가운데 이를 실현하기 위해서는 먼저 기본적 욕구가 충족되어야 하는 것이 필수적이다.

대상자는 장애의 정도가 다르고 일상생활 능력, 과거의 생활경험이나 가치관 등이 다르기 때문에 대상자들의 생활양식은 다양하다. 타인의 권리를 침해하지 않는 범위에서 매일의 생활이 만족한 생활이 되도록 서비스 제공자는 이용자의 생활양식을 존중하여 신체적·문화적·사회적인 생활과 환경적 측면에서 보다 충실한 휴먼서비스를 제공해야 할 것이다(김준환·남미숙·구재관 외, 2013: 33-38).

[표 1-1] 휴먼서비스 제공자의 주요 업무

구분	업무 내역	과업
기본 업무	정보파악	경청, 건강상태 관찰, 의료건강 정보 및 관련 정보의 파악
	원조계획 수립 및 평가	문제확정, 욕구평가, 계획수립, 거주환경의 사정과 원조계획의 수정, 사전·사후평가
	신변개호	식사, 배설, 의료교환, 입욕원조, 신체의 청결, 의복, 수면, 수면의 원조, 거주환경의 정비, 복지기구용품의 활용
	가사원조	조리, 의류 세탁 및 수선, 청소, 정리정돈, 생필품의 구입, 기타 가사
	사회생활 유지·확대	이동(휠체어 등), 레크리에이션, 이송 및 외출, 재활
	건강관리·보건	욕창예방·수진원조, 약물 복용 및 처치에 관한 원조, 사망 시의 원조, 보행·이동원조, 감염예방, 바이탈사인의 측정, 종말기 개호, 건강관리·보건에 관한 조언
	심리사회적 원조	생활상담, 사회자원의 이용, 인간관계의 조정, 개호 부적응에 대한 조정, 생활환경의 정비, 관계자 기관 및 시설과의 조정, 심리적 원조, 인적·물적 조건의 정비
	기술지도	개호기술지도, 이용자 및 이용자집단 관리
	협동·연대	동직종, 타직종, 상사·소속장, 가족에 연락·조정, 봉사자, 기타 관계자와의 연락·조정, 케이스 매니지먼트
	안전관리	화재방지 점검, 문단속, 긴급피난경로 점검
	건강관리	피로예방, 요통예방, 감염예방, 건강진단
	연수 및 연구	슈퍼비전, 사례회의, 연수참가, 연구활동
	문서관리	일지 작성, 기타 기록관리, 기록의 활용, 개별 기록, 일지 및 기록 보관방법
	회의관리	동직종 및 타직종의 담당자 회의 출석과 운영관리, 직원회의, 타기관 관계자 합동회의의 출석과 운영관리
	사회자원개발	가족개발, 동직종 및 타직종의 개발, 자원봉사자 개발
	교육·개발	실습생교육 및 개발, 자원봉사자 교육, 지역주민 교육 및 개발
	기타	가족, 시설방문자에 대응, 잡용의 처리

3. 휴먼서비스의 원칙

휴먼서비스 실천은 기본적으로 '인권존중', '정상화', '재활', '자립지원', '삶의 질(Quality of Life: QOL)의 향상'을 목표로 하고 있으며 서비스 실천에 있어서 지식과 기술을 숙지하고 가치와 이념을 준수하며 서비스 대상자에 대한 깊은 배려가 필요하다.

대상자에 있어서 휴먼서비스는 기본적이고 절실한 문제인 만큼 당사자의 의사를 존중하면서 위험에 처하지 않게 하고 자립생활을 지원하며 생활의 주체성을 확립해 나갈 수 있도록 지원해 나가야 한다.

1) 가치관 존중

생활양식은 개인의 생활모습이며 사는 방법으로 그것은 그 사람 고유의 사고와 가치관이 반영된다고 할 수 있다.

서비스 제공자는 이러한 가치관을 존중한 대응이 필요하고 서비스 제공자 스스로의 가치기준과 가치관에 의해 대상자를 비판하거나 가치판단을 해서는 안 된다. 대상자가 왜 그와 같은 언행과 생각을 갖고 있으며, 왜 그와 같은 생활양식을 유지하려고 하는가를 이해하는 것이 중요하다.

인간의 삶의 방식과 행위는 태어나고 자라난 환경에서 익힌 문화나 습관의 영향을 받아 나타난다. 그렇기 때문에 생활상태나 방법은 제각기 다르게 나타나게 되는 것이다. 주위에서 볼 때 불합리하다고 여겨지는 것일지라도 본인에게 있어서는 지금까지의 생활습관으로 형성된 지극히 당연한 결과일 수도 있다.

자신의 가치관이나 가정환경, 생활습관 등에 의해 형성된 일상의 방법을 서비스 제공자가 마음대로 변화시키려 한다면 대상자는 자신의 주체성이 무시되고 경시된다고 생각해 불쾌한 기분을 지울 수 없을 것이다.

아무리 그 상황에서 별다르게 저항이 없었다 할지라도 대상자는 서비스 제공자의 세심하지 못한 태도에 불신감을 갖게 되고 그것은 서비스 과정에 필요한 신뢰관계를 무너뜨리는 결과를 초래할 수 있다.

인간은 기회에 있어서 공평해야 하며, 자신의 생활조건, 종교, 인종, 지역적 연고, 학력, 재산, 가문, 기능, 질병 등에 관계없이 존중되어야 한다.

이 원칙은 휴먼서비스의 종료 시까지 준수되어야 하며, 서비스를 제공하는 자는 항상 상대주의적인 사고를 가져야 한다. 다양성과 다원주의에 입각한 개방적인 자세와 의식도 가져야 한다.

2) 자기결정의 존중

휴먼서비스 전문직의 가장 확고한 신념 중 하나는 인간은 선천적으로 자기결정을 할 수 있는 능력을 가지고 있다는 것이다. 그렇기 때문에 서비스 제공자는 대상자의 원조과정에 참여하여 적절한 자기결정을 할 수 있도록 실천상의 책임을 가져야 한다.

휴먼서비스실천에서 대상자의 자기결정을 존중하는 것은 다음과 같은 원조활동을 통해서다.

① 이용자가 자신의 문제나 욕구를 명확히 하는 것을 돕는 것
② 이용 가능한 자원체계를 알려 주는 것
③ 자신의 잠재된 능력을 활성화시키는 것
④ 원조관계를 이용자가 성장할 수 있는 발판으로 삼을 수 있도록 하는 것

이러한 사항들은 원조관계를 중요시하는 휴먼서비스 실천과정에서도 마찬가지다. 즉, 이용자의 자기결정의 존중은 원조자와 대상자의 생활상의 능력과 이용 가능한 자원체계를 고려하여 당사자의 의사나 희망사항을 확인하고 상담해 가면서 적절한 방법을 선택하는 절차를 밟아 가는 과정을 통하여 이루어진다.

한편 대상자의 입장에서는 '자신을 위해서 궂은일을 마다하지 않는다.'는 인식을 가지게 된다. 때문에 상대방에 대해 미안함과 부담감을 갖게 된다. 이러한 감

정은 대상자의 자기결정을 방해하고 자립생활을 저해하는 자유와 주체성의 상실을 초래하게 한다.

그러므로 휴먼서비스의 서비스 제공자는 실천과정에서 대상자의 자기의사를 밝히지 못하게 하는 어떤 강제성이 내포되어 있지는 않았는지 등을 점검하고 대상자가 자신의 의사나 욕구를 부담 없이 말할 수 있는 신뢰관계 만들기에 주력해야 할 것이다.

3) 안전한 생활환경과 쾌적한 정비

휴먼서비스 제공자는 늘 대상자의 생명의 안전을 확보하고 쾌적한 생활을 보장하는 휴먼서비스 기술을 숙달해야 한다.

휴먼서비스의 대상자는 기본적으로 건강상태가 안정되어 있는 사람이 많지만, 그 상태는 늘 급변한다. 그러므로 서비스 제공자는 대상자의 건강상태와 질병의 상황을 정확히 파악하고 의료종사자와 제휴하면서 그 상황에 대처하는 것이 중요하다.

만성적 통증 질환이 있는 대상자에 대해서는 그 통증을 완화하는 기술이 필요하다. 또한 감염을 비롯하여 다양한 질병예방을 의료종사자와 제휴하면서 행하는 것이 필요하다.

생명의 안정과 함께 생활의 쾌적성을 보장하기 위해서 서비스 제공자는 대상자의 의식주 생활 측면에서 원조 내용을 검토하는 것이 중요하다.

의생활의 경우 대상자의 장애를 고려하여 갈아입기 쉽고, 체온조절이 적절하고 쾌적성 있는 의복을 연구할 필요가 있다. 또한 기능성뿐만 아니라 대상자의 선호를 고려한 건강관리의 원조가 필요하다.

식생활의 경우 대상자의 건강상태를 좌우하는 영양섭취 이외에 대상자의 만족도, 정서적 안정, 인간관계의 교류라고 하는 다양한 측면을 갖는데, 대상자의 식사 기호를 충분히 고려하여 건강을 유지할 수 있는 메뉴와 조리방법 등을 강구해야 할 필요가 있다.

주생활의 경우 대상자 개인의 거주 장소를 확보하는 시점에서 다양한 배려가 필요하다. 수면과 휴식 등이 이루어지는 장소이고 프라이버시가 존중되는 생활을 할 수 있는 장소가 되어야 할 것이다.

4) 권리와 책임

대상자는 건강하고 안정된 생활을 할 수 있도록 국가와 사회로부터 권리를 보장받아야 하며, 자신의 경험을 활용하여 가족이나 사회의 발전에 기여할 책임을 갖는다.

특히 노인은 자신들이 기여한 노력에 대해서 보람과 자부심을 느껴야 하지만 현대 산업사회에 있어서 그러한 과거의 기여에 대한 보상과 인정은 풍족하지 않은 것이 현실이다.

물질적인 부분보다 심리적·사회적 냉대는 노인들을 자괴감과 소외감 속으로 몰아넣고 있다. 분명 노인 스스로 자신들의 권리를 주체적으로 찾아야 할 필요가 있다.

사회적 권리로서의 생존권적 기본권은 존중되어야 하며, 노인들이 이러한 것을 요구할 때 이를 적극 수용할 수 있는 개방적인 사회적 분위기가 조성되어야 한다. 노인들 또한 사회발전의 선경험자로서, 풍부한 경륜과 지혜를 바탕으로 사회의 건전한 발전과 유지를 위해 역할을 다해야 한다. 노인들의 권리가 지켜지고 존중받는 사회를 이룩하기 위해서는 노인들 스스로가 삶의 수용자가 아닌 주체자로서의 지위를 획득할 때 가능하다.

5) 생활 자립성의 확대와 동기부여

휴먼서비스 실천에 있어 가장 중요한 것은 대상자에게 대해 일방적으로 지원하는 것보다는 본인 스스로 실천할 수 있도록 지원해 나가는 일이다.

일상생활에 있어서의 일방적인 지원은 결코 대상자를 위한 실천이라 볼 수 없으며, 그것은 언뜻 대상자를 위하는 것으로 비추어질 수 있으나 결국은 대상자의 자립성이나 잔존능력마저도 소멸시킬 수 있으므로 필요 이상의 휴먼서비스는 당사자 입장에서 바람직한 서비스가 되지 못한다. 대상자가 스스로 생활을 자신의 힘으로 영위하는 것을 목적으로 하는 것이 재활(rehabilitation)이다.

장애인, 노인은 언뜻 병약하게 보일 수 있지만 스스로 자립을 위한 잠재능력과 잔존능력이 있으며, 휴먼서비스의 의의는 그 잠재된 능력을 개발하고 잔존능력을 되살리는 데 있다. 다소 시간이 걸리는 어려운 일상생활 동작이라 할지라도 서비스 제공자는 여유를 가지고 대상자 스스로 할 수 있도록 격려하고 위로하는 동기부여와 측면지원을 통해 자립성을 촉진할 수 있도록 지원하여야 한다. 그럼으로써 대상자는 자신의 삶에 대해 스스로의 자신감과 의욕을 가지고 더욱더 적극적인 자세로 임하게 된다.

대상자의 잠재능력과 잔존능력을 심도 있게 평가하고 분석하여 능력이 최대한 발휘될 수 있도록 방법을 선택하는 것이 중요하며, 할 수 없는 것보다는 할 수 있는 일에 초점을 두는 것이 필요하다.

6) 전체성의 원칙

대상자에 대한 휴먼서비스를 전개함에 있어 대상자를 하나의 전체성(holistic)을 지닌 존재로 이해하고 받아들여야 한다. 신체적, 정서적, 사회적, 심리적, 영적인 측면에 대한 총체적인 이해를 기반으로 하는 휴먼서비스가 제공되어야 한다.

전체적인 접근이 필요한 이유는 대상자가 당면하고 있는 생활상의 문제가 복합적이기 때문이며, 단편적인 문제뿐만이 아니라 대상자가 지닌 문제로 인하여 가족과 교우관계, 사회관계에서도 엄청난 영향을 미치기 때문이다. 따라서 어느 한 부분의 문제만을 보고서 의료에 임하게 된다면 휴먼서비스 실천과정에서 발생하게 되는 돌발적인 문제는 물론 자립과 생활의 질 향상에 있어서 많은 제약이 따르게 된다.

7) 전문성의 원칙

휴먼서비스는 전문적인 교육과 훈련을 받은 전문가에 의해 실시되어야 하며 전문적인 지식과 기술을 바탕으로 하는 서비스이다. 대상자의 특성을 이해하고, 대상자가 가지고 있는 문제점을 정확하게 파악하여 실효성 있는 휴먼서비스가 전개될 수 있도록 하여야 한다.

휴먼서비스를 제공하는 전문가와 대상자의 관계는 일상생활 가운데 자연스럽게 형성되는 일반적인 관계가 아니다. 서비스 전문가는 전문적인 기술을 갖고 대상자의 자립을 원조하는 역할을 담당하기 때문이다.

휴먼서비스 제공자는 원조의 목적과 방법을 대상자에게 전하고 대상자는 스스로 자립이라는 목표를 향해 간다고 하는 쌍방의 역할이 확인되고 계약관계가 맺어지면 처음으로 관계가 성립된다. 이 관계를 전문적 원조관계라고 하며 신뢰관계를 기초로 한다.

서비스 제공자는 단순히 신변의료만을 전담하는 것이 아니라, 휴먼서비스 제공자, 물리치료사, 작업치료사, 심리치료사, 영양사, 의사, 간호사 등의 전문직과 전문적인 관계설정을 통한 휴먼서비스 계획의 조정자(coordinator)라는 점을 상기해야 한다.

8) 타 직종과의 연계

대상자는 다양한 욕구를 가지고 있으며 이에 따라 휴먼서비스 제공자는 자신이 제공할 수 있는 서비스뿐만 아니라 의사, 간호사, 물리치료사, 영양사 등의 관련 분야 전문가와의 업무를 제휴하고 대응하는 것이 필요하다. 제휴를 위해서는 신뢰관계가 충분히 형성되어야 하고 의견 교환, 정보 제공이 충분히 이루어져야 한다.

상담과 조언을 구하는 관계가 충분히 형성되고 상호 협력하면서 문제를 해결하고 상호 충분히 그 업무내용 등을 이해하는 것이 필요하다(김준환·남미숙·구재관 외, 2013: 40-46).

CHAPTER 2

의료전달체계의 개념

1. 전달체계의 정의

의료전달체계는 흔히 환자의뢰체계의 뜻으로 쓰이곤 했다. 아직도 그렇게 사용되는 경우가 드물지 않으며, 전달이라는 어휘의 통상적 의미 때문에 의료기관 간에 환자를 의뢰하고 이송하는 즉, 전달하는 제도 또는 체계로 잘못 이해함으로써 의료기관 종류별로 진료기능을 구분하고 환자들의 의료추구과정이 그러한 구분에 맞추어 이루어지도록 하는 것이다.

의료서비스는 모든 서비스와 마찬가지로 저장이 불가능하기 때문에 생산과 소비가 동시에 이루어지므로 'health care delivery'란 의료서비스의 생산과 소비 또는 제공과 이용을 같이 내포하는 개념이라고 보아야 할 것이다. 핵심이 되는 요소는 의료기관과 의료 이용자라는 것이다.

그러므로 'health care delivery system'은 사회의 구성원들이 요구하고 이용하는 의료서비스의 공급이라는 공동의 목표를 향해서 기능하고 있는 의료기관들을 주된 구성요소로 하는 사회체계로 이해할 수 있으며, 따라서 의료전달(공급)체계라고 번역하는 것이 적절하겠다.

그리고 의료전달체계는 아예 'patient referral system'의 번역어인 환자의뢰체계와 동의어로 사용해도 무방할 것이며, 그러면 전달이라는 어휘로 인한 혼동을 피하는 방안도 될 것이다.

우리나라의 의료전달체계는 1989년 7월 전국민 의료보험 확대 실시와 더불어

도입되었으며, 제도 도입의 목적은 의료기관의 기능구분, 단계적 진료체계의 확립, 환자의뢰체계 도입 등을 통한 의료의 지속적 확보 및 적정 진료를 보장하며, 의료자원의 지역 간 균형 분포, 지역 내 의료충족도 개선, 의료 이용의 편의도와 형평성을 도모하고 보건의료예산의 효율성 제고, 의료비 절감, 의료보험재정의 안정에 기여하는 것이었다.

2. 의료전달체계의 도입배경

제도 도입 시부터 의료 이용의 지역화와 단계화를 위해 진료권을 설정하여 운영했다. 즉, 1차 진료(중진료권, 시군단위)의 경우 환자들은 중진료권 내 모든 1차 의료기관을 이용해야 하는 중진료권, 2·3차 진료(대진료권, 도 단위)의 경우 1차 의료기관에서 발행한 진료의뢰서를 제출해야 했다. 특히 타 대진료권 내 3차 의료기관 이용 시에는 진료의뢰서 및 타 진료권 진료확인서를 제출해야 했다.

이와 같은 제도 도입 초기의 의료전달체계는 농촌지역의 의료기관 이용이 증가하여 도시와 농촌 간 격차 해소에 기여한 것으로 평가를 받았다.

참고로 연간 1인당 외래방문 횟수에 있어서 도시의 경우 1981년 5.28회에서 1992년 8.40회로 증가한 반면, 농촌의 경우 1981년 1.95회에서 1992년 10.59회로 대폭 증가하였다.

또한 연간 인구 1,000명당 입원율에 있어서 도시의 경우 1981년 40.7%에서 1992년 57.3%로 증가한 반면, 농촌의 경우 1981년 25.3%에서 1992면 58.0%로 대폭 증가하였다.

그러나 1998년 규제개혁 차원에서 진료권제도를 폐지하고, 1단계 요양급여와 2단계 요양급여로 구분하여 현재까지 운영하고 있는 상황이다.

3. 의료전달체계의 문제점

전 국민건강보험체계 하에서 우리나라 의료전달체계는 두 단계로 구성되어 있으며, 그 법적 근거는 '국민건강보험 요양급여의 기준에 관한 규칙'으로서 둘째 단계는 최상층 의료기관인 종합전문요양기관에서 요양급여를 받게 되어 있고, 그 외의 요양기관에서 첫 단계는 요양급여를 받게 되어 있다.

통상 둘째 단계의 요양급여를 받기 위해서는 건강진단·건강검진결과서나 요양급여의뢰서가 있어야 한다. 그러나 잘 알려져 있는 바와 같이 '진료의뢰서'는 환자의 요국에 따라 무분별하게 발급되고 있는 실정으로서 이와 같은 환자들의 1차 의료기관에 대한 불신으로 인하여 1차 의료기관의 문지기 역할이 미흡한 실정이다.

이와 같은 상황에서 나타나는 여러 가지 문제점을 살펴보면 다음과 같다.

첫째, 위에서 언급한 진료의뢰서의 남발로 인해 상대적으로 병원급 의료기관의 외래진료가 증가하면서 1차 의료기관의 기능은 점점 축소되고 병원급 의료기관은 중환자실, 입원 및 수술보다 진료수익이 높은 외래진료에 치중하고 있다. 또한 전반적으로 의원과 진료의뢰기관과의 환자 회송제도도 정착되지 않고 있는 실정이다.

둘째, 상당 부분 의원급 및 병원급 의료기관 간 직접적인 경쟁 양상이 나타나고 있으며, 의원급에서도 입원에 필요한 많은 병상을 가지고 있고, 의원급 및 병원급에서도 컴퓨터단층촬영(Computed Tomography: CT)이나 자기공명영상장치(Magnetic Resonance Imaging : MRI) 등 고가장비를 많이 보유하고 있다. 이와 같은 의료기관의 과다 지출구조는 행위별 수가구조 하에서 각종 검사의 증대 등 전체 진료량 증가 유혹에 직면하고 있으며 비급여서비스의 신설 노력을 가중시키고 있다.

셋째, 최근 병원 수의 증가 현상이 나타나는데 이는 전문병원의 개설 등 도산하는 병원보다 신설되는 병원이 더 많은 것으로서 병원 및 종합병원의 수가 1,500개를 상회하고 있다.

넷째, 지역별로 거의 90% 정도의 의료자원이 도시지역에 편중되어 있다는 사실은 너무나 잘 알려져 있다.

다섯째, 최근 서울지역에 기존 대형병원들이 암센터 설립을 통하여 병상 수를 대폭 증가시키고 있는데 이와 같은 현상은 건강보험 급여비수령비율의 급증에 대한 우려와 지역별 병상 수의 규제 필요성과 연계되고 있다.

여섯째, 의료공급자의 진료량 증대 노력과 더불어 환자들의 1차 의료기관에 대한 불신 및 상대적인 본인 부담률의 감소 등으로 의료서비스 이용이 과다하다는 지적을 받고 있다. 한국인의 1인당 연간 의료기관 방문횟수는 1990년 약 8일에서 2019년 약 21일로 꾸준히 증가하였으나, 2020년 이후로 감소하여 2021년 약 19일이다. 입원과 외래로 나누어 보면, 국민 1인당 연간 약 3일을 입원하고 약 16일 외래방문을 한 셈이다. 의료기관을 많이 방문하는 것이 건강에 반드시 도움이 되는 것은 아닐 수 있기 때문에 제도적 개선을 모색할 필요가 있다(국가지표체계).

일곱째, 의료전달체계에서 중요한 역할을 수행하는 1차 의료의 공급자를 살펴보면 우선 단과전문의 비율이 과다하다. 즉, 1차 의료에 적합한 수련보다 과다한 수련을 받고 있다는 것으로서 병원에서 모든 수련의들을 수용할 수 없는 상황에서 수련과정과 개원의로서의 역할이 연결되지 않고 분리되어 있다는 것이다.

이는 수련의 스스로의 단과전문의 선호사상, 수련 관련 정부 또는 건강보험자 지원 전무, 수련병원의 수련의들에 대한 싼 노동력 제공자로서의 역할, 의사면허 소유자들은 전공에 관계없이 모든 의료행위를 할 수 있는 현행 의료법상의 허점 수가 수준 및 지불보상제도 등 복잡한 원인에 기인하고 있다고 볼 수 있다.

여덟째, 의료기관 개원의 경우 그 비용이 너무 많이 소요되며 특히, 1차 의료기관인 의원의 경우 자기 자본으로 개원을 하기에는 아주 어려운 실정이다.

의료정책연구소의 의원경영실태조사 결과에 의하면, 개인비용으로 2억 원에서 5억 원 사이, 5억 원 이상이라고 응답한 비율이 각각 42.1%, 15.8%였으며, 응답자의 46.1%가 부채를 지고 있고 그 부채 규모는 평균 3억 원 이상이었으며, 월 평균 이자비용만 250여만 원이라고 응답했다.

아홉째, 그 영향이 적다고 할지 모르겠으나 국민건강보험 재정과 관리의 통합으로 지역진료권별 진료의뢰체계를 유지하려는 보험자의 의지 및 분위기가 저하되었고, 이것이 여러 가지 여건과 맞물려 수도권으로의 환자 집중에 일조하고 있다고 볼 수 있다.

마지막으로 우리나라의 공공의료와 응급의료체계가 미흡함은 잘 알려져 있는 상태이다.

[표 2-1] 의료전달체계의 문제 원인과 결과

문제 원인	결 과
병원급 의료기관의 외래진료 증가	1차 의료기관의 기능 점점 축소
의원급 및 병원급 의료기관 간 직접적인 경쟁	의료기관의 과다 지출구조
병원 수의 증가	병원 및 종합병원의 수가 1,500개 상회, 과열 경쟁 초래
도시지역에 편중된 의료자원	90%의 의료자원이 도시에 편중
서울지역 병상 수의 증가	건강보험 급여비수령비율의 급증에 대한 우려
환자들의 1차 의료기관에 대한 불신	3차 의료기관으로 환자 집중
단과전문의 비율이 높은 1차 진료소	1차 의료에 적합한 수련보다 과다한 수련을 받고 있음
의료기관 개원의 고비용	부채비율에 따른 개원의의 재정악화
국민건강보험 통합으로 진료의뢰체계를 유지하려는 보험자의 의지 저하	수도권으로의 환자 집중
공공의료와 응급의료체계의 미흡	의료전달체계의 문제

출처: 유태규(2013). 보건의료서비스 지원관리. p. 67.

4. 의료전달체계 정책 추진방향

앞에서도 언급한 바와 같이 의원급 의료기관은 문지기로서 1차 의료를 제공하기 위해서는 먼저 1차 의료 제공에 적합한 진료 제공구조(또는 지출구조)로 전환되어야 한다. 입원환자를 위한 병상 수의 경우 정형외과, 산부인과, 일반외과 등 입원실이 필요한 일부 전문과목을 제외하고 단계적으로 감축해야 할 것이다. 또한 1차 의료에서 적절하지 않은 CT, MRI 등 고가의 장비를 단계적으로 보유하지 않도록 관리해야 한다.

이와 같은 시설 및 장비와 관련된 진료구조의 전환은 개방병원의 활성화와 연계되므로 현재 개방병원제에 참여하고 있는 병원 수가 감소하고 있는 실정에서 이의 활성화 방안이 적극 강구되어야 할 것이다.

또한 지역 내 의원급 의료기관과 공공보건의료기관 및 중소병원 간의 네트워크가 구축되어 1차 의료 관련 지식, 정보, 의료자원 등이 효율적으로 활용될 수 있어야 한다.

1차 의료기관의 기능을 확실히 하기 위해서는 환자의 진료의뢰 및 회송에 대해서도 철저한 관리가 이루어져야 하며, 경증환자들이 상급종합병원을 이용할 경우 외래 본인부담률 및 약제비 본인부담률도 상향 조정할 필요가 있다.

한편 1차 의료에서 대부분의 질환(90% 정도)을 해결할 수 있는 훈련된 1차 진료의사를 양성하여 1차 의료의 질적 수준을 제고해야 할 것이다. 이를 위해서는 전공의 정원 정책 방식의 변화, 구체적인 1차 진료의사 수련 프로그램 개발 등이 요구된다.

수련제도 개편에 대해서 현재 대한의학회에서 개선방안을 개발 중에 있으므로 그 결과를 활용하면 될 것이다. 자체적으로 특정 전공의가 부족할 경우 '실습간호사(nurse pratitioner)' 등 의료보조인력제의 도입에 대해서도 검토하기를 바란다.

이와 같은 대안들이 시행되기 위해서는 구체적인 자료의 구축 및 의료법 등 관련 법령의 개정이 뒤따라야 할 것이다. 종합병원을 포함한 병원급 의료기관은 질병 중심의 검사, 수술 등 전문적 진료를 수행하도록 해야 하며, 경증 및 중증도 환자들의 입원 위주로 운영되어야 한다.

앞에서 언급한 개방병원이 활성화되도록 인센티브 제공 등 다양한 방안이 검토되어야 하고, 현재 8개 과목/ 4개 질환에 대하여 40여 개 기관에서 시범사업을 실시 중인 전문병원제도의 활성화를 위하여 경영난 해소 등 세부적인 지침이 마련되어야 할 것이다.

중소병원의 의사인력 확보를 용이하게 하기 위해서는 복수 의료기관 근무를 허용한 프리랜서 의사제도를 활성화시켜야 하며, 간호사 인력의 확보를 위해서는 간호조무사 활용방안 등이 강구되어야 할 것이다.

상급종합병원의 기본적인 역할은 임상, 연구개발(R&D), 교육 및 훈련이라고 규정할 수 있으며, 실질적으로 이들 병원이 그와 같은 역할을 수행할 수 있어야 한다. 즉, 복합 질환 및 중대한 특정 질환군에 대해 선도적 의료를 제공하고 새로운 치료방법을 연구해야 하며, 교육 및 연수에도 많은 노력을 기울여야 한다. 이를 위해서 적절한 재정적 지원을 해야 하며, 특히 전공의 수련에도 정부 또는 보험자의 재정지원이 반드시 필요하다.

병원급 의료기관(1차 의료기관도 포함)들이 적절한 역할을 수행하기 위해서는 관련 수가제도의 개편이 필수불가결하며, 법령 정비도 필요하다. 수가제도 개편과 관련하여 총액계약제 또는 총액예산제 등이 논의되고 있다.

최근 수도권에서 암센터를 중심으로 상급종합병원들이 그 규모를 확대해 왔고, 암 관련 외래진료를 포함하여 전반적으로 외래진료를 확대해 왔다. 암 관련 외래진료를 제외한 일반적인 외래진료는 적절히 통제가 되어야 하며 이를 위해서는 환자 본인부담률 상향조정 및 종별가산율 하향조정 등을 고려하여야 할 것이다.

병상의 증설에 대해서는 지역별 적정 규모가 산출되어 적절한 규제가 필요하며, 미국의 CON(Certificate of Need)은 병원의 병상 확충 시 정부의 지원을 받는 데 필요한 제도로서 제도의 목적이 다소 상이하기는 하나 참고할 만한 것이다.

암 환자들의 수도권 집중과 관련하여 중앙 정부 및 지방자치단체에서는 지역의 암센터 활성화 방안에 대해서 재정적 지원을 포함한 다양한 대안을 마련할 필요가 있다.

의료전달체계를 현행 2단계를 고수할지 과거와 같이 3단계로 해야 할지에 대한 검토가 필요하다.

앞에서 살펴본 주치의 제도가 도입되면서 의료기관들의 기능이 재정립되고 지역 암센터가 활성화된다면 3단계 체계로 가야 할 것이다.

그러나 환자들이 현행 2단계를 선호할 수밖에 없는 상황에서 이용의 불편을 호소할 가능성이 높기 때문에 단계적인 접근이 필요하다.

2단계 체계가 지속될 경우 주치의 제도의 성공 여부가 영향을 미칠 수 있지만 의원급 의료기관과 병원급 의료기관의 경쟁관계를 해소하기 어려울 것으로 전망된다. 한편, 건강보험공단이 단일 보험자의 문제점을 지적받고 있는 상황에서 조직을 개편하여 지역으로 그 역할이 분할된다면 지금보다는 의료전달체계가 더욱 긍정적으로 작동할 것이다.

[표 2-2] 전달체계의 추진과제와 내용

추진과제	내용
의원급 의료기관 기능 재정립	시설 및 장비와 관련된 진료구조의 전환
병원 및 상급종합병원의 기능 재정립	종합병원을 포함한 병원급 의료기관은 질병 중심의 검사, 수술 등 전문적 진료를 수행하도록 함
보건의료자원의 수도권 집중 해소	지역의 암센터 활성화 방안에 대해서 재정적 지원을 포함한 다양한 대안 마련
의료전달체계 단계	전달체계 변경에 대한 검토

출처: 유태규(2013). 보건의료서비스 지원관리. p. 72.

3 CHAPTER 건강의 이해

히포크라테스(Hippocrates)는 이전의 신비적 의학을 거부하고 합리적 의학을 개척했으며, 의학의 정신과 윤리를 인간학적 관점에서 정초하여 서양의사들에게 이상적인 의사상으로 자리 잡고 있다.

그러면 왜 서양의학이 그리스에서 크게 발달했을까? 대답은 간단하며, 그리스인들은 '건강이 최고의 선'이라고 생각했다. 건강은 그리스적인 삶의 이상과 목표였다. 문화에 대한 그리스적 이상은 건강에 대한 이상이었고 정신과 신체의 완벽한 조화를 추구하는 플라톤(Platon)적 이상이 지배하는 사회에서 건강은 인생 최고의 선이자 가장 우선적으로 추구해야 할 목적이었다.

고르기아스(Gorgias)에게 소크라테스(Socrates)는 "인생에서 가장 좋은 것은 건강이요, 두 번째로 좋은 것은 아름다움이며, 세 번째로 좋은 것은 정직하게 모은 재산이다."라는 당대의 유행가를 상기시켰다. 건강에 절대적 가치를 부여하는 서양의 건강관은 다음과 같다.

1. 서양의 건강관

그리스적 사고는 아리스토텔레스(Aristoteles)의 저술에도 잘 나타나고 있다. 그가 집필한 『에우데모스 윤리학(*Eudemian Ethics*)』의 서두에는 '가장 정의로운 것이 가장 고귀한 것이지만 가장 좋은 것은 건강이며 가장 큰 즐거움은 우리가 원하는 것을 얻는 것이다.'라고 실려 있다.

건강을 의미하는 그리스어 '휘기에이아(hygieia)'는 '좋은(well)' 것을 의미하는 첫 음절 'hy'와 '생명(life)'을 뜻하는 두 번째 음절 'gi'의 합성어이다.

따라서 우리가 건강이라고 번역하는 그리스 용어는 문자 그대로 '생활하는 데 좋은 상태'를 의미한다.

히포크라테스 학파는 건강을 '4체액'으로 설명하였다. 4체액설이란 엠페도클레스(Empedocles)의 '4원소설' 즉, 우주가 공기, 물, 흙, 불의 네 가지 원소로 구성되어 있다는 이론을 말하는데, 4원소는 4가지 성질인 건, 습, 냉, 열을 가진다.

4원소설이란 이 네 가지 원소와 성질이 균형을 이룰 때 우주가 조화를 이룬다는 내용이다. 이런 개념을 의학에 도입한 히포크라테스는 인간을 4가지 체액 즉, 혈액, 점액, 황담즙, 흑담즙의 구성체로 보고 이들의 조화 혹은 균형이 건강상태이고 부조화 혹은 불균형이 질병상태라는 생각을 가졌다. 이러한 히포크라테스 학파의 체액설은 『인간의 본성에 관하여(*On the Natural of man*)』에 잘 나타나 있다.

2. 동양의 건강관

유교의 5대 경전 중 하나인 『서경(書經)』의 홍범편에는 행복한 삶을 위해 사람들이 가장 소망하는 다섯 가지 복이 나온다. 여기에 나오는 오복이란 수(壽, 장수), 부(富, 재물), 강녕(康寧, 건강과 안녕), 유효덕(攸好德, 덕의 실천), 고종명(考終命, 천수를 다하고 죽음)이다.

그런데 오복의 내용을 보면 건강과 관련된 것들이 세 가지나 포함이 되어 있다.

첫 번째 복인 수명과 세 번째 복인 강녕, 그리고 다섯 번째 복인 고종명이 그것이다. 이런 의미에서 오복은 무병장수라는 개념으로 압출될 수 있을 것이고 이는 중국인들의 전통적 사유 속에 깊이 뿌리박고 있다.

오복 중에서도 수명을 최우선시 했던 중국인의 사고는 한의학의 최고 고전인 『황제내경(黃帝內經)』 소문의 첫 편 '상고천진론(上古天眞論篇)'에도 잘 나타나 있다.

상고천진론에는 오랫동안 중국인들이 추구해 왔던 이상적인 인간상이 네 가지 유형으로 소개되고 있는데, 네 유형을 가르는 기준은 수명의 차이이다. 이 중 진인은 수명이 끝이 없고 지인은 수명을 더할 수 있으며, 성인은 100세 이상 살 수 있고 현인은 수명을 연장할 수 있지만 한계가 있다고 설명하였다.

고대 중국인들의 건강관을 살펴보기 위해서는 우선 그들의 세계관을 이해할 필요가 있다. 고대 중국인의 세계관은 음양오행으로 설명되며, 음양론이란 우주의 모든 사물이 음기와 양기라는 두 가지 상반되는 성질의 상호작용으로 발생하고 변화한다고 보는 이론이다. 오행론이란 만물을 구성하는 다섯 가지 기본물질의 운동에 관한 설명이다. 이런 세계관과 인체관이 잘 담긴 의학고전이 『황제내경(黃帝內經)』인 것이다.

이 의서는 중국의 전국시대 이후 음향오행론에 근거한 천지우주론을 그대로 수용하여 자연과 인간이 서로 감응한다는 당시 세계관을 담아내고 있다.

3. 건강의 분류

19세기 프랑스의 클로드 베르나르(Claude Bernard)는 '건강은 항상성이다.'라고 정의했다. 그는 건강에 대해 설명하며 '체내의 항상성' 개념을 사용했다. 베르나르는 환경을 체외환경과 체내환경으로 나누고 변화무쌍한 체외환경의 변화에도 불구하고 체내환경은 항상 일정한 조화나 균형을 유지한다고 보았다.

그는 내부환경의 불변성은 생명체의 본질적 조건이라는 믿음을 가졌다. 베르나르는 '건강이란 외부환경의 변화에 대하여 내부환경의 항상성이 유지되는 상태이다.'라고 정의했으며, 파슨(Parson)은 '건강이란 각 개인이 사회적 역할과 임무를 효과적으로 수행할 수 있는 최적의 상태'라고 규정하면서 건강을 사회적 측면에서의 개인의 기능과 역할의 수행능력과 관련짓고 있다.

세계보건기구(WHO, 1948)는 건강이란 '단지 질병이 없거나 허약하지 않은 것이 아니라 완전한 신체적·정신적·사회적 안녕상태이다.'라고 정의하여 이 개념이 비교적 널리 수용되고 있으나 문제점이 전혀 없는 것은 아니다.

첫째, 이 건강 개념은 지나치게 이상적인 상태를 설정하고 있어 현실적으로 실현 가능성이 거의 없다는 점이 지적된다. 건강은 정도의 문제이자 상대적 개념이기 때문에 '완전한'이란 표현은 적절치 않다는 것이다.

둘째, 객관적 기능 장애를 의미하는 질병(disease) 개념보다 주관적 기능 장애를 의미하는 질환(illness)이라는 용어가 더 적합하다는 주장이다.

즉, 질병은 공식적인 질병분류 기준에 입각해 의사가 부여한 명칭이고, 질환은 환자의 주관적인 경험이라는 것이다. 따라서 건강과 질환은 상태적이고 연속성이 중요하므로 그 정도를 측정하여 표현해야 한다고 본다. 건강이란 고정적인 상태가 아니라 과정적인 상태라는 주장도 제기되고 있다.

[표 3-1] 건강의 분류

분류	내용
신체적 건강	• 우리 몸인 인체에 질병, 상처 등이 없을 뿐만 아니라 체력이 정상인 것 – 신체적 건강의 예 : 꾸준하고 규칙적인 운동과 적절하고 충분한 영양공급으로 면역력을 길러 질병에 잘 걸리지 않고 질병에 걸리더라도 금방 회복할 수 있는 건강한 신체
정신적 건강	• 스트레스에 큰 영향을 받지 않는 안정된 정신상태 – 정신적 건강의 예 : 스트레스를 받는 외부 요인에 의해 자해 동기, 우울증, 삶의 비관 등을 경험하지 않고 비교적 빨리 안정을 찾음
사회적 건강	• 사회복지를 통한 안정적인 직위 및 생활 보장, 사회성을 지닌 것 – 사회적 건강의 예 : 높은 복지 만족도 및 국민 행복도, 낮은 범죄율
주요 특징	• 신체적, 정신적, 사회적 건강은 상호 간의 밀접한 연관성이 적용됨 – 사례 : 여러 사람에게 소외 당하는 경우(사회적 불건강), 스트레스가 쌓이고(정신적 불안감) 스트레스성 질환인 신경성 두통 및 흥분으로 인한 고혈압, 신경성 위염(신체적 불건강)이 찾아와 신체적 건강을 해치게 됨

출처: 유태규(2013). 보건의료서비스 지원관리. p. 23.

건강 개념은 시대적으로 다양한 범주에서 정의되었다. 19세기 이전 신체 개념에 국한된 범위로서 질병을 건강의 척도로 여기고 생의학적 모델을 제시하였지만 19세기 이후에는 정신적인 측면까지 포함하여 심신이 건강하고 안정된 상태를 의미하였다.

더 나아가 20세기에는 생활 개념이 추가되어 육체적·정신적·사회적 측면의 건강과 안녕을 포함하게 되었다.

따라서 건강은 신체적·정신적·사회적으로 통합적 안정이 이루어진 상태를 말하며 향후 영적인 개념으로까지 확대될 전망이다.

[표 3-2] 공중보건의 개념

구분	내용
19세기 이전	• 신체 개념 : 생의학적 모델(인간=기계, 질병=기계의 부품)
19세기 이후	• 심신 개념 : 육체적 건강, 정신적 건강
20세기	• WFO의 건강 개념(육체적, 정신적, 사회적 측면) – 1998년 WHO 집행이사회 : 영적 개념 추가를 결정한 바 있으나 미채택 됨
※ 건강 개념 : 신체 개념 → 심신 개념(신체+정신) → 생활 개념 → 영적 개념	

출처: 유태규(2013). 보건의료서비스 지원관리. p. 24.

서비스 대상자의 이해

4
CHAPTER

1. 대상자의 환경

환경이란 '유기체를 둘러싸고 있는 사물' 혹은 '유기체에 영향을 미치는 모든 것'으로 정의할 수 있으며, 유기체와 환경은 서로 영향을 주고받는 관계이다.

환경은 건강과도 밀접하게 관련되어 있어 영향을 미치게 된다. 환경은 인간을 둘러싸고 있는 하나의 장으로 에너지장, 사회적 체계, 가족, 사회, 문화 등을 포함하고 있다.

1) 대상자의 환경

(1) 가족

노인이나 장애인과 같이 사는 사람들의 생활을 보장하기 위해서는 우선 경제적 기반이 뒷받침되어야 한다. 그리고 부양, 의료, 보호 등의 생활을 뒷받침하기 위한 의료인력도 중요한 요소이다. 또 단순히 의료는 돌본다고 하는 행위뿐만 아니라, 요보호자에 대한 세심한 주의, 배려, 매일 관심을 준다는 정서적·심리적인 지지가 요구된다.

목욕준비, 식사준비, 세탁, 장보기, 청소 등의 가사 일체의 부담에서 식사, 목욕, 배설, 갱의, 약 바르기, 투약관리라는 의료에 관계하는 일에 대해서도 가족만이 행하고 있는 경우가 대부분이다.

(2) 지역사회

휴먼서비스의 패러다임이 생활시설 중심의 복지에서 재가복지 중심으로 변화하면서 지역사회에 대한 관심이 커지고 있다. 특히 사례관리기법을 통한 관계기관, 전문직종과의 제휴는 의료의 효율성과 효과성 제고에 중요하다.

(3) 사회자원 등의 활용

각종 복지제도를 알지 못해 고통을 받고 있거나, 제도를 알아도 권리의식의 부족과 체면 때문에 이용을 포기하는 경우가 적지 않다. 또한 의료서비스를 희망해도 그러한 욕구에 응할 수 있는 인적자원이 부족하다. 의료사회복지사는 다양한 수준의 사회자원 목록을 확보하고 그 활용을 통해 이용자의 의료욕구를 충족해야 한다.

2. 대상자의 특성

1) 일반적 특성

(1) 일상생활에 지장이 있다

의료서비스 이용자의 특징이며 공통점이기도 한 것은 장애 등으로 인하여 혼자서는 일상생활의 영위가 곤란하다는 점이다.

신체적 장애가 있다고 해서 반드시 일상생활에 지장이 있는 것은 아니지만, 이용자의 대부분은 고령이나 장애로 인해 일상생활에 지장이 있다.

반면 신체적 장애가 있어도 장애를 극복하고 자립생활을 영위하는 사람도 많다. 의료서비스 이용자들은 고령자가 대부분인데 고령자라고 해도 일상생활이 가능한 사람은 대상자에서 제외된다.

(2) 고유한 생활사를 갖고 있다

노인만이 아니라 인간은 누구라도 몸에 밴 습관과 사고방식이 자신의 현재 생활에 큰 영향을 미치며 장애가 발생하더라도 그 습관과 사고방식은 본질적으로 변하지 않는다. 일반적으로 노인들만의 공통적인 습관도 있고, 개인적인 습관도 있다. 그 습관이 합리적이지 않거나 건강에 문제가 된다고 해도, 본인이 장기간에 걸쳐 해 왔기 때문에 괜찮다고 생각하고 있으며 또 습관화되어 고칠 수 없는 경우가 많다.

과도한 흡연이 그 대표적 예이다. 이를 해결하기 위해 먼저 있는 그대로 수용하려는 태도가 필요하다. 신뢰관계가 이루어지기 전에 결점을 지적하는 것은 악영향을 미칠 수 있으며, 신뢰감이 생기면 보다 깊은 생활사가 언급되고 이용자의 행동을 이해할 수 있게 된다.

예를 들면 거실을 정리할 때도 이용자의 의사를 듣는 것이 중요하며 이용자의 습관을 무시하고 깨끗하게 치워 버리면 안 된다. 마음대로 치우는 행위는 이용자의 불만과 불안을 가져온다. 오래 지켜 온 개인의 방법, 생활양식을 존중해야 한다.

(3) 개별성이 강하다

의료서비스 이용자들은 각자 다른 환경에서 다르게 생활을 해 왔으며, 다른 가치관을 갖고 있다. 출생, 학력, 직장, 수입, 취미생활 등도 모두 다르다.

의료과정에 있어서도 많이 호소하는 사람, 많이 참는 사람, 화를 잘 내는 사람, 온화한 사람 등등 천차만별이다.

따라서 의료사회복지사는 각 이용자의 개별성을 잘 이해하고 원조해야 한다.

(4) 정신적으로 불안하다

개인차가 있지만 나이가 들면 누구라도 심신의 기능이 여러 형태로 저하되고 상실되는 데 대한 불안을 갖게 되고 자신감 상실, 삶의 보람 상실 등 불안을 가져오는 요소가 많다. 특히 와상노인이나 신체가 부자유한 노인은 식사나 배설도 생각대로 되지 않아 불안하고 초조하게 된다.

불안을 제거하는 좋은 방법 중의 하나는 생각하고 있는 것을 표출시키는 것이다. 또한 본인이 아무리 노력해도 타인에게 의존하지 않고 살아갈 수 없는 상황이 되면 자신에게 관심을 기울여 주길 원하는 본능적인 욕구가 강해지고 그 욕구를 채우기 위해 이상한 언동을 하기도 한다.

의료서비스 이용자가 신세를 지고 있어 미안하다는 감정이 있는 경우는 불안과 욕구 등을 의료자에게 호소하지 않고 의료자의 말과 행동을 의식하는 경우가 많다. 어떠한 경우에도 원만한 인간관계와 미소, 부드러운 말이 이용자를 안심시킨다는 것을 기억하도록 한다.

(5) 생명을 스스로 지키기 어렵다

의료서비스 이용자는 심신의 장애로 인하여 자기관리나 위험을 피하기 어렵고 질병이나 사고가 일어나기 쉽다. 청결은 물론 각종 감염에 대한 예방능력도 부족하다.

또한, 언어장애가 있으면 몸의 상태를 정확히 설명할 수 없고 이상이 있어도 연락할 수 없다. 지체가 부자유하여 위험하더라도 피하기 어려운 경우가 많으며 치매나 정신장애가 있어 먹어서는 안 되는 것을 먹을 수도 있고 장애가 없다면 피할 수 있는 사고도 많다.

이와 같은 의료서비스의 이용자는 주위 사람이 주의하지 않으면 병과 사고를 당할 위험이 많은 사람들이다. 그렇기 때문에 이용자에게는 새로운 문제발생 개연성이 늘 존재함을 인식하고 있어야 하며, 이는 이용자와 잦은 접촉과 예리한 관찰로 파악할 수 있다.

(6) 기타

① 심신의 기능저하를 초래하기 쉽다.

② 와상상태가 되기 쉽다.

③ 스스로의 노력으로 기능훈련을 계속해도 가족 등 제3자의 도움 없이는 지속할 수 없다.

④ 지장 있는 상태가 계속되면 타인과의 대화도 적어지고 의욕저하를 초래하기 쉽다.

⑤ 외출의 기회가 적어 타인과의 교류가 적어지면 타인을 만나기 위한 몸치장 등을 할 필요가 없어 생활리듬도 깨지기 쉽고 인간다운 생활을 하기 위한 의욕도 없다.

⑥ 회복에 대한 의욕으로 훈련에 과도한 기대를 하게 되면 오히려 초조함과 스트레스를 가져오기 쉽다.

⑦ 사람과의 교류가 적어짐에 따라 대화의 기회가 적어지고, 자극이 없고 주위에 대한 관심이 적어진다.

⑧ 장애가 있는 모습을 타인에게 보이고 싶어하지 않는다.

2) 형태별 특성

(1) 노인

① 노인의 신체적 특성

가. 소화기능

인간의 미각은 50세 이후부터 혀의 맛 봉우리 수가 감소하여 기본적인 미각의 구별능력이 감소하면서 자연스럽게 미각기능이 감퇴한다. 구강은 타액선의 수가 감소하여 침의 분비가 적어지면 미각이 감소하게 된다. 식도는 연하작용이 조화롭게 이루어지지 못해 음식을 삼키기가 어려워진다.

또한 위는 점막이 위축되고 위산분비가 적어지며, 위장의 운동성이 약간 감소한다. 장은 융모들이 위축되어 영양분의 흡수가 떨어지게 되고 장의 운동기능이 감소하여 변비가 잘 생긴다.

나. 소변과 수분조절

노인들은 기본적으로 체내 수분의 보유량이 적을 뿐 아니라 구갈반응이 감퇴되어 많은 노인들은 신체적으로 수분이 필요함에도 불구하고 그다지 갈증을 느끼지 못한다. 또한 신장에서의 소변 농축능력이 감소하여 소변량이 증가하게 된다.

이러한 여러 가지 이유로 인하여 탈수현상이 쉽게 일어나는데 즉, 신장은 크기가 감소하고 소변의 농축능력은 저하된다는 말이다. 따라서 소변의 산성화, 소변의 최대 희석능력이 떨어져서 산성물질이나 수분의 증가에 적절히 대응하지 못할 수 있다. 또한 신장에서의 비타민D 합성이 저하된다. 방광은 연령이 증가함에 따라 용적이 500~600㎖에서 최소 250㎖ 정도로 감소한다. 그리고 방광의 근력 감소로 배뇨 후에도 다량의 소변이 방광에 잔류한다.

다. 피부

피부는 연령이 증가함에 따라 점점 메마르고, 혈색이 사라지며, 탄력성이 줄어들어 얼룩반점이 생긴다. 또 피하조직의 손실과 피부의 신경세포 수 감소 등으로 인해 노인은 체온을 일정하게 유지할 수 있는 능력이 감퇴되어 추위를 더 느끼게 된다.

또 피부의 산소가 감소하고 피지선의 분비감소로 건조해져서 피부에 세균 서식이 용이해지며, 피부가 얇아져서 욕창이나 열상 등의 피부상처가 쉽게 일어나고 이를 통해 세균의 침입이 용이해진다.

라. 체온조절

노인은 피부의 혈관확장반응이 감소되어 있을 뿐만 아니라 체온이 많이 올라가야간 발한반응이 시작되기 때문에 고체온증에 빠지기 쉽다. 근육양의 감소로 추위에 노출되었을 때 떨림에 의해 열을 생산하는 반응이 저하되어 있으며, 피부혈관 수축반응도 감퇴되어 열손실이 클 뿐만 아니라, 온도변화에 둔감하여 저체온증에 잘 빠진다.

마. 호흡기능

폐의 탄성도가 감소하여 흉곽이 팽창하면서 폐활량이 감소하며, 반대로 잔기량은 증가한다. 70세의 폐활량은 50세와 비교하여 50%도 안 된다.

점막에서 분비되는 점액의 변화로 세균의 번식과 유착이 쉬워지고, 섬모운동의 감소로 세균의 배출이 어려워진다. 연하장애로 음식물이 소량씩 폐로 흡인되는데 기침반응도 같이 감소하여 더욱 문제가 된다.

바. 신장과 체중의 변화

신장은 연력이 증가함에 따라 감소하며, 남자보다는 여자가 더 감소한다. 그 원인으로는 자세의 변화, 척추 높이의 감소, 추간판의 치밀화, 발바닥의 평편화 등을 들 수 있다.

남자의 체중은 60대와 70대에 급격히 감소한다. 여자는 체중 감소가 남자처럼 급격하지 않고 서서히 감소하며 남자보다 10년 정도 늦게 변화한다.

사. 눈의 변화

눈의 형태는 눈 주위 조직의 위축으로 위 눈꺼풀은 밑으로 쳐지고 아래 눈꺼풀은 늘어지며, 눈물샘의 기능 감소로 눈물 생산이 감소하지만 눈물구멍이 밖으로 돌출되어 '유루증(눈물이 자주 나는 현상)'이 흔하게 나타난다.

수정체의 변성으로 백내장이 생기기 쉽고, 수정체의 탄력성 감소와 모양체근의 위축으로 눈의 조절력이 감소하는 노안이 오며 노화에 따라 시세포의 기능이 감소하고 망막이 변성되어 시력장애가 온다.

② 노인의 정신적 특성

가. 지능

학자에 따라서는 노화에 의한 지능 감퇴는 미미하다고 보는 경우도 있으며, 다만 정보처리 과정이 늦어져서 반응시간이 지연되기 때문에 지능검사에서 낮은 점수를 얻는다고 보는 견해도 있다. 다른 한편으로는 지능이 50세에 10%, 70세에 30%가 저하된다고 보는 견해도 있다.

나. 주의력

노인은 어려운 문제를 만나거나 여러 자극들에 접하면 쉽게 산만해진다. 따라서 노인에게 정보를 전달할 때는 핵심만을 말하고, 반복하며 가능하면 쓰면서 이야기하는 것이 좋다.

보통 연령이 높아질수록 문제해결 능력이나 사고능력이 저하된다고 본다. 그러나 사고능력과 문제해결 능력은 교육수준, 지능, 직업 등에 영향을 받으며, 문제해결에 대한 사전훈련을 받으면 다시 증진될 수 있으므로 노년기에 사고능력 및 문제해결 능력을 높이기 위해서는 사전훈련이 충분히 고려되어야 한다.

다. 인지기능

일상생활에 지장을 줄 정도의 심한 인지기능 장애는 드물다. 노인에게 인지기능이 저하되는 것은 인지과정이 느려지거나 정보의 부족 혹은 쉽게 산만해지는 것 같은 정보처리의 장애 때문일 수 있다. 또한 치매가 없는 노인에게 인지기능 장애가 있는 경우 뇌의 노화현상이나 질병보다는 육체적인 불편함 때문일 수 있다.

또 오랫동안 친숙해져 있는 일이나 문제에는 지장이 없다. 다만 새로이 배우는 일이나 문제에는 학습능력이 떨어진다.

라. 기억력

기억은 선행의 경험을 파악하는 기능이며, 과거에 경험한 일이 대뇌피질에 흔적으로 남아 있다가 후에 어떠한 상황에 직면하여 다시 의식으로 되살아나는 작용을 말한다. 노화에 따라 최근의 기억상실이 과거의 기억상실보다 많이 일어나며, 기계적인 암기보다는 논리적인 기억능력이 더 크게 감퇴되고, 본 것보다는 들은 것의 기억이 좋아진다고 한다.

마. 우울증

노인들에게 가장 흔히 문제가 되는 정신장애로 노인성 우울증이 있다. 노인들은 정신적인 문제를 말하기를 꺼려하는 대신에 육체적인 증상을 호소하는 경향이 있다.

반면에 우울증과 관련된 증상 중 피로, 수면장애, 변비, 성기능 감퇴, 삶의 가치나 미래에 대한 희망 저하 등은 우울증의 증상이 아닌 정상적인 노인에게 흔한 문제일 수 있다. 또한 노인의 우울증은 기억력 감퇴와 인지기능 저하가 흔해서 치매와 증상이 유사한 점이 있다.

(2) 장애인

① 유형별 장애인의 특성

가. 척추장애

척추 안을 통과하고 있는 신경(척수)이 손상을 입어 손상 부위 아래로 운동, 감각마비 또는 운동마비가 생기는 것을 말하며, 교통사고, 산업재해, 질병 등 불의의 사고로 인해 척추 내 신경이 다쳐서 발생한다.

나. 소아마비

소아마비를 일으키는 바이러스 균에 감염되어 마비를 초래하는 질환이다. 대부분 소아기에 발생하므로 소아마비라는 병명이 붙었으나 청년기에 발병하는 경우도 없지 않다. 환경위생이 개선되고 예방접종 시행이 잘 되면서 최근에는 소아마비 환자가 거의 발생하지 않고 있다.

장애 특징으로서 마비는 상체보다 하반신에 나타나는 경우가 대부분이며 마비의 정도는 다리가 심하다. 양발 모두 마비가 있을 경우 휠체어나 목발을 사용하며, 한쪽 발만 이상이 있을 경우 보조기를 이용하여 보행을 할 수 있다. 대부분 용변을 스스로 볼 수 있으며 성기능은 정상이다.

다. 류머티즘성 관절염

체내의 면역능력에 이상이 생겨 뼈, 근육, 인대 등이 약해지고 통증을 일으키는 질환이다. 주로 관절이 붓고 아프며 골절이 잘 생겨 관절염이라 하나, 관절뿐만 아니라 전신에 증상이 나타난다. 원인이 알려지지 않고 있는 질환이다.

장애 특징으로 경미한 사람은 일상생활에 지장이 없으나 심한 경우 휠체어를 타야 할 정도로 거동이 어렵고 거의 모든 관절에 통증을 느끼며 관절을 움직이기 힘들다.

또한 폐, 신장, 심장 및 신경 등에도 이상이 생기며 눈이 충혈되고 귀가 잘 안 들리는 증상도 나타난다. 감각에는 이상이 없어 부딪히면 관절에 심한 통증을 느낀다. 심한 경우 대변과 소변 처리가 힘들며 성기능에는 이상이 없다. 날씨에 따라 통증이 심해지거나 눈병이 잦고 입 안이 자주 헐며 피로를 쉽게 느낀다.

라. 절단장애

질병으로 인해 절단하는 경우는 흔히 동맥경화증, 버거스씨병, 당뇨병으로 인한 합병증, 암이나 골수염 등이다. 대부분 사고나 외상으로 절단된 경우이다.

장애 특징으로는 절단 부위가 무릎 위인 경우 휠체어를 사용하는 경우가 많으며, 끈기 있는 훈련으로 보조기에 의한 보행훈련을 진행하는 경우가 있다.

마. 뇌성마비

뇌가 미성숙한 시기에 뇌의 운동신경 손상이나 발육 이상으로 인해 주로 운동기능에 장애가 생기는데, 때에 따라서 감각, 언어 및 청각장애 또는 지능장애 등이 동반되기도 한다. 출산 시 외상으로 인한 뇌출혈, 산소결핍, 조산, 난산 등과 출산 후 사고 등으로 인한 뇌출혈, 뇌막염, 산소결핍, 약물중독 등이 발병 원인으로 유전되지는 않는다.

장애 특징으로는 몸체 각 부분의 운동을 조절하기 힘들어 목적 없이 팔, 다리, 머리, 안면근육이 움직이거나 근육의 긴장이 심하여 사지와 목이 뻣뻣해진다. 심리적으로 긴장하면 경직이 더 심해지며, 성기능은 정상이고 자신의 힘으로 배뇨와 배변을 할 수 있다.

바. 시각장애

시각장애란 색깔을 구별할 수 있는 색각과 시각에 이상이 있는 것으로, 이러한 장애를 가진 사람을 '시각장애인'이라 한다. 교정시력 0.05의 상태를 일반적으로 실명이라 하고, 전맹 또는 완전실명은 빛의 구별조차 되지 않는다. 준맹은 교정시력 0.02의 상태로서 밝고 어두운 구별은 할 수 있으나 1m 앞에서도 손가락 수를 알 수 없다.

약시인 교정시력 0.04 이하의 경우에는 기본적인 일상생활은 할 수 있으나, 보통 크기의 책글씨를 읽을 수 없다. 원인으로는 선천적인 시각장애와 후천적인 시각장애로 질병에 의한 백내장, 녹내장, 베체트병, 트라코마, 포도막염 등이 있다. 안구에 이물질이 침입하거나 화상, 화학물질에 의한 안구의 외상, 교통사고, 산업재해 등의 손상도 있다.

② 장애인의 심리적 특징

장애인의 심리를 살펴보면, 장애가 있음으로써 생기는 심리와 그 사람 특유의 심리, 사람으로서 모두가 공통으로 가지는 심리 등이 서로 엉켜 있다.

가. 사람으로서 공통된 심리

성장이나 발달단계에 있어서 공통으로 가지는 심리로 여러 가지 욕구가 있다.

사회적 승인을 요구하는 욕구, 자기실현의 욕구, 사랑의 욕구 등은 인간으로서 누구나 가지는 욕구이다. 물론 의식주가 충족되고 기본적 생활이 확보되고 안전에 대한 욕구가 충족된다고 하는 전제가 있다. 이것은 장애의 유무와 상관없이 모든 사람이 가지는 욕구이다.

나. 장애가 있음으로 해서 출현하기 쉬운 심리

모든 사람들이 그러하겠지만 장애인에게 있어서도 모든 욕구가 충족되는 일은 적고, 장애는 자신의 욕구실현에 장벽이 된다.

특히 기능장애는 어떠한 것이든 흔히 장애인의 욕구실현을 방해한다. 장애를 가지는 것으로 인해서 2차적으로 일어나는 심리가 장애인의 태도나 인생을 결정해 버리는 일도 많이 있다.

기능장애로서는 시각장애, 청각장애, 정신장애, 운동장애, 언어장애, 정서장애 등이 있다. 욕구가 채워지지 않은 상태에서는 장애인이든 아니든 비슷한 행동을 취한다.

욕구의 만족이 얻어지지 않은 것을 장애의 탓으로 돌리기 쉬운 것이 장애인 특유의 심리이며, 부분적으로 그러한 현상이 있더라도 모두를 장애의 탓으로 돌리는 것은 역시 노력할 것을 망각한 책임전가이다.

많은 장애인은 일시적으로 다음과 같은 심리에 빠져드는 일이 흔히 있다. '고민하고 슬퍼한다.', '부정하고 거부한다.', '퇴행행동을 나타낸다.', '짜증을 낸다.', '욕구를 억압하거나 혹은 무시한다.', '환상의 세계에 젖어 백일몽의 행동을 취한다.' 등이다.

그러나 이것은 많건 적건, 장애가 없는 경우에도 좌절하면 보이는 행동이다. 또한 장애를 지나치게 의식하면 열등감이나 불안이 커지고 우울한 기분 속에서 생활하게 되기 쉽다. 그러나 이런 장애를 심리적으로 수용, 극복하며, 오히려 밝고 착실한 성격의 소유자가 되어서 생활을 영위하는 경우도 많다.

장애가 있음으로써 많은 욕구불만의 상태가 생기고 불안이나 열등감을 가지는 일도 있는 반면, 장애가 있음으로 해서 비로소 장애가 없는 부분을 더욱 살려 인생을 더 충실하게 살아갈 수가 있다. 가능성이 많은가 적은가가 중요한 것이 아니라, 지금의 자기가 무엇을 선택하느냐, 무엇을 할 것이냐에 자기실현이 달려 있다.

다. 장애가 가져오는 심리

장애가 가져오는 특유의 심리가 있는데, 이는 장애에 포함된 심리라고 할 수 있다. 정신장애인의 경우는 충분한 사고가 잘 안 되는 탓에 주위의 환경변화와 상태에 적응하는 행동을 취하기 어려워지거나, 움직임이 완만해지기도 하고, 스스로 주체적인 행동이 적고, 지시에 좌우되기 쉬워지는 등의 심리나 행동을 보이는 경우가 있다. 또 과제의 수행이나 작업이 오래 지속되지 못하고 집중력이나 창조성이 충분히 기능하기 어려운 일도 있다.

운동장애인의 경우도 의도, 노력, 운동이라는 동작에 있어서 예측한 행동과 결과로서의 행동이 틀리다는 특징이 있다. 움직이지 않는 신체부분은 굳게 경직되기 쉽고 무겁게 느껴진다. 움직이기 어렵기 때문에 몸의 안전을 지키기 위하여 자극에 대해서 민감하게 되기 쉽다.

그리고 몸의 굳음이 심리적인 굳음을 만드는 일도 있어 고집을 부리는 경향이 있고, 움직이지 못하기 때문에 의존 경향이 강하게 나타나는 일도 있다.

3. 대상자의 자립생활

1) 의료대상자의 자립

우리나라에서도 자립생활 이념이 보급되면서 자립에 대한 많은 관심과 활동들이 장애인을 중심으로 확산되고 있다. 자립생활의 시작은 1960년대 초, 미국의 흑인 공민권운동과 시민권리 회복운동이 영향을 미쳤으며, 장애인에게도 '인간으로서 누려야 할 권리'를 주장하는 진보적 사회운동으로 발전할 수 있는 하나의 계기를 마련하였다.

이러한 사고방식이 지금에 와서는 장애인은 물론 관련자 의료복지서비스 분야에서 폭넓게 공유되기에 이른다. 자립생활 이념은 그동안 많이 소외되었던 의료이용자들의 의료모델 중심의 재활서비스와 정상인을 목표로 한 기능 회복 중심의 훈련의 한계를 명확히 하고 자립적인 일상생활을 위한 이용자 주체의 역량강화와 욕구충족, 정상화 등을 위한 의료복지의 흐름을 주도하고 있다.

2) 자립생활의 의미

자립생활의 이념을 정확히 이해하고 발전시키기 위해서는 자립적인 것에 대한 개념정의를 명확히 하는 것이 중요하다.

서구의 산업사회에 있어서 자립적인 것이란, 스스로 지원 가능한 것, 자조와 스스로 신뢰할 수 있는 것, 자신감의 개념으로서 자신의 능력과 관련된 개념을 중요시하고 있다. 한편, 사람들이 신체적인 손상을 입었을 경우, 자신의 일상적인 역할을 자기 스스로 수행할 수 없음을 의미하고, 이러한 사람인 경우에 의존적인 사람이라고 평가하게 된다. 이처럼 서구문화에 의하면, 자립적이지 못함은 종속적인 것을 의미하고 의존적이라 함은 다른 사람들에 의해 자신의 삶이 조정의 대상이 되는 것을 말한다.

자립적인 삶은 개인의 신체적인 이동과 일상의 생활과업을 수행하기 위한 신체활동의 가능성을 극대화함으로서 얻어질 수 있는 것이다. 개인원조에 대한 욕구는 보호의 욕구와 연관되어 전이되어지게 되고, 개인의 원조가 필요하다는 것은 보호의 필요성을 요구하게 되는 것이다. 의료 이용자의 경우에는 전문가나 혹은 가족, 친지들이 보호를 담당하고 조정하는 사람이 되는 경우가 대부분이다. 따라서 의료 이용자는 보호자에게 종속되고 때로는 이용자 자신이 필요로 하는 개인 스스로의 원조활동에 대한 책임을 담당할 수 있는 능력조차도 잃게 되는 것이다. 자립생활이란 의사결정 또는 일상생활에 있어서 타인에의 의존을 최소한으로 하기 위하여 스스로 납득되는 선택에 의하여 자신의 생활을 관리하는 것이다.

여기는 신변처리, 지역 일상생활에서의 참가 및 사회적 역할의 수행, 자기 결정, 신체적 및 심리적인 타인에의 의존을 최소한으로 할 것이 포함된다.

자립생활의 기본이념은 일상생활에 장애가 있는 의료 이용자 자신의 삶에 대한 자신의 결정에 대해 타인의 개입 또는 보호를 최소한으로 하여 자신의 의지로 선택하고 결정하는 모든 과정에 이용자 당사자의 참여는 물론 주체적으로 '자기선택권'과 '자기결정권'을 가지는 데 있다.

이렇듯 자립의 가장 중요한 핵심적 원칙은 바로 의료 이용자가 선택과 결정권을 가지고 일방적인 수혜자가 아니라 스스로 자원을 활용해 만들어 나가고 자신에게 맞는 지원을 결정하고 관리하는 당사자주의라는 것이다. 그러므로 아무리 중증 이용자라 할지라도 국가와 사회는 이제 개인의 변화만을 강요하기보다는 이용자가 가정에서 혹은 시설에서 일상생활이 가능할 수 있도록 필요한 장애를 제거하고 지속적인 지원서비스를 제공해야 할 것이다.

3) 자립지원을 위한 실천지침

자립지원을 위한 실천지침은 다음과 같이 정리할 수 있다.

첫째, 개별화 원칙이 필요하다.

의료의 대상이 되는 사람은 똑같이 보이더라도 사람마다 각기 다른 상태에 있으며 그 상태가 언제나 똑같다고는 할 수 없다. 각 노인의 개별성을 파악하고 가치관과 생활양식, 생활습관, 문화배경을 고려한 의료방법을 선택해야 한다. 노인은 신체기능과 정신기능이 쇠퇴하고 타인의 손을 빌리는 상태에도 자존심은 남아 있으며 자신의 욕구나 감정을 표현할 수 있다는 것을 인정하고 개인의 의사를 존중하지 않으면 안 된다. 그러므로 일반원칙을 개개의 다른 대상에게 적절하게 적용해야 하며, 그러기 위해서는 개별의 상태를 적절하게 판단·파악하며 문제해결을 위해 의료기술을 유효하게 적용하는 것이 중요하다.

둘째, 평등한 보호이다.

보다 불리한 핸디캡을 지니고 있는 이용자에게는 보다 크고 많은 서비스를 제공하는 일은 평등의 원칙에 합당한 방식이다.

셋째, 정당한 절차이다.

이용자에게 서비스를 제공하기 전에 설명과 동의를 충분히 얻을 수 있는 절차가 중시되지 않으면 안 된다.

넷째, 자신의 선택결정권이다.

충분한 설명을 듣고 나서 이용자나 이용자 가족은 자신의 선택을 행사하는 결정권을 가진다.

다섯째, 예방적 처우가 우선이다.

노화와 노인병은 완치가 곤란하고 진행성이라는 특성을 가지고 있다. 하나의 질병과 장애가 이차적인 장애를 만들기도 하고 합병증이 발생하기도 하여 노인의 건강회복은 악순환을 겪고 있다. 현재의 상태가 지속된 경우에 이차적으로 발생할 수 있는 사태의 발생을 과학적으로 예측하고, 예방적인 처우를 소홀히 하지 않는 일이 중요하다. 이렇게 예방하는 것은 결국 노인생활의 삶의 질을 유지·향상하는 데 필요한 과제가 된다.

여섯째, 처우거부권이다.

무엇인가 수혜를 받기 전이든, 수혜를 받는 중이든 이용자와 가족은 적절한 처우가 아닌 경우에 그것을 거부할 권한을 가지고 있다.

이러한 실천지침은 서로 유기적인 연관성이 있다. 개별화와 평등한 보호는 의료실천의 기본이념이기도 하며, 출발점이기도 하다. 정당한 절차는 이용자 본인이나 가족, 주민, 자원봉사자, 전문가 등이 의료서비스에 연관되는 경우의 방향성을 제시하고 있다. 선택결정권이나 처우거부권은 이용자에게 폭넓은 서비스 메뉴와 충분한 설명을 제공자 측이 제시하고, 선택 또는 거부를 가능한 한 이용자의 결정에 맡긴다는 것으로, 이는 대인서비스의 기본이라 할 수 있다.

5 CHAPTER 현장별 서비스

인간은 가족이라는 사회제도 속에서 태어나 가정에서 생활을 영위한다. 가정은 인간에게 있어 생활을 영위하는 기본단위이다. 개인에게 있어 가족의 의미는 사람마다 천차만별이며 다양한 측면을 갖고 있지만, 많은 사람들은 가족에 둘러싸여 익숙해진 지역사회에서 일생을 보내기를 원한다.

전통적으로 가족은 어린이, 고령자, 장애인에게 있어서 스스로의 생명과 생활을 유지해 가는 데 불가결한 존재라고 할 수 있다. 지금까지는 대부분의 가족이 의료를 전면적으로 담당해 왔지만, 이제는 가족만으로는 담당할 수 없는 상태가 되어 의료가 사회문제화되고 있다. 즉, 의료문제를 사회적 책임으로 해결하기 위해 '의료의 사회화'라는 개념이 대두되었고, 의료를 사회의 책임으로서 담당하는 전문직업(휴먼서비스 제공자, 의료복지사, 요양보호사 등)도 요구되고 있다.

사회적 의료의 의미는 가족이 갖고 있는 기능을 강화하기 위한 사회적 서비스라는 점을 포함한다. 예를 들면 노인학대가 사회적 문제로 점차 대두되고 있는데, 그 원인이 과도한 휴먼서비스 부담에 의한 신체적·정신적 피로인 경우가 많다. 이는 학대하는 측이나 피해자가 모두 가족이기 때문에 더 이상 도망갈 장소가 없는 막다른 상태가 되는 것이다. 이러한 불행한 가족의 상황에 대해 사회적 서비스를 제공하여 휴먼서비스 부담을 경감함으로서 가족으로서의 다정함과 따뜻함을 회복시킬 수 있다. 또한 고령의 휴먼서비스 제공자가 증가함에 따라 휴먼서비스 제공자도 건강을 잃고 쓰러질 위험이 있는 가족에 대해 사회적 서비스를 제공하여 가족의 건강을 지키고 가족기능을 유지해 가도록 하는 조건을 만들어 가야 한다. 가족이 건강하지 않으면 휴먼서비스를 받는 자도 결코 행복해질 수 없기 때문이다.

휴먼서비스의 장소는 크게 가정과 시설로 나눌 수 있다. '재가의료(indoor care)'는 인간에게 있어 아주 기본적인 가정이라는 장소에서 전개되는 것이 특징이며, 가정은 친족만으로 구성된 극히 사적인 장소이고 본래 타인이 들어올 수 없는 장소이다. 이러한 특징을 갖는 장소에서 생활·생존에 관련한 일상적인 행위를 원조하는 것이 가정 즉, 재가의료의 특징이다.

시설은 가정사정과 신체여건 등 다양한 사정에 의해 가정에서의 생활이 곤란한 경우에 가정을 대신하는 생활의 장소이며, 인위적으로 만들어진 집단에서의 생활이라는 점이 특징이다. 시설에서의 휴먼서비스는 이미 결정된 집단생활의 규율에 맞추는 것이 우선이며 시설생활의 적응이 목표가 된다.

반면, 재택의료에 있어서 각 가정에서 이미 만들어진 생활습관과 생활리듬에 휴먼서비스 제공자가 맞추어야 한다. 장소에 따른 의료서비스의 특징을 비교하면 [표 5-1]과 같으며 이러한 장소에 따른 특성을 고려하여 휴먼서비스 계획을 세우고 의료방법을 결정해야 한다.

[표 5-1] 장소에 따른 의료서비스의 특징

구분	가정	시설
주체	대상자와 그 가족이 주도	시설종사자가 주도
제공자 및 서비스	가정봉사원, 방문간호사, 방문요양보호사	시설종사자의 다양한 서비스
협동과 연계	지역의 필요 직종 및 다른 서비스	시설 내 각 직종의 역할분담
활동 프로그램	부정기, 수시 변경	정기적, 항상적
다양성	가족의료, 주간보호, 단기보호 등	시설의 사회화에 의한 일상생활

1. 가정에서의 서비스

재가 휴먼서비스란 시설의료와는 상반되는 개념으로 타인의 보호가 필요한 클라이언트의 가정을 방문하거나 재가복지시설을 통하여 여러 가지 일상생활에 필요한 서비스를 제공해 주는 활동이다. 재가 휴먼서비스는 생활거동 능력이 약해서 자립생활을 계속할 수 없는 의존성 노인들에게 서비스에 필요한 훈련을 받은 전문가나 봉사자가 직접 가정을 방문하여 필요한 서비스를 제공하여 보다 안정된 노후생활을 유지하는 데 목적이 있다.

현재 「노인복지법」상의 재가 휴먼서비스의 종류는 ① 가정봉사원파견사업, ② 주간보호사업, ③ 단기보호사업이 있다. 가정봉사원파견사업은 훈련을 받은 가정봉사원이 신체적, 정신적 장애로 혼자서 일상생활을 영위하기 곤란한 노인의 가정을 방문해 노인의 생활에 필요한 각종 편의를 제공하는 프로그램을 말한다. 주로 수급자나 저소득계층 노인을 대상으로 주 1~2회 정도 방문하여 1~3시간 정도의 서비스를 제공하고 있다.

주간보호사업은 부득이한 사유로 가족의 보호를 받을 수 없는 대상자를 낮 동안 시설에 입소시켜 각종 서비스를 제공하는 사업을 말한다. 주간보호사업의 장점은 심신의 기능이 약한 대상자에게 안정되고 의료적인 환경을 제공하는 것이며 낮 동안 대상자를 돌봄으로써 부양자에게 휴식을 제공하고 가족들을 심리적으로 지원하는 것이다.

단기보호사업은 출장이나 휴가 등으로 인해 가족의 보호를 받을 수 없는 심신이 허약한 대상자를 단기간 시설에 입소시켜 필요한 각종 편의를 제공하는 사업이다.

가정에서의 휴먼서비스 활동은 이용자의 생활거점에서 이루어지며, 홈헬퍼, 의료자, 가정봉사원, 간병인 등에 의해 실시되고 있다. 생활의 거점이 같은 이용자와 가족이 휴먼서비스를 받고 있는 관계로 생활의 질서가 파괴되거나 의료 대상자의 잠재 능력을 살리지 못할 경우 휴먼서비스 제공자는 그 상황에 맞게 직접 가정의 역할 관계나 의식주를 정비하여 이용자의 자립적인 생활을 유도해야 하고, 또한 상담지도를 통해 가족이 휴먼서비스에서 발생할 수 있는 여러 가지 문제를 극복하여 누구나 원하는 행복을 얻을 수 있도록 원조해야 하는 것이다.

재가 휴먼서비스 제공자의 주요 업무내용은 크게 가사지원서비스, 신변원조서비스, 정서적 서비스, 사회적 서비스로 나눌 수 있다. 가사지원서비스는 식사 준비 및 취사, 의류 등의 세탁 및 정리·수선, 청소, 난방, 생활필수품 등의 구매, 기타 가사원조 등이다. 신변원조서비스는 병문안 및 병간호, 목욕, 샴푸, 손톱 깎기 등 위생관리, 적절한 신체운동의 지도, 병원 안내·동행·수속 대행, 기타 의료보조용구의 수선·의뢰 등이다.

정서적 서비스는 전화, 면접 등의 상담 및 조언, 전화방문, 독서 등이다. 사회적 서비스는 대필 및 대서, 행정서류의 작성·발급 협조, 쌀·교통권·초노령연금 등의 지원물품 수령, 노인 관련 정보 제공, 지역사회자원과의 연결 등이다.

1) 가정의료의 기본원칙

(1) 각 가정의 생활습관, 문화, 가치관의 존중

가족과 휴먼서비스 대상자의 지금까지의 생활방법을 무시하고 의료를 한다면 휴먼서비스 제공자는 이용자로부터 신뢰감을 상실하게 된다. 따라서 휴먼서비스 제공자는 각 가정의 생활방법, 가치관을 존중하여야 한다.

(2) 자기결정의 존중

이용자의 의사와 희망을 말할 수 있는 환경을 만들기 위해서는 이용자가 자신의 의사를 말하기 쉽도록 신뢰관계를 형성하고, 의사를 표현하기 쉬운 환경을 만드는 것이 중요하다.

(3) 자립의 의욕과 동기 만들기

일상생활 행위를 무엇이든 모두 돕는 것은 이용자를 위한 휴먼서비스가 아니다. 진정한 휴먼서비스는 이용자의 남아 있는 자립성과 잠재된 힘을 이끌어 내 활용할 수 있도록 만들어 주는 것이다.

(4) 가족과의 신뢰관계 구축

휴먼서비스 제공자는 장기간의 휴먼서비스에 의해 건강을 잃고 정신적으로 불안한 가족들의 상황을 바르게 파악하여 휴먼서비스의 부담을 경감하고 가족들이 휴먼서비스를 계속하려는 의사를 갖게 만들어야 한다.

(5) 안전의 확보

가정 휴먼서비스 제공자는 통상 한 사람의 휴먼서비스 제공자가 휴먼서비스를 하는 경우가 많기 때문에 안전에 대한 대응을 다각적으로 생각하여야 한다.

(6) 사회생활의 확대

휴먼서비스 서비스 이용자와 가족들은 고립되기 쉽고, 구속감에 정신상태가 불안정하기 쉽다. 따라서 서비스 대상자와 가족이 모두 사회성을 유지하고 확대해 가도록 원조하는 것이 필요하다.

(7) 안락한 죽음의 원조

휴먼서비스 대상자의 질병의 변화에 주의를 기울이고 조금이라도 안락한 상태나 환경이 되도록 정비해야 한다. 대상자의 내면적 심리상태를 통찰하여 따뜻하면서도 냉정하게 지지해 나가도록 하고 가족에 대해서도 가족이 사후에 후회가 없도록 돕는 것이 중요하다.

2) 가족의 개입

① 타인을 가정에 들이는 것에 대한 저항감을 버리도록 한다.

② 가족이 받은 쇼크와 피로도를 파악한다.

③ 가족의 휴먼서비스 수고를 인정한다.
④ 가족이 갖고 있는 휴먼서비스 의식을 파악한다.
⑤ 가족과 휴먼서비스의 목표를 공유한다.
⑥ 증상을 정확히 이해하도록 지도한다.
⑦ 감정이입을 하지 않는다.
⑧ 가족의 잠재력을 이끌어 낸다.
⑨ 사회서비스, 휴먼서비스의 용품·용구를 생활에 활용한다.

2. 시설에서의 서비스

시설의 이용자는 생활상의 장애에 더하여 심리적 충격과 초조감, 갈등 등을 갖고 있다. 어떠한 상황에서 시설에 입소하게 되었든 간에 이용자에게 있어서의 입소는 익숙한 가정과 지역사회를 떠나 미지의 환경에서의 생활을 의미한다. 지금까지의 생활습관은 시설에서의 규칙적인 일과로 대신해야 하고, 가치관의 변화도 강요받게 될지도 모른다.

고령일수록 새로운 환경의 적응이 어렵고 불안과 긴장, 고독과 외로움, 혼란, 걱정, 우울 등 복잡한 상태가 되기 쉽다. 따라서 휴먼서비스 제공자는 이용자가 새로운 환경에 적응하여 시설의 생활에 대한 의지를 확고히 갖도록 도와야 한다.

시설 휴먼서비스는 병원 휴먼서비스 및 재가복지 휴먼서비스와 차이가 있다. 먼저 병원에서의 휴먼서비스는 의료적인 서비스가 강점이지만, 노인들에 대한 개별적인 휴먼서비스는 단점으로 지적되고 있다. 반면에 시설 휴먼서비스는 의료적인 면을 갖추고 있지 못하기 때문에 단점으로 지적되지만, 노인에 대한 휴먼서비스는 강점으로 부각이 되고 있어 이 양자의 장점만을 살린 중간형태의 보호시설이 등장하고 있다.

시설 휴먼서비스는 노인에 대한 장기간 관찰이 가능하여 노인 특성을 잘 파악할 수 있어 필요한 욕구에 대해 서비스를 제공할 수 있다는 차원에서 오히려 재가 휴먼서비스보다 경제적이며 효율성을 가진다. 또한 시설 휴먼서비스는 24시간 휴먼서비스가 가능하고 주간 휴먼서비스는 물론이거니와 야간 휴먼서비스도 가능한 것이 장점이다. 뿐만 아니라 필요한 장비를 한곳에서 함께 이용할 수 있어 오히려 경비가 절감된다는 점도 장점이다. 시설에서의 노인들은 동질성을 가진 동료집단을 통해 지지를 받기도 하며, 위로를 받는 친구를 만나기가 쉽고 이러한 동료들과의 교제는 사회적인 고립감을 예방하는 역할도 하게 된다.

그러나 시설보호는 한 장소에서 많은 노인을 집중관리하기 때문에 휴먼서비스에 많은 인력이 필요하다. 또한 시설에서의 생활은 개별적인 휴먼서비스도 있지만 집단으로 이루어지는 활동들도 많기 때문에 노인의 개별성과 사생활이 무시될 수도 있다는 점이 약점으로 지적될 수 있다. 재가 휴먼서비스와 시설 휴먼서비스의 특징을 살펴보면 [표 5-2]와 같다.

[표 5-2] 장소에 따른 휴먼서비스의 특징과 장·단점 비교

재가 휴먼서비스	시설 휴먼서비스
① 이미 만들어진 생활습관과 생활리듬 유지	① 이미 결정된 규율에 의한 시설생활 적응
② 가족과의 신뢰관계 우선	② 이용자 본인과의 신뢰관계 형성 우선
③ 휴먼서비스 제공자 한 사람의 업무로 집약	③ 역할을 가진 직원이 종합적 원조제공
④ 객관적 판단은 휴먼서비스 제공자 자질에 의존	④ 회의를 통한 결정과 업무내용 평가를 통한 객관적 판단 가능
⑤ 이용자의 상태와 가정의 상태에 따라 적절한 휴먼서비스 대응	⑤ 집단생활의 특성상 획일적, 개별적 대응의 어려움
⑥ 장점 : 보호비용이 저렴하며, 대상자는 지역사회 내에 거주할 수 있음	⑥ 장점 : 장기간 관찰이 가능하며 대상자의 휴먼서비스 욕구에 대응하기가 쉬움, 시설 및 장비의 활용이 용이하며 또래집단을 형성하여 동료를 사귀기가 용이함
⑦ 단점 : 24시간 휴먼서비스가 힘들고, 휴먼서비스 욕구에 즉각적으로 대응하기 어려움	⑦ 단점 : 정들었던 지역사회를 떠날 수도 있으며, 노인의 개별성이 무시될 수 있음

시설에서의 휴먼서비스는 첫째, 자립과 재활을 강조해야 한다.

노인이나 장애인이 비록 장애를 가지고 있다 하더라도 본인 스스로 자립할 수 있도록 도와야 한다. 그러므로 시설에서는 그러한 장애를 극복할 수 있는 재활훈련과 남아 있는 기능의 유지 및 회복을 위해 노력해야 한다.

또한 노인들의 증상을 정확히 파악하여 휴먼서비스 목표를 세우고 타 직종 전문가들과 협력하여 휴먼서비스에 만전을 기하여야 한다.

둘째, 개별적인 휴먼서비스 제공에 노력해야 한다.

인간은 누구나 개별성을 가지며 이러한 개별성의 원칙에 따라 각자 나름대로의 특성과 가치관을 지닌 인간이라는 점을 중시하여야 한다. 시설노인들 역시 개인 증상에 따라 각각의 특성을 가진 인간이라는 점을 기억하고 노인 각자에게 적합한 서비스가 실행되어야 한다. 그러나 문제점은 이러한 개별성을 준수하려면 많은 전문인력이 필요할 수도 있다.

셋째, 가정적인 분위기의 조성이 필요하다.

시설에 입소하는 대부분의 노인은 가정에서의 휴먼서비스를 더 이상 지속하기 어려운 경우라든지 아니면 휴먼서비스를 담당할 인력이 없는 경우이다. 이용자들은 시설이라는 새로운 환경에 적응하는 데 어려움을 가질 수 있으므로 가정의 분위기와 너무 동떨어지지 않는 환경조성이 필요하다. 따라서 시설은 노인의 가정과 같은 분위기를 만들어야 하며 가정에서 받던 유사한 서비스를 제공해야 할 것이다.

1) 노인시설의 종류

노인복지시설은 노인복지를 증진하기 위해 다양한 서비스를 제공하기 위한 사회적 장치로서, 「노인복지법」상 ① 노인주거복지시설, ② 노인의료복지시설, ③ 노인여가복지시설, ④ 재가노인복지시설, ⑤ 노인보호전문기관으로 구분되어 있다. 의료와 관련된 노인복지시설에 대해 살펴보자.

(1) 노인주거복지시설

노인주거복지시설은 일상생활에 지장이 없는 65세 이상의 노인을 대상으로 급식, 기타 일상생활에 필요한 편의를 제공하는 주거시설로, 소득수준별로 양로시설(무료), 실비양로시설, 유료양로시설, 노인복지주택이 있다.

(2) 노인의료복지시설

노인의료복지시설은 주거생활은 물론 보건의료적 서비스를 제공하는 시설로, 입소조치에 따른 비용부담의 정도 및 질환의 정도 등에 따라 요양시설, 노인전문요양시설, 유료노인전문요양시설, 노인전문병원이 있다.

(3) 노인여가복지시설

노인여가복지시설은 노인들이 건강하고 건전한 여가활동을 할 수 있도록 제반 서비스를 제공하는 시설로서, 그 구체적인 목적의 차이에 따라서 노인복지관, 경로당, 노인교실, 노인휴양소로 나누어진다.

(4) 재가노인복지시설

재가노인복지시설은 노인들이 자신이 살고 있는 가정에 거주하면서 필요한 서비스를 제공받을 수 있도록 도움을 제공하는 시설로, 가정봉사원파견시설, 가정봉사원교육시설, 주간보호시설, 단기보호시설이 있다.

(5) 노인보호전문기관

노인보호전문기관은 ① 노인학대의 예방 및 방지를 위한 홍보, ② 학대받은 노인의 발견·상담·보호와 의료기관 치료의뢰 및 노인복지시설의 입소의뢰, ③ 노인학대행위자, 노인학대행위자로 신고된 자 및 그 가정 또는 업무·고용 등의 관계로 사실상 노인을 보호·감독하는 기관이나 시설 등에 대한 조사, ④ 노인학대행위자에 대한 상담 및 교육, ⑤ 그 밖에 학대받은 노인의 보호를 위하여 필요한 사항의 업무를 담당한다.

[표 5-3] 노인시설 종류

구분	시설 종류	비고
노인주거복지시설	양로시설	
	노인복지주택	
노인의료복지시설	요양시설	
	전문요양시설	
	노인전문병원	
재가노인복지시설	가정봉사원파견시설	
	주간보호시설	
	단기보호시설	
	가정봉사원교육시설	
노인여가복지시설	경로당	
	노인교실(노인대학)	
	노인휴양소	
	노인복지관	
노인보호전문기관	중앙노인보호전문기관	
	지방노인보호전문기관	

출처: 보건복지부. 노인보건복지사업안내.

정부에서는 노인장기요양보험 제도에 대비하여 요양보호사 제도를 도입하고 노인복지시설을 통합·개편하기 위하여 「노인복지법」을 개정하고 있다. 현재 노인생활시설·재가노인시설에서 종사하는 생활지도원, 가정봉사원을 대체하여 보다 전문적 교육과 충분한 경험을 가진 요양전문인력인 '요양보호사'를 양성하기 위한 근거 규정을 마련하였다.

노인복지시설의 구분을 대폭 개편하였고 재가노인복지시설을 탄력적으로 운영하도록 하였다. 노인장기요양보험 제도에서는 장기요양 대상자의 기능상태에 따라 보험급여를 지급하게 됨에 따라 노인복지시설의 무료·실비·유료시설의 구분을 없애고, 노인에게 가정과 같은 주거여건과 편의를 제공하는 노인공동생활가정, 노인요양공동생활가정을 노인복지시설의 종류에 추가했다. 가정에 있는 노인들에게 필요한 서비스를 제공하는 재가노인복지시설은 기존의 개별 시설형태에서 방문요양·주야간보호·단기보호·방문목욕서비스 등을 단독 또는 복합적으로 제공할 수 있는 형태로 변경되었다.

2) 장애인시설의 종류

「장애인복지법」에 의하면 우리나라의 장애인복지시설에는 다음과 같은 시설이 있다.

(1) 장애인생활시설

장애인이 필요한 기간 생활하면서 재활에 필요한 상담·치료·훈련 등의 서비스를 받아 사회복귀를 준비하거나 장애로 인하여 장기간 요양하는 시설로, 장애유형별 생활시설, 중증장애인요양시설, 장애영유아생활시설이 있다.

(2) 장애인지역사회재활시설

장애인지역사회재활시설은 장애인복지관, 장애인주간보호시설, 장애인단기보호시설, 장애인심부름센터, 장애인공동생활가정, 의료재활시설, 장애인체육시설, 장애인수련시설, 장애인심부름센터, 수화통역센터, 점자도서관, 점서 및 녹음서 출판시설 등 장애인에게 전문적인 상담·치료·훈련 등을 제공하거나 여가활동 및 사회참여활동 등에 필요한 편의를 제공하는 시설을 말한다.

(3) 장애인직업재활시설

일반 업체에 고용이 어려운 장애인이 특별히 준비된 작업환경에서 직업훈련을 받거나 직업생활을 영위할 수 있도록 하는 시설로 장애인작업활동시설, 장애인보호작업시설, 장애인근로작업시설, 장애인직업훈련시설, 장애인생산품판매시설이 있다.

(4) 장애인유료복지시설

장애인생활시설로서 장애인에게 필요한 치료·상담·훈련 등의 편의를 제공하고 이에 소요되는 일체의 비용을 입소한 자로부터 수납하여 운영하는 시설이다.

3) 시설의료의 기본원칙

① 생명을 지키고 건강하고 쾌적한 생활장소를 제공한다.
② 개인의 프라이버시와 생활습관, 가치관을 존중한다.
③ 자립성의 확대를 추구한다.
④ 동료 간의 교제를 통해 사회생활의 장을 넓혀 간다.
⑤ 가정적인 장소를 만든다.
⑥ 편안한 죽음을 맞도록 원조한다.

3. 지역에서의 서비스

휴먼서비스 제공자는 이용자의 복합적이고 다양한 니즈(needs)에 대해 포괄적인 서비스를 제공하기 위해 다양한 지역사회자원을 활용하는 것을 검토하고, 새로운 자원과 제도를 개발하는 것이 필요하다.

예를 들어, 방문의료의 경우 새로운 욕구의 변화를 발견하는 경우가 있는데 방문 휴먼서비스 제공자 단독으로 그 욕구를 처리하는 것보다는 어떠한 사회자원과 연결시키는 것이 좋은가를 판단하여 새로운 서비스의 이용과 연결시키는 것도 필요하다.

특히 이용자의 사회적 생활 측면을 지원하는 경우에는 지역사회자원의 활용이 필요하다. 사회와 접촉을 도모하는 원조를 행할 경우 구체적인 실체가 있어야 하며, 그 실체는 지역사회자원이라고 할 수 있다. 즉, 시설·기관, 직원, 프로그램 등으로 공식적·비공식적인 것 모두 포함한다. 기존의 사회자원만으로는 이용자의 욕구가 충족될 수 없는 경우가 있는데, 이 경우에는 지역사회자원의 개발이나 사회제도를 만들어 가는 자세가 필요하다(김준환·남미숙·구재관 외, 2013: 46–66).

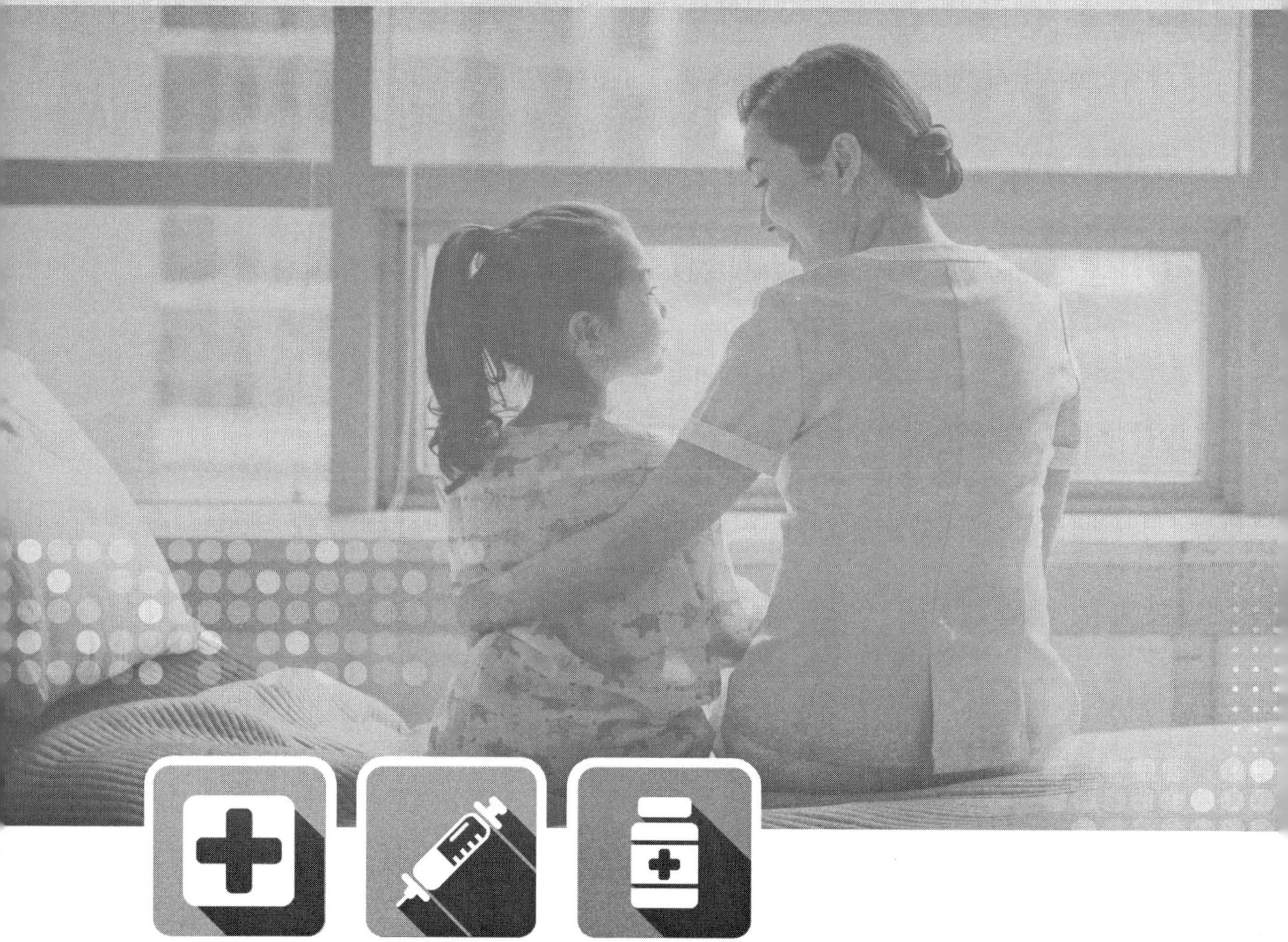

Medical human service management

Part 2
실천적 접근

6 CHAPTER 휴먼서비스 기술

휴먼서비스 기술이란 의료의 방법 즉, 구체적으로는 서비스의 문제를 해결하기 위해 지식과 이론의 습득을 통해 채득한 기능을 의도적으로 실제의 현장에 적용하는 원조의 수단으로서 휴먼서비스 실천을 말한다. 휴먼서비스 기술은 일상생활에 지장이 있어 서비스를 필요로 하는 사람에게 식사, 배설, 목욕, 이동 등의 구체적인 원조를 적합한 방법을 선택하여 기술을 어떻게 적용하는가를 다루고 있다.

휴먼서비스 기술의 기본은 안전과 안락이며 기술의 적용은 정확하고 능숙해야 한다는 것이다. 정확하고 안전한 기술은 고통을 완화시키고 안락을 가져올 수 있으며, 클라이언트에게도 좋은 결과를 가져온다. 휴먼서비스 기술을 정확히 적용하기 위해서는 정확한 방법과 기법을 알아야 하고 정확한 방법은 항상 안정을 배려한다는 것이다.

정확한 방법을 알고 있는 것과 능숙한 것은 별개의 문제이다. 능숙하게 행하기 위해서는 정확한 기술을 습득하여 그것을 반복하고 숙련해야 한다. 기술은 단순한 지식으로 끝나서는 안 되며 채득해야 하는 것으로 연습과 실습을 통해 학습효과를 높일 수 있다. 또한 휴먼서비스 직업에 종사하는 동안에도 늘 최선의 서비스 기술에 관한 지식을 배우고 기술 숙련에 노력해야 한다. 휴먼서비스 전문가가 갖추어야 할 기본적 능력은 다음과 같다.

① 휴먼서비스 기술을 실천하고 원조하는 데 있어 방침과 목표가 명확해야 하며 이에 필요한 지식을 충분히 갖고 있어야 한다.

② 휴먼서비스 기술이 평소의 자기연마와 서비스 경험에 의해 충분히 숙련되어 있어야 한다.
③ 이용자에 대한 충분한 다면적 이해가 필요하다.
④ 임기응변적으로 휴먼서비스 장면에 적응할 수 있는 능력이 있어야 한다.
⑤ 적절한 상황 파악과 종합적인 관찰을 할 수 있고 정확하고 유연한 판단과 결정을 할 수 있어야 한다.
⑥ 이용자와 관련한 타 직종과의 제휴와 협력을 원활히 할 수 있어야 한다.
⑦ 휴먼서비스 기술의 실시를 위한 욕구, 복지기구나 필요한 인원의 확보, 이에 어울리는 환경 조건이 정비되어야 한다.
⑧ 투철한 서비스관이 확립되어야 한다.
⑨ 세심한 배려를 갖고 있는 잠재능력과 가능성을 충분히 끌어 낼 수 있어야 한다.
⑩ 이용자가 갖고 있는 잠재능력과 가능성을 충분히 끌어 낼 수 있어야 한다. 이외에도 늘 창의적으로 생각하고 적극적인 휴먼서비스 실천에 노력해야 한다.

1. 기술의 특징

1) 휴먼서비스 기술의 과학성

다양한 기술을 갖고 다양한 상태에 있는 모든 사람에 대해 휴먼서비스 기술의 목적을 달성하기 위해서는 과학적 근거에 기초한 기술로서 보편화되지 않으면 안 된다. 경험으로 좋은 방법이라는 것을 안다 해도 과학적 근거가 없는 한 그것은 경험에 근거한 방법에 지나지 않는다.

휴먼서비스는 생활지원을 목표로 하며, 휴먼서비스 기술은 일상적인 기술을 대상으로 하기 때문에 과학적인 근거로 설명하기 어려운 점도 있다. 그렇다고 해도 지키기 위한 행위인 만큼 한 사람 한 사람의 대상에 대해 상대의 요구에 대응하여 안전한 기술을 제공해야만 한다. 따라서 각각의 휴먼서비스 기술은 과학으로서의 원리원칙에 근거하여 누가 휴먼서비스를 해도 어떤 대상이라 해도 동일한 휴먼서비스 기술이 보장되어야 한다.

2) 휴먼서비스의 일반성과 개별성

휴먼서비스 기술은 과학적 근거에 의한 일반원칙과 원리를 체계화한 것이다. 그것은 어떤 상태에 있는 사람에 대해 어떤 기술을 적용할 수 있는가를 보여 준다. 휴먼서비스 대상은 비슷하게 보여도 각각 다르며, 상태는 늘 변화하고 있다.

휴먼서비스 기술은 사람마다 다른 상태의 사람에게 적용되는 것으로 일반원칙을 개별적 대상에게 적절히 적용해야 한다. 이를 위해서는 개별의 상태를 정확히 판단 파악하여 문제해결을 위해 휴먼서비스 기술을 유효하게 적용하는 것이 중요하다. 즉, 그 사람의 그때의 상황에 맞는 기술이야말로 정확한 적용이라고 할 수 있다.

3) 휴먼서비스 기술의 기본가치

휴먼서비스에 종사하는 이는 휴먼서비스 실천에 있어 휴먼서비스에 관한 일정한 가치(철학)를 갖고 실천에 임해야 한다. 여기에는 인간관, 생명관, 신뢰관, 건강관, 가치관, 휴먼서비스관, 직업관 등이 포함된다.

휴먼서비스관은 인간의 생명, 인간의 행복을 어떻게 생각하는가에 대한 것으로 휴먼서비스 제공자 자신의 사고와 삶의 방식을 규정한다. 이는 휴먼서비스 실천의 바탕이 되는 것으로 확고한 휴먼서비스관의 기초는 휴먼서비스에 관한 일련의 지식과 기술의 습득이며 체득이다.

휴먼서비스 제공자는 '서비스가 필요한 이를 어떻게 받아들이고 이해해야 하는가? 어떻게 원조하면 장애가 있어도 인간답게 살 수 있을까?'를 늘 생각하면서 생활의 질을 향상시킬 수 있는 휴먼서비스 방법을 강구해 가는 자세가 필요하다.

휴먼서비스관의 구체적인 표현이 휴먼서비스 행위이며 휴먼서비스 의식이라고 할 수 있다. 휴먼서비스 행위를 하는 휴먼서비스 제공자가 꼭 갖추어야할 3가지 요소는 '지식, 기술, 태도'이다. 이 세 요소를 어떻게 학습하고 체득해 가는가에 따라 의료 실천의 질이 좌우된다. 휴먼서비스 기술은 물건을 대상으로 하는 기술과는 다르다. 기술의 적용대상이 인간이라는 것은 상태의 의지와 요구가 있음을 의미한다. 기술 적용의 최종목표는 상대가 원하는 생활지원을 제공하는 데 있음을 명확히 해야 한다.

상대의 존재를 무시한 기술적용은 그것이 정확한 방법과 숙련된 기술로 수행되었다고 해도 상대는 그것을 받아들이거나 만족하지 못한다. 상대를 인격 있는 존재로 존경하는 자세를 가질 때 비로소 휴먼서비스 기술이 상대에게 도움이 될 수 있다.

또한 휴먼서비스는 인간과 인간을 연결하는 기술에 의해 성립한다. 따라서, 대상자와 원조자의 상호 신뢰 있는 인간관계를 기초로 한 휴먼서비스 관계의 성립은 휴먼서비스 기술의 적용에 필수적인 요건이다. 커뮤니케이션의 기술은 휴먼서비스 기술의 기본이며, 커뮤니케이션은 기술적인 면도 중요하지만 기술의 바탕에는 휴먼서비스자의 인간성이 반영되어야 한다.

4) 휴먼서비스 기술의 3원칙

'자기 결정권의 존중, 계속성의 존중, 잔존능력의 활용' 이 세 가지가 휴먼서비스 기술 실천의 기본원칙이며, 의료 실천에 있어 잊어서는 안 되는 점이다. 어떤 경우라도 결코 어린애 취급을 해서는 안 되며 상태의 의지를 존중해야 한다.

① 자기 결정권의 존중은 어디서 어떻게 휴먼서비스를 받고 싶은가를 스스로 결정하도록 하는 것이다.

② 노쇠한 고령자는 다양한 변화에 대한 적응력이 저하되어 있기 때문에 갑자기 환경이 바뀌면 심신 모두가 부담이 되어 병이 악화되기도 한다. 휴먼서비스

가 필요하더라도 가능한 한 지금까지의 생활이 계속될 수 있도록 배려하는 것이 중요하다. 이것이 계속성의 존중이다.

③ 잔존능력을 적극적으로 활용하는 것이 매우 중요하다. '불쌍하기 때문에', '위험하기 때문에'라는 이유로 무엇이든지 다해 주고 상대에게는 아무것도 하지 못하게 하는 경우를 흔히 볼 수 있는데 이는 이용자 자신에게도 바람직한 것은 아니다. 주위의 도움이 필요해도 할 수 있는 것은 가능한 한 자신이 하도록 하고 무엇인가 역할을 갖도록 하는 것이 '나는 아직도 누군가에게 도움이 되고 있다'라는 자신감과 삶의 보람을 갖게 한다. 휴먼서비스는 모든 것을 다해 주는 것이 아니라 본인의 자립을 돕는 것이라는 점을 명심해야 한다.

2. 의사소통의 이해와 방법

의사소통은 모든 대인관계의 출발점으로서 모든 대인적 서비스의 기본적인 원조기술이라고 할 수 있다. 따라서 직접적인 서비스를 제공해야 하는 휴먼서비스 실천의 대상과 유형에 따라 적합한 의사소통 기술을 습득하고 적용해야 할 필요가 있다. 왜냐하면 의사소통은 구체적인 원조의 기초가 되는 대인관계 구축의 주된 도구이기 때문이다.

또한 의사소통은 인격을 존중하고 상호 간 이해를 돕고 신뢰관계를 만드는 데 있어 중요한 의미를 가지며 휴먼서비스 행위를 원활하게 수행하기 위해서나 이용자의 건강상태를 확인하는 데 있어서도 매우 중요하기 때문이다. 의사소통에는 언어에 의해 감정과 의지를 전하는 언어적 의사소통과 얼굴의 표정, 시선, 자세, 동작 등에 의해 서로를 이해하는 비언어적 의사소통으로 구별할 수 있다. 특히 장애를 가진 노인이나 장애인의 휴먼서비스에는 비언어적 의사소통의 역할이 중요하다.

1) 의사소통의 의의

우리는 일상생활을 영위함에 있어서 다양하고 많은 사람들과 인간관계를 맺기도 하고 때로는 어떠한 이유로 끊기도 한다. 하루하루를 즐겁고 건강하게 보내기 위해서는 사람들과 관계를 잘 유지시켜 나가는 것이 중요하며, 이를 위해 중요한 요소로 작용하는 것이 의사소통이다.

의사소통 즉, 'communication'이란 용어는 '공통적으로 나누어 갖는다'는 뜻의 라틴어 'communus'에서 유래되었다. 의사소통이란 일반적으로 대인 의사소통을 의미하며, 두 사람 이상의 관계에서 일어나는 의미의 공유 내지는 전달과정이다.

의사소통에는 언어에 의한 언어적 의사소통과 몸짓, 동작, 표정, 느낌 등 비언어적 의사소통이 있으며, 전달하는 사람과 받는 사람이 함께 공동행위를 해야만 성립될 수 있다. 즉, 전달자의 내용에 따라 전달받는 자가 반응을 하면서 상호 진행시켜 나가는 것이란 말이다.

휴먼서비스에 있어서도 쌍방 간에 의식적으로 의사소통을 잘 활용함에 따라 서로가 의도하는 것이나 정서적 교류 등이 가능하게 되며, 그 결과 서비스 제공자와 이용자 간에 원만한 관계가 이루어진다. 또한 의사소통에 있어서도 태도가 중요한데, 상대방에게 적극적으로 관심을 가지고 수용적인 태도로서 대하는 것이 기본이다. 상대방이 안고 있는 문제나 현재의 기분, 장애정도나 상태, 생활의 어려움 등 상대방의 입장이 되어 생각하는 것도 중요하다.

완전하게 상대방의 입장이 된다는 것은 불가능하지만 적어도 이와 같은 태도로서 대하는 것이 상대방과의 신뢰관계를 형성하는 데 밑거름이 될 수 있다. 아울러 휴먼서비스자라는 전문 직업인으로서 가치관이나 감정도 의사소통에 있어서 매우 중요하다.

휴먼서비스 제공자 개개인의 감정이나 가치관이 있겠지만 본인의 가치관이나 주관적인 생각을 우선으로 할 것이 아니라 휴먼서비스 직업인으로서의 가치관을 우선으로 하여 이용자의 주체성과 자기존중을 중요한 과제로 삼아야 할 것이다.

이를 위해서는 상대방의 말을 신중하게 듣고 충분하게 대화를 나눌 수 있는 환경과 마음가짐이 중요하다.

2) 의사소통의 유형

의사소통은 언어적 혹은 비언어적 상징을 통한 '상호교류 과정'이다. 언어적 의사소통은 누구나 알아듣고 알아볼 수 있도록 사전에 약속된 음성이나 문자, 기호를 사용한 의사소통으로 공식적 의사소통이라고 한다. 반면에 비언어적 의사소통은 어휘를 사용하지 않는 육체언어, 표정, 제스처 등과 같이 사전에 사람들 사이에 약속된 공식 전달수단이 아니므로 비공식적 의사소통이라고 한다.

언어적 의사소통이라고 하는 것은 말을 사용해서 전달하는 방법으로, 연령이나 사고방식, 경험, 가치관의 차이 등으로 받아들이는 방식이 다를 수 있으며 오해가 발생할 수 있기 때문에, 상대에 의해서 언어가 의사소통의 도구가 되기 위해서는 언어가 가진 의미를 공유할 필요가 있다. 이때 말의 의미를 이야기하는 것이 대단히 중요하다. 또한 언어적 의사소통에는 문자로 전달하는 방법도 있다.

비언어적 의사소통은 말 이외의 방법을 사용해서 표현하는 방법으로, 음성의 크기, 속도, 말의 상태, 표정, 태도, 눈 움직임, 몸짓, 손짓 거리 등에 의해서 나타나게 된다. 이러한 방법은 무의식적으로 사용하는 경우가 많지만 말보다도 강한 표현이 될 수 있는 경우가 있으므로 주의할 필요가 있다(한국의료복지협회, 2001: 45-45).

언어적 메시지와 비언어적 메시지의 내용이 불일치할 때, 우리는 대체로 비언어적 메시지의 내용을 더 신뢰한다. 그러므로 언어적 의사소통에 비하여 비언어적 의사소통은 불분명하고 모호한 경우가 많지만, 비언어적 메시지는 언어적 메시지보다 더 강력한 의사소통 양식이 될 수도 있다.

특히 정신적으로나 신체적으로 불편하여 자신의 감정이나 생각들을 이성적인 언어로 표현하기에 어려움이 있는 정신·지적장애인이나 언어적 표현력이 부족한 어린이, 노인들과의 의사소통은 비언어적 메시지에 대한 세심한 주의와 관찰을 필요로 한다.

대인적 서비스를 제공하는 직업군들의 경우, 클라이언트의 개인적 특성과 상황에 따라 의사소통 매체의 장·단점과 효율성을 고려하여 적절한 의사소통을 유도하여야 한다. 예를 들어 고립과 소외감이 큰 노인들에게는 친밀감을 보이는 접촉언어의 사용을 통하여 사랑과 관심의 메시지를 적극적으로 보낼 필요가 있다.

한편, 그들의 욕구를 파악하기 위하여 다양한 신체언어의 상징성을 잘 분석하고, 그들이 사용하는 언어적 표현과 어휘가 시사하는 숨은 뜻을 찾아내어야 할 것이다.

3) 의사소통의 기본원칙

효율적인 의사소통을 위하여 일반적으로 준수해야 할 기본원칙으로는 명료성, 일관성, 적기적시성, 분포성, 적량성, 적응성과 통일성, 관심과 수용의 일곱 가지를 들 수 있다(황진우, 1997: 106–107). 또한 풀머(Fulmer)는 명료성(clarity), 완전성(completeness), 간결성(conciseness), 구체성(conciseness), 정확성(concreteness)을 강조하였다(이성록, 1966: 358–360).

이에 휴먼서비스 대상자들과의 의사소통 시에 준수해야 할 기본원칙으로 명료성, 간결성, 구체성, 정확성과 적기적시성, 관심과 수용에 대해 설명하고자 한다.

(1) 명료성

전달내용은 쉽고 정확하게 이해할 수 있도록 간결한 문장과 평이한 용어를 사용해야 한다. 한 번에 하나의 의견이나 느낌이 제공되는 것이 좋으며, 메시지의 내용은 체계적으로 정리될 필요가 있다. 특히 노인들의 경우, 노인들의 지적 수준과 경험에 적절한 어휘를 선택하여 단순화시킨 구조로 표현해야 한다.

(2) 간결성

메시지는 그 전달내용이 간결해야 한다. 즉, 메시지의 효과를 높이기 위하여 메시지의 길이와 시간의 제한이 요구된다. 양이 너무 많거나 복잡하면 수신자로 하여금 지루하고 혼란스럽게 하여 전달 효과가 떨어지며, 양이 너무 적어도 수신자는 메시지의 중요성을 간과하게 된다. 노인들의 경우 문장 자체는 간결하되 명령적이지 않도록 배려해야 할 것이다.

(3) 구체성

추상적이거나 막연한 메시지는 오해와 왜곡의 위험이 있으므로 의사소통은 구체적이고 실질적인 표적을 갖고 있어야 한다. 따라서 송신자는 육하(5W1H) 원칙에 따라 메시지의 내용을 적절히 적용하여 구체적인 내용의 메시지를 보내야 한다.

노인들에게 언제 그런 일이 있었느냐는 질문보다는 '오늘은 ㅇㅇ날인데 어제였는지, 그제였는지, 아니면 더 오래 전이었습니까?'라는 식으로 구체적으로 질문하는 것이 좋다. 한편 방법이나 이유 등을 질문할 때에도 완전 개방형의 질문보다는 반개방형으로 선택형의 질문을 하는 것이 더 구체적인 내용으로 전달된다.

(4) 정확성과 적기적시성

전달되는 내용은 정확한 정보일 뿐만 아니라, 일관성 있는 정보로서 필요한 때에 전달되도록 해야 한다.

(5) 관심과 수용

의사소통은 수신자의 관심과 그것을 받아들일 수 있는 능력과 자세의 가능성이 있을 때에 비로소 능률적으로 이루어질 수 있다. 노인 수신자의 경우, 그들의 관심과 수용의지에 따라 의사소통의 효율성은 많은 영향을 받으므로, 의사소통의 내용에 따라 그들의 관심도를 높이고 수용의지를 향상시키고자 하는 각별한 노력이 요구된다.

노인들이 극단적인 불평이나 좌절의 표현, 혹은 거부적 태도를 보일 때, 그들은 자신이 그 정도로 힘이 든다는 것을 반향적으로 나타내는 것이므로 온정과 이해로 관심을 보이고 동조해 줌으로써 그들의 불편함을 수용하는 것이 기본적 태도일 것이다.

4) 효율적 원조관계를 촉진하는 의사소통의 원칙

의사소통은 인격을 존중하고 상호 간 이해를 돕고 신뢰관계를 만드는 데 있어 중요한 의미를 갖는다. 의사소통은 휴먼서비스 원조활동의 기본으로 휴먼서비스의 질을 크게 좌우한다. 더구나 휴먼서비스 행위를 원활하게 수행하기 위해서나 이용자의 건강상태를 확인하는 데 있어서 매우 중요하다.

(1) 공감과 이해

공감이라는 말은 상대방의 입장에서 감정을 공유하는 것으로, 이용자의 문제를 자신의 입장에서가 아닌 이용자의 입장에서 생각하고 느끼는 것을 말한다. 공감을 위해서는 먼저 이용자의 호소를 잘 들어야 하며 공감적 반응으로 가볍게 맞장구를 치거나 부드러운 눈길과 미소를 짓는 등 의도적인 반응을 하는 것도 필요하다.

(2) 수용

이용자의 기본을 있는 그대로 무조건 인정하는 것이 수용이다. 예를 들면 이용자의 호소가 자신의 가치관과 다르다고 해도 그것을 자신의 사로고 판단해서는 안 되며 있는 그대로 받아들여야 한다. 즉, 이용자의 외로움, 고통, 슬픔, 기쁨, 기대, 소망 등 모든 심정을 그대로 받아들이려고 노력해야 한다.

이용자가 수용되었다고 느낄 수 있는 태도를 갖는 것이 매우 중요하며 구체적인 수용적 자세는 다음과 같다.

① 자세

부드러운 표정, 여유 있는 동작, 이용자와 같은 페이스, 경청, 말이 막혔을 경우 그 감정을 이해하면서 여유 있게 기다리는 자세를 취한다.

② 시선

정면으로 얼굴을 계속 직시하게 되면 심리적으로 긴장하게 만들고 시선을 다른 방향으로 하면 자신에게 관심이 없고 무시하는 것으로 느낀다. 정면에 위치한 경우는 시선을 약간 아래로 향하고 때때로 표정을 확인하도록 한다. 상대의 불안이 강한 경우는 옆으로 앉아 시선을 자신의 전방과 이용자의 중간에 두면 개선되는 경우가 많다.

③ 상대의 의지와 감정의 확인, 반복

끝까지 듣고 대답하며 이용자의 의지와 감정을 반복하여 확인함으로써 이용자로 하여금 상대가 자신의 말을 진지하게 듣고 바르게 이해한다고 느끼게 해야 한다. 상대는 안심하게 되고 신뢰가 생겨 보다 열심히 말하게 되고 스스로 문제를 해결하려고 한다.

(3) 신중한 표현

말 한 마디로 관계가 좋아지거나 나빠질 수 있다. 적극적으로 사용해야 할 말은 '감사합니다', '고맙습니다', '죄송합니다' 등이다. 이러한 말에는 늘 감사의 마음과 스스로의 삶을 돌아보는 겸허함이 있다. 하지 말아야 하는 말에는 '기다리세요', '지금은 바빠요', '또 잊어먹었어요?', '빨리하세요', '같은 말을 몇 번이나 하나요?' 등으로 이용자를 불안하게 하거나 무시하고 재촉하는 표현은 자제해야 한다.

(4) 자존심의 유지

상대의 자존심을 상하게 하는 말은 특히 피해야 한다. 또한 상대의 인격을 부정하거나 가치 없는 인간이라는 느낌을 주는 말이나 태도도 삼가야 한다. 상대와 빨리 가까워지기 위해서는 마음을 열고 상호 신뢰할 수 있는 말과 행동이 필요하다.

(5) 충분한 시간적 여유

노인이나 장애가 있는 사람은 간단하게, 그리고 천천히 말을 해야 한다. 특히 노인은 동작이 느린 편이기 때문에 짧은 시간 안에 생각하고 대답하는 데 어려움을 느낄 수 있으므로 충분한 시간을 주어야 한다.

(6) 비밀보장

이용자가 말한 개인의 생활사, 가족 간의 문제, 개인적인 환경 등은 결코 타인에게 말하지 않는다. 이 원칙을 엄수하는 것에 의해 상호 간에 신뢰가 생기기 때문에 반드시 비밀을 지켜야 하는 것을 명심해야 한다.

(7) 책임 있는 표현

물어본 것에 대해 애매한 것은 무리하게 답변하지 말고 알아본 후 연락한다. 관계가 계속되면 서로 익숙해지긴 하지만 이용자와 서비스 제공자와의 신뢰관계는 늘 자세를 정확히 하고 자신이 말한 것에 책임을 질 때 인간으로서의 관계가 성립되는 것이다.

(8) 의사소통이 어려운 경우

청력과 시력이 저하되거나 언어장애가 있는 경우 혹은 판단력이나 이해력이 저하된 경우에 휴먼서비스 제공자가 일방적으로 행동하기 쉽다. 이 경우는 장애의 정도를 정확히 알 필요가 있으며, 남은 기능은 무엇인지, 그 활용법을 생각하여 의사소통을 하도록 해야 한다. 말 이외에 머리, 손, 눈, 신체 전체를 사용할 수 있으며 무엇보다도 상대의 속도에 맞추어 인내 있게 대처하는 것이 매우 중요하다.

5) 의사소통의 기법

(1) 의사소통의 태도

의사소통에 있어서 휴먼서비스 제공자의 태도로서는 지지적 태도와 공감적 태도가 바람직하다. 이와 같은 태도가 상대방이 말하고 싶은 내용을 자연스럽게 말할 수 있는 분위기를 만들어 내기 때문이다.

(2) 경청과 수용

원만한 의사소통을 위해서는 공감적 태도가 중요하다는 것은 말할 필요가 없지만 공감하기 위해서는 먼저 상대방의 말에 귀를 기울일 필요가 있다. 물론, 경청을 잘해도 수용할 수 없는 내용이 많지만 수용할 수 없는 자신을 의식하면서 경청을 계속하는 것이 공감으로 연결되는 과정이 된다.

(3) 질문

질문은 질문방법에 따라 상대방으로부터 대답내용이 달라진다. 상대방이 자기의 의사나 감정을 충분히 표현할 수 있도록 하는 개방형 질문과 짧은 단답형의 폐쇄형 질문이 있다. 상대방의 의사소통 능력을 판단한 다음 구분하여 질문하면 좋다.

3. 관찰과 기록의 방법

관찰이란 이용자의 건강상태와 장애를 객관적으로 파악하는 것으로 가장 기본적이며 중요한 휴먼서비스 기술이라 할 수 있다. 이러한 관찰은 직관적 관찰법과 체계적 관찰법으로 구분할 수 있는데 직관적 관찰은 얼굴이나 신체에 나타나는 증상을 직감적으로 느끼는 것이고, 체계적 관찰은 기본적 욕구를 확인하며 진행되는 것을 말한다. 두 방법이 상호 관련이 잘 이루어졌을 때, 보다 좋은 관찰이 이루어졌다고 할 수 있다.

1) 관찰의 방법

(1) 언어에 의한 관찰

이용자가 평소와 다름을 느꼈을 때는 일방적으로 관찰만 하지 말고 물어보며 상태를 확인할 필요가 있다. 이용자가 자연스럽게 대답할 수 있도록 질문으로 상황설명을 유도하고 구체적으로 이용자의 상태를 정확하게 파악하도록 한다. 그러나 이용자가 자신의 생각을 정확하게 표현할 수 없는 경우도 있다.

언어장애나 그 외의 이유로 자신의 감정을 표현하지 못한다면 이용자의 감정을 표현할 수 있도록 유도하는 것이 휴먼서비스 제공자의 능력이라 할 수 있다.

(2) 감각에 의한 관찰

얼굴색이 나쁘다거나, 숨 쉬는 것이 거치고, 피부가 거칠어진 것 등의 신체적 변화는 눈으로 금방 알 수 있다. 그러나 눈으로 알 수 없는 변화는 그냥 지나쳐 버리기 쉽다. 지나쳐 버리기 쉬운 가벼운 변화가 중대한 의미를 가질 때가 있는데 이러한 변화에 민감하게 반응하기 위해서는 많은 지식과 풍부한 경험을 쌓는 것이 휴먼서비스 제공자의 필수 조건이라 하겠다.

(3) 관찰의 유의점

대상자를 있는 그대로 관찰하며 선입견이나 편견을 갖고 보지 않아야 한다. 분명히 말로 표현은 안 해도 염려되는 점이 있다면 그냥 지나치지 말고 이용자나 가족에게 직접 물어보고 확인해야 한다. 또한 염려되는 것에 대해 의사나 간호사 등과 함께 상태를 알리고 상의한다.

2) 관찰의 내용

(1) 일상생활의 리듬

노인의 경우를 보면 그동안 살아온 생활 속에서 확실하게 몸에 밴 자신의 생활방식을 갖고 있다. 다소 이치에 어긋나거나 건강상의 문제가 될 수 있는 것도 그동안의 경험에서 괜찮다고 하는 완고한 생각을 갖고 있는 경우가 많다.

따라서 이러한 기분을 이해하고 노인의 일상생활을 그대로 관찰해야 한다. 특히 중요한 점은 휴먼서비스 제공자의 가치관에 의해 좋고 나쁨을 평가해서는 안 된다는 점이다.

(2) 생활습관

생활습관은 어려서부터 몸에 밴 것이므로 인간의 이러한 습관이 유지될 수 없을 때에는 고통을 느낀다. 일반적으로 인간의 공통적인 습관이 있다면 그 사람의 독특한 습관도 있는데, 노인의 경우는 하루아침에 이러한 습관을 고치기가 어렵다. 따라서, 건강한 생활에서 이러한 습관이 어떠한 의미를 갖는지 파악한다.

(3) 건강이란 관점에서의 전체상

전체상의 파악은 신체, 정신, 생활, 환경 등의 면을 종합적으로 보는 것이다. 이때 주의해야 할 점은 노화에 의한 노인 특유의 변화를 건강하지 않다고 보는 점이다. 즉, 난청이나 시력의 저하, 활력의 저하, 이해력의 저하 등은 정도의 차가 있어도 노인 특유의 변화이다. 따라서 노인의 전체상을 건강이란 내용에서 보아야 한다. 전체상을 파악하기 위한 내용은 다음과 같다.

① 피부상태와 표정

피부는 노화에 의해 피하지방이 위축되고, 이로 인해서 피부 전체가 얇아지고 탄력성을 잃는다. 또한 피부의 긴장이 없어져 주름이 나타나며 동시에 혈액 순환이 나빠지고 피지선의 움직임도 저하되어 피부 전체의 색이 나쁘고 힘이 없어진다. 이는 노화의 기본적 특성으로 이해될 수 있으나 피부의 색이 특별히 검거나 붉지 않은가라는 점을 관찰해야 한다. 또한 주름 없이 부어 보이는 경우도 주의해야 한다.

건강한 노인은 얼굴표정에 생기가 있으며 동작이 다소 둔해도 전체적으로 활기가 있다.

② 몸차림과 시선

의욕이 저하되어 건강하지 못한 상태가 되면 몸치장도 깔끔하지 못하게 된다. 장 없이 너무 단정한 옷차림을 하고 있는 노인은 대체적으로 건강하다고 볼 수 없다. 또한 건강한 노인은 시선이 분명하다. 무엇인가 말을 할 때에 시선을 마주치지 못하거나 눈길이 공허할 경우는 주의해야 한다.

3) 매일의 관찰 포인트

매일 아침 무엇을 어떤 순서로 관찰할 것인가를 스스로 결정해 두면 보다 정확한 관찰을 할 수 있다.

(1) 전날의 수면 상태

숙면하고 깨어난 표정은 밝다. 표정이 밝지 못하고 불면 상태가 계속될 경우 대책을 강구해야 한다. 수면을 방해하는 요인이 무엇인지 발견해야 하는데 수면환경인 침구, 잠옷, 온도, 소음 등과 심신의 조건으로서 통증, 심리적 스트레스, 심신의 피로 및 야간의 배뇨 빈도 등을 구체적으로 살펴보아야 한다. 불면은 견디기 어려운 고통으로 휴먼서비스 제공자는 불면의 요인을 파악하여 대상자가 편안한 수면을 취할 수 있도록 조치를 취해 주는 것이 중요하다.

(2) 식욕과 식사 섭취량

식욕 감퇴와 과식에 대한 평가와 음식물을 삼킬 수 있는가 여부 그리고 평소 음식물에 대한 선호에 변화가 없는지 등을 살펴본다. 요의를 아는가에 대한 파악과 일회의 요의 횟수 및 양, 상태 등과 함께 변의를 아는지에 대한 파악과 일회의 변의 횟수 및 양, 상태 등을 점검해야 한다. 식사와 배설은 밀접한 관계가 있으며 소화기능의 저하는 설사나 변비의 원인이 되기 쉽고 수분부족은 탈수증을 일으키는 원인이 될 수 있다.

(3) 체온, 맥박, 호흡, 혈압의 변화

목욕과 머리 감는 횟수 및 방법 등의 전신 피부의 청결 상태와 평사시와 다른 자세나 움직임은 없는지 혹은 이미 부자유한 경우는 정도가 심해지고 있지는 않는지 등 동작의 부자유함을 세밀하게 살펴보아야 한다.

4. 기록과 보고

1) 기록의 의의와 역할

기록이라는 것은 사람들에게 전달하기 위해 어떠한 사실이나 중요한 사항을 작성하고 기입하는 것이며, 이를 문서화한 경우를 말한다. 휴먼서비스 기록의 경우 휴먼서비스 제공자 실천을 행하면서 얻게 되는 다양한 정보를 문서로 남김으로서 계획적인 휴먼서비스를 의식적으로 전개해 나갈 수 있다. 또한 휴먼서비스의 질을 향상시킬 수 있는 수단이 될 수 있고 나아가 어떠한 문제가 발생했을 경우 휴먼서비스 제공자는 책임소재를 명확하게 할 수 있다(조주용·이채식, 2005: 111-117).

따라서 기록은 휴먼서비스의 전문성을 높이고 기록의 정리, 서비스의 계속성, 타 직종의 전문가와 연계에 도움이 된다. 휴먼서비스 기록의 종류는 대상자의 업무일지, 휴먼서비스 제공자 업무일지, 휴먼서비스 과정 기록지 등이 있으며 어떠한 경우에 있어서든 비밀의 의무가 동반되어야 한다. 기록의 역할은 다음과 같이 설명할 수 있다.

(1) 정보의 공유

한 사람의 대상자에 대해 복수의 휴먼서비스 제공자가 서비스를 제공하는 경우가 많으며 이때에 모두가 서로 다른 휴먼서비스를 제공해서는 아무런 의미가 없다. 휴먼서비스 목표에 따라 통일된 휴먼서비스 계획을 시행하기 위해서는 정보의 공유가 매우 중요하다.

재가 휴먼서비스의 경우에도 하루하루 다른 휴먼서비스 제공자가 지원될 수도 있고, 이외에 간호사나 물리치료사, 작업치료사 등이 지원되는 경우도 있다. 이때에 자기의 업무뿐만 아니라 타 직종 전문가의 업무내용을 이해할 필요가 있고, 다른 휴먼서비스 지원자들에게 어떤 서비스들이 제공되었는지를 파악한 다음 행하는 것이 바람직하다.

휴먼서비스에 필요한 정보는 보다 구체적이고 정확하게 다음의 휴먼서비스 제공자에게 전달되어야 하고 특히 가족의 반응이나 본인의 상태 등은 반드시 교대하는 다음의 휴먼서비스 제공자에게 정확하게 전달되어야 한다.

그러나 이러한 정보를 구두로만 전달하는 것은 피해야 하며, 사람의 기억에는 한계가 있기 때문에 잊어버릴 수 있는 휴먼서비스에 필요한 정보들이 단순한 흥밋거리로 제공될 수 있다. 따라서 정보의 결여를 방지하고 정확한 서비스를 제공하기 위해서는 기록으로 남기는 것이 좋으며 이러한 정보는 휴먼서비스 제공자에 한해서만 공유되어야 한다.

(2) 휴먼서비스 제공자의 휴먼서비스 기술 점검과 전문성 향상

대상자에 대한 휴먼서비스 서비스를 제공하기 위해서는 대상자의 휴먼서비스 계획에 따라 휴먼서비스 서비스를 제공하게 된다. 하지만 대상자의 상태에 큰 변화가 없고 매일 동일한 내용의 서비스를 반복적으로 행하게 된다면 휴먼서비스 기술에 익숙하게 되면서 안일하게 행동하기 쉽다. 이때에 자기가 작성한 휴먼서비스 기록을 한번 점검해 볼 필요가 있다. 대상자의 불만이나 희망사항을 무심코 지나치고 있지는 않은지, 또한 자기가 행한 휴먼서비스가 절절했는지 등 한번 돌아볼 필요가 있다. 기록내용을 토대로 대상자에 대한 서비스를 다시 한 번 점검하고 관찰하면서 자신의 휴먼서비스 기술을 높여 나갈 수 있다.

(3) 팀워크 구성으로 인한 기록의 필요성

휴먼서비스 서비스 대상자의 경우 대부분 어떠한 장애나 질병을 갖고 있기 때문에 대상자에 대한 지원은 휴먼서비스 제공자뿐만이 아니라 물리치료사, 간호사 등 다양한 인적자원을 이용한 팀워크로 행해지고 있다.

이와 같이 팀워크로 일을 하기 위해서는 휴먼서비스 제공자가 작성하는 휴먼서비스 업무일지는 다른 구성원들에 있어서 매우 중요한 역할을 하게 된다. 예를 들어 의사의 경우에도 휴먼서비스 제공자의 업무일지를 통하여 대상자의 의식이나 몸상태, 가족관계, 일상생활의 모습, 취미 등을 파악하여 단순히 질병상태를 체크할 뿐만 아니라 한 사람의 인간으로서 그 사람의 생활상태를 파악할 수가 있다.

이는 의사와 대상자와의 관계에 긍정적인 영향을 미치게 되고 진료활동을 원활하게 함으로써 대상자의 건강을 회복시키는 데 도움이 되고 휴먼서비스 제공자와의 관계에 있어서도 신뢰감을 높일 수 있다.

또한 사례회의나 사례연구에 있어서도 휴먼서비스 제공자의 기록은 많은 참고가 된다. 휴먼서비스 제공자는 대상자의 일상생활에 직접적으로 관여하면서 휴먼서비스 서비스를 제공하기 때문에 대상자의 상태나 상황을 누구보다도 더 구체적으로 알고 있다. 따라서 휴먼서비스 제공자가 작성하는 대상자에 대한 다양한 측면의 기록은 대상자에 대한 많은 정보를 얻을 수 있기 때문에 대상자의 생활전반을 파악하고 이해하는 데 많은 도움이 된다. 이러한 기록을 통해 대상자의 욕구가 명확해지고 휴먼서비스 계획에 따른 실천서비스가 구체화된다.

(4) 사회적 책임의 명확성

어떠한 분야나 직종에서 일을 하든 그곳에서 행한 행동과 실천 그리고 실적들을 기록물로서 남긴다는 것은 기본적인 책임과 책무라고 말할 수 있다. 휴먼서비스 제공자로서 일을 한다는 것은 가족이나 지인, 친구 등에 대해 단순히 도움을 주는 행위와는 다르다. 소속된 기관의 성격에 따라 사회적인 위치가 다르고 책임의 소재에 차이는 있지만 개인적으로 도움을 주는 행위가 아니라면 자신의 행위를 기록으로 남기고 이것을 제3자가 업무로서 평가하게 된다.

한편 재가보호 대상자에 대한 휴먼서비스 제공자의 일은 가사지원 등 일상생활적인 지원업무로서 겉보기에는 누구나 할 수 있는 단순한 일로 보인다. 또한 현실적으로 대상자에 대한 휴먼서비스는 가족들이 행하는 경우가 많기 때문에 휴먼서비스 제공자로서 전문성을 인정받기는 어려워 보이기도 한다.

이와 같은 상황에서 휴먼서비스 제공자로서 행한 지원업무나 생각 등을 구체적이고 정확하게 기록해 두지 않는다면 제아무리 심혈을 기울이고 사랑을 베풀고 기술을 터득한다고 해도 제3자가 평가하기에는 좋은 결과를 얻을 수 없다. 사회적인 책임을 다하고 있다는 증거로서 또한 실천을 행하고 있다는 확인으로서 기록은 중요하다고 볼 수 있다.

2) 기록의 원칙

기록은 관찰한 것, 알게 된 것, 생각한 것, 실시한 것 그리고 그 결과를 쓴다는 것이고 휴먼서비스 과정에 따라 기록하면 알기 쉽고 빠뜨리지 않고 기록할 수 있다.

(1) 문장연습과 알기 쉽게 쓸 것

문장연습을 많이 하여 쓰는 것이 습관화되어야 한다. 문장연습을 많이 하게 되면 문장의 포인트나 순서 등을 쉽게 터득할 수 있고, 쓰는 속도가 빨라지게 된다. 간단한 메모라도 작성하는 습관을 길러 글을 쓰는 데 익숙하게 되어야만 기록을 잘할 수 있게 된다.

누가 읽어도 간결하고 알기 쉽도록 하기 위해서는 객관적이고 구체적이 내용이 되어야 한다. 이를 위한 방법으로서 핵심내용을 잘 파악하고 불필요한 어미나 사족을 가능한 생략하고 짧은 문장으로 작성하는 것이 좋다. 주관적이 내용이나 객관적인 내용을 구분하여 쓰고 그림이나 도표 등을 활용하는 것이 좋다.

(2) 다른 사람이 작성한 기록을 많이 읽고, 당일에 기록할 것

소설이나 에세이를 쓰는 것은 아니지만 표현력을 배양하기 위해서는 많은 문장을 읽는 것이 중요하다. 이를 위해서는 휴먼서비스와 관련된 전문학회지나 다른 사람이 작성한 기록을 모방하는 것도 좋다.

기록은 휴먼서비스를 지원한 당일에 쓰는 것이 좋은데 인간의 기억은 한계가 있기 때문에 시간이 지날수록 기억이 흐려지거나 잊어버리는 경향이 있기 때문이다. 매일 기록하는 습관을 들이고 기록하는 시간이 충분하지 못하다면 요점만 기록하여 잊어버리지 않는 것이 중요하다.

(3) 간결하고 평의하게 작성할 것

문장은 길지 않고 주어가 확실하면서 간결해야 한다. 누가 행한 행위인지, 누구의 의견인지 명확하지 않으면 오해가 발생할 수 있다. 구어체로 기록하는 경우 대화내용의 그대로를 쓰는 것이 좋다.

또한 문장은 알기 쉽고 쉬운 단어를 사용하는 것이 좋다. 의사, 간호사 등 다른 전문직종 사람들과 함께 일하기 때문에 굳이 어려운 단어를 선택하여 쓰는 사람들도 많이 있으나 이는 바람직하지 못하다. 기록사항은 전문직종의 전문가들만 읽는 것이 아니라 자원봉사자, 가족 등도 읽기 때문에 가급적 누구나 알기 쉽게 파악하기 쉬운 내용이 되어야 한다.

(4) 정확하고 객관적인 표현을 쓸 것

사실을 정확하게 객관적으로 기술하는 것은 매우 어려운 일이다. 대상자를 세심하게 관찰하고 체계적인 휴먼서비스를 하지 않으면 기록이 정확하지 않고 애매한 기록이 되기 쉽다. 예를 들어 예측하는 등의 표현이 많은 기록을 문장으로 남기면 휴먼서비스의 내용을 다시 한 번 생각해 봐야 할 것이다. 만약 기록 상황이 확실하게 생각나지 않고 판단이 서지 않는다면 그 사실을 있는 그대로 쓰는 것도 좋다.

(5) 기록의 비밀유지

기록은 대상자에 대해 질 높은 서비스를 제공하기 위한 필수불가결한 것이다. 그러나 기록으로 남긴다는 것은 대상자나 가족의 사생활이 표현되고 많은 사람들의 눈에 들어가게 된다. 따라서 사생활 보호 측면의 의미에서 기록에 대한 취급은 신중하게 이루어져야 한다.

이를 위해서는 대상자나 가족에 관한 정보를 어디까지 기술할 것인지의 판단이 중요하고 써야 할지 쓰지 말아야 할지 판단이 잘 서지 않는다면 케이스 회의를 통하여 판단하는 것이 좋다. 사생활에 관한 구체적인 내용을 쓴다고 하더라도 업무상 알게 된 내용이기 때문에 기록물을 업무 이외에 사용해서는 안 된다.

휴먼서비스 제공자는 기록물이 업무와 관련 없는 사람들의 손에 들어가서는 안 되며, 책상 위에 방치해도 안 된다. 보관이나 취급에 신중을 기하는 것이 중요하며 사생활을 지켜 준다는 책임감도 있어야 한다.

3) 보고의 필요성

보고는 휴먼서비스 제공자가 업무상 알게 된 정보나 휴먼서비스 행위 시 실천 내용과 결과사항 등을 직장의 동료나 상사, 타 영역 관련 전문가에게 전하는 것을 말한다. 따라서 휴먼서비스에 있어서 보고라는 것은 업무 달성상에 필요한 정보나 임무의 수행상황, 업무상 알게 된 정보 등이다. 보고는 내용의 중대함이나 유형에 따라 구두나 기록으로 행하게 된다.

보고의 목적은 정보를 전달하는 것이지만 휴먼서비스에 있어서의 보고 목적은 필요한 정보를 정확하게 전달함으로써 계속적인 휴먼서비스를 행하는 데 있다. 보고 시 유의점은 다음과 같다.

(1) 내용 정리

정확하게 구체적으로 보고해야 하며, 필요한 정보를 올바르게 보고하고 의사를 교환한다. 특히 '누가', '무엇을 위해', '무엇에 대해', '언제', '어디서', '어떻게'라는 육하원칙에 의한 보고가 필요하다.

(2) 보고상대 확인

보고하는 상대가 적절한지, 주지시켜야 할 내용이 맞는지, 정확한 내용인지, 불필요한 내용이거나 부적절한 내용인지 등이 확인되어야 한다.

(3) 적절한 시기와 수단

보고하는 시기를 잘 판단하고 빠르지 않는지, 늦지는 않았는지 등 타이밍을 잘 맞추어서 간결하고 알기 쉬운 언어를 사용해 보고하는 방법을 터득해야 한다. 필요시에는 반복해서 보고하는 것도 좋다.

(4) 보고내용의 확인

보고한 내용이 상대방에게 정확하게 전달되었는지 또는 상대가 이해하고 있는지 확인하는 것이 좋다. 구두로 보고를 받는 사람은 복창이나 복명의 방법으로 보고된 내용을 확인해야 한다(김준환·남미숙·구재관 외, 2013: 215-242).

병원서비스 관리

7
CHAPTER

1. 병원의 이해

1) 병원의 정의

병원(hospital)이란 어원은 hostel, hotel 등과 같이 숙박과 관련이 있으며 '잘 대해 준다'는 의미를 내포하고 있다. 병원의 사전적(협의의) 의미는 병든 사람을 수용하여 병을 고쳐 주기 위한 일정한 설비를 한 의원을 뜻하며 의료기관을 지칭한다. 하지만 병원은 광의의 의료기관으로 이해되어야 한다. 그 이유는 의학의 발달로 인하여 전통적으로 환자를 진료하는 데 국한하지 않고, 지역사회 주민의 건강회복과 건강유지로까지 그 기능이 확대됨에 따라 병원의 역할도 지역사회 주민의 건강을 담당하는 사회조직으로 보다 다양한 기능을 갖게 되었기 때문이다.

[표 7-1] 병원의 기능적 정의

협의의 개념	광의의 개념
병든 사람을 수용하여 병을 고쳐 주기 위한 일정한 설비를 갖춘 곳	진료를 비롯한 지역사회 주민의 건강회복과 건강유지를 위한 기능

(1) 세계보건기구(WHO)의 정의

세계보건기구(WHO)에서는 병원을 사회적인 기능과 의료적인 기능을 통합한 역할을 수행하는 기관으로서 지역사회 주민에게 치료와 예방을 포함한 총괄적인 의료를 서비스하고 외래진료에 있어서는 가족의 건강증진뿐만 아니라 가정의 환경개선까지도 담당하며 아울러 의료종사자들의 훈련과 생태·사회학적인 연구에 있어 중심적인 역할을 수행하는 곳으로 정의하고 있다.

(2) 의료법상 정의

「의료법」 제3조에서는 의료기관을 '의료인이 공중 또는 특정 다수인을 위하여 의료, 조산의 업(의료업)을 행하는 곳'이라고 규정하고 있으며, 의료기관의 종별은 종합병원, 병원, 치과병원, 한방병원, 요양병원, 의원, 치과의원, 한의원 및 조산원으로 구분하고 있다. 병원시설의 목적은 궁극적으로 의료행위를 통하여 인간의 건강과 복지를 도모하는 데 있다.

(3) 미국병원협회의 정의

미국병원협회(American Hospital Association: AHA)는 조직화된 의료인력과 입원병상을 포함한 영구적인 시설을 갖추고 지속적인 간호서비스를 포함한 진단과 치료 등의 의료서비스를 환자에게 제공하는 장소라고 정의하고 있으며, 그 병원구성 요건은 다음과 같다.

① 24시간 이상 입원하는 환자용 병상(최소 6병상)
② 환자 진료와 안전을 보장하는 시설과 의료기기
③ 의사·치과의사와 조직화된 의료
④ 의무기록

⑤ 항상 가능한 간호서비스와 간호사

⑥ 최소한의 분만, 수술 시설

⑦ 항상 이용 가능한 방사선진단서비스와 임상검사서비스

[표 7-2] 조직별 병원의 정의

조직구분	주요내용
세계보건기구 (WHO)	지역사회에 충분한 수준의 의료를 제공하고, 의료인의 교육 및 생태·사회학적 연구의 중심적 역할을 담당하는 사회적·의학적 기능이 통합된 중심조직으로 병원을 정의
국내 「의료법」	의료인이 공중 또는 특정 다수인을 위하여 의료·조산의 업을 행하는 종합병원, 병원, 치과병원, 한방병원, 의원, 치과의원, 한의원 및 조산원 등을 의료기관으로 규정
미국병원협회 (AHA)	병원이란 조직화된 의료 및 전문위원, 병상을 포함한 영구시설로, 의료서비스 그리고 지속적인 간호서비스를 통하여 환자의 진단과 치료를 하는 시설이라고 정의

2) 병원의 분류

병원의 종류는 의료법에 따라 종합병원, 병원, 요양병원, 한방병원, 치과병원, 의원, 치과의원, 한의원 및 조산원으로 구분하고 설립주체에 따라 국·공립병원, 공사병원, 특수법인 병원, 학교법인 병원, 사단법인 병원, 재단법인 병원, 회사법인 병원, 의료법인 병원, 개인병원 등으로 분류한다.

(1) 의료법상의 분류

[표 7-3] 의료법상 병원의 분류

구분	조건 및 주요사항
종합병원	① 의사 및 치과의사가 의료를 행하는 곳으로 입원환자 100병상 이상을 수용할 수 있는 시설을 갖춘 곳 ② 300병상 이하 : 내과, 외과, 소아과, 산부인과 3개 진료과목과 진단방사선과, 마취통증의학과, 진단검사의학과 또는 병리과 포함 7개 이상의 진료과목과 진료과별 전문의 확보 ③ 300병상 이상 : 내과, 일반외과, 소아과, 산부인과, 진단검사의학과, 마취통증의학과, 임상병리과 또는 해부병리과, 신경정신과 및 치과를 포함한 9개 이상의 진료과목과 진료과별 전문의 확보
병원 치과병원 한방병원 재활병원	① 의사·치과의사 또는 한의사가 각각 의료를 행하는 곳으로서 입원환자 30병상 이상을 수용할 수 있는 시설을 갖춘 곳 ② 치과병원의 경우에는 입원시설이 제한을 받지 않음
요양병원	① 의사 또는 한의사가 의료를 행하는 곳으로서 요양환자 30병상 이상을 수용할 수 있는 시설을 갖춘 곳 ② 노인성환자, 만성 질환자 및 외과적 수술 또는 상해 후 회복기간에 있는 자 등 주로 장기요양을 요하는 입원환자에 대하여 의료를 행할 목적으로 개설한 의료기관 ③ 그 외 정신 질환자(치매 제외) 및 감염성 질환자를 수용하는 의료기관은 제외
의원 치과의원 한의원	① 의사·치과의사 또는 한의사가 각각 의료를 행하는 곳 ② 진료에 지장이 없는 시설을 갖추고 주로 외래환자에 대하여 의료를 행할 목적으로 개설하는 의료기관

(2) 설립주체별 분류

국·공립병원, 공사병원, 특수법인 병원, 학교법인 병원, 사단법인 병원, 재단법인 병원, 회사법인 병원, 의료법인 병원, 개인병원 등으로 분류된다.

(3) 진료서비스 수준에 따른 분류

1차 의료, 2차 의료, 3차 의료 등으로 의료기관을 구분하기도 한다.

(4) 이익추구에 따른 분류

이익을 추구하는 영리병원과 이익을 추구하지 않는 비영영리병원으로 분류한다.

3) 병원조직의 기능과 역할

우리는 일반적으로 병원의 기능을 진단과 치료기능, 교육 및 훈련기능, 연구기능, 지역사회에 대한 공중보건기능 등을 들고 있다. 이러한 기능이 제대로 발휘되기 위해서는 조직이 분업화·전문화·조직화되어야 한다.

이러한 병원조직의 기능을 수행하기 위해 조직단위에 따른 기능과 관리계층에 따른 기능으로 구분할 수 있다. 조직단위에 의한 기능은 진료부서, 간호부서, 약제부서, 진료지원부서, 행정 및 관리부서 등으로 나눌 수 있으며, 관리계층에 따른 기능으로는 이사회, 병원장, 부문관리자, 감독자 등으로 나누어 볼 수 있다.

(1) 조직단위별 기능

① 진료부서

가. 진료기능

임상진료 각 과는 외래 진찰실, 응급실, 병동, 수술실, 분만실 등 진단시설에서 의사가 직접 환자 진료기능을 수행한다. 진단검사의학과, 임상병리과, 영상의학과, 핵의학과는 임상진료과의 진단에 필요한 검사를 수행한다.

마취과는 수술처치에 필요한 마취를 담당하며 치료 방사선과, 재활의학과는 치료를 필요로 하는 환자의 치료 및 물리치료를 담당한다.

나. 교육 및 연구기능

병원의 교육기능에 따라 의학교육, 학생의 임상실습, 전공의(인턴, 레지던트)의 수련 및 지도를 담당한다. 의학, 의료기술, 새로운 진단, 치료기법의 개발을 위한 임상연구를 수행하며 새로운 의학정보의 교류를 위한 각종 학회활동을 한다. 전문 진료분야별 연구소를 통한 연구활동도 겸할 수 있다.

다. 공중보건기능

진료 각 과에서는 병원의 방침에 따라 지역사회의 진료봉사, 지역주민에 대한 보건교육, 예방접종, 개원의사 및 의료 보조인력의 재교육 등 지역사회 주민의 건강증진을 위한 각종 활동을 한다.

② 간호부서

가. 간호기능

외래, 응급실, 병동 기타 의료시설에서 환자간호를 수행하고 특수진료시설(인공신장실, 내시경실, 방사선 치료실 등)에서 의사의 진단, 치료행위를 지원한다. 환자 및 환자 보호자의 건강교육과 원내생활에 관한 안내를 한다.

나. 교육 및 연구기능

병원의 교육범위에 따라 간호학생의 임상실습과 간호사, 간호조무사의 간호 직무교육을 수행한다. 대규모 병원의 경우는 간호업무와 간호행정에 관한 연구기능도 수행한다.

다. 행정기능

환자나 병원에 관한 정보, 간호행정, 진료비 정보를 행정관리에 제공하고 진료시설의 유지보수, 중앙공급, 진료용품의 수불 등에 필요한 행정기능을 담당한다.

③ 진료지원부서

가. 중앙공급실

린넨류 및 피복, 침구류 등을 공급하고 재생하며 진료용 의료기구, 위생재료를 소독·멸균하여 공급한다. 각종 공급 기자재의 구매, 지불에 관한 행정기능을 수행한다.

나. 의무기록실

의무기록을 수불, 보존, 행정관리하며 각종 질병의 통계 및 환자 통계를 작성하고 미완성된 의무기록을 검색하여 보완토록 조치한다.

다. 영양실

환자식이의 식단표를 작성하고 조리 급식하며 환자의 영양지도 및 상담을 실행한다. 또한 급식재료의 구매, 수불에 관련된 행정기능을 수행한다.

라. 의료사회복지팀

외래 및 입원환자, 그 가족들을 대상으로 심리적, 사회적, 정서적인 문제와 의료와 관련된 제반 문제에 대해 상담을 통해 조정하고 해결하며, 의료진과 협의 진단하여 효과적인 치료를 받을 수 있도록 원조하는 전문적 사회복지서비스를 제공한다. 여기에는 자원봉사관리도 포함된다.

④ 약제부서

가. 조제·투약기능

의사로부터 처방된 외래·입원환자에게 필요한 의약품을 조제, 감사, 투약을 담당한다. 병원의 약무기능 수준에 따라 약품제제 기능을 수행한다.

나. 교육 및 연구기능

대규모 병원의 경우에는 임상약학의 교육, 수련과 의약품의 동물실험, 신약개발, 신약정보의 제공을 위한 연구기능을 수행한다.

다. 행정기능

의약품의 수불, 독약의 행정관리 등에 관련된 행정기능을 수행한다.

⑤ 행정 및 관리부서

가. 행정사무부분

환자의 접수, 수속, 진료비의 계산, 청구 및 이와 관련되는 제반 사무를 수행하고 직원의 채용, 배치, 급여, 직원교육 등 인사노무행정을 위한 제반 사무를 수행한다.

현금출납, 수지계산, 자금행정관리와 이에 관련된 제반 사무를 수행한다. 전공의 수련, 학생교육, 의학연구 등 의료진의 교육, 연구활동을 지원하는 행정적 업무를 수행하며 문서, 직인, 업무연락, 비상계획, 민방위, 예비군, 소송 등 병원의 운영과 유지에 필요한 제반 행정적 업무도 수행한다.

나. 시설행정관리부분

건물, 의료기기, 기계, 전기, 통신설비, 구축물, 조경의 유지보수와 운용에 관한 업무를 수행한다. 전력, 유류 등 각종 에너지의 수불, 사용에 관한 업무도 수행하며 청소, 경비, 소방, 기타 청소관리 업무를 수행한다.

다. 계획·통제부분

병원계획, 장·단기 사업계획, 예산결산 및 경영분석, 평가에 관한 사무를 수행하고 회계에 관한 업무를 수행한다. 이사회, 병원장 등 최고행정 관리층에 대한 자문과 최고의사 결정기구의회의 운영에 관한 사무를 담당한다.

(2) 관리계층별 기능

① 병원 이사회

이사회는 병원정책에 참여하는 정도에 따라 병원별로 그 기능이 다르다. 정부 또는 지역사회 주민의 출연금이나 개인 또는 단체의 기부금에 의해 운영되는 병원의 이사회는 병원의 행정에 관한 법적·도의적 책임을 비교적 광범위하게 진다.

반면, 개인이 투자하여 법인형태로 설립하고 직접 운영하는 병원의 이사회는 지역사회나 국가에 대한 책임을 덜 지며 병원계획과 운영방침에 관한 결정기능을 주로 행사한다. 병원 이사회는 세 가지 주요 기능을 가지는데, 첫째 조직의 통제와 효율성 유지에 대한 공식적 책임을 지며, 둘째, 병원에 대한 외부의 지원을 확보하는 데 주력하며, 셋째 지역사회 또는 외부에 병원을 대표하는 성격을 띤다.

② 병원장

병원장은 병원 이사회에서 결정한 정책을 집행하는 일을 한다. 병원 내부에서는 병원 운영에 관한 의사결정 권한과 책임을 지고 국가, 지역사회, 의사회 등 외부에 대해서는 병원을 대표하는 기능을 갖는다. 병원에 노동조합이 설립되는 경우 단체 협약을 맺고 노사분규를 예방 또는 해결하는 역할과 책임을 병원장이 진다.

병원장의 기본적인 업무내용을 살펴보면 다음과 같다.

가. 병원의 경영목표와 계획의 설정

나. 병원의 과업을 효율적으로 수행하게 하는 기능

다. 병원을 효율적이고 효과적으로 유지·발전시키는 기능

라. 국가와 지역사회에 대한 상호 영향을 관리하고 변화에 적응하게 하는 기능

③ 부문관리자

병원의 내부조직 단위의 관리책임을 맡은 부문관리자(부서의 장)는 담당한 부분의 과업에 대한 권한과 책임을 갖는다. 부문관리자는 병원장 등 최고 경영층과 감독계층 이하 직원들 간에 연결고리 역할을 맡는다.

부문관리자는 권한과 책임을 맡은 과업 또는 부서의 운영에 관해 다음과 같은 기능을 수행한다.

가. 부서의 목표설정과 계획수립
나. 인력, 시설, 자금 등 자원의 조직화
다. 인력의 배치와 과업의 지시
라. 부하직원의 과업활동의 평가, 수정 등 통계
마. 부서 내외의 상하·수평적 관계와 활동의 조정

④ 감독자

감독계층의 직원(수간호사, 계장, 주임기사 등)은 개개 작업집단의 과업수행에 대한 책임과 권한을 가지며, 부문관리자와 작업자 간의 연결고리 역할을 맡는다.

감독자는 작업집단의 과업에 대해 다음과 같은 기능을 수행한다.

가. 소수직원 과업활동의 평가 및 수정
나. 작업수행 목표와 방법의 설정
다. 소속직원 근무태도의 감독
라. 작업수행기법, 기능에 관한 소속직원의 교육훈련
마. 작업진단 업적의 보고

4) 병원 업무의 특성

(1) 병원 업무의 특성

병원의 업무는 일의 속성과 양은 매우 다양하고 유동적이며, 비교적 표준화하기 어렵다. 병원은 기계시스템이 아니라 인간시스템이기 때문에 대량생산이나 일관된 작업 또는 자동화된 기능을 도입하기가 어렵다.

또한 환자의 치료라는 특수성 때문에 책임을 명확히 규정할 필요가 있겠으나 오히려 진료에 대해서는 대부분의 활동이 통합되어 하나의 결과적인 서비스로 나타나기 때문에 책임의 한계를 설정하기 어렵다. 따라서 최종 생산품이 인간이기 때문에 소비자들은 생산과정에 적극적으로 참여하며 일에 대한 통제가 매우 심한 편이다. 이와 같은 의료기관의 업무 특성을 구체적으로 살펴보면 다음과 같다.

① 가장 큰 특성은 대인서비스이다.
② 이용하는 기술의 불확정성이 있다.
③ 직원과 고객(환자)의 관계가 협력적이어야 한다.
④ 업무가 고도로 전문화되어 있다.
⑤ 병원의 업무는 응급을 요한다.
⑥ 병원의 업무는 연속성을 갖는다.

(2) 관리대상 업무

병원은 다양한 업무가 계층적이고 수평적인 체계를 동시에 지니고 있으면서 다양한 방법으로 추진되기 때문에 서로 매우 긴밀한 협조관계를 유지하면서 전체 시스템의 효율성을 극대화하는 차원에서 업무를 파악하고 추진해야 할 필요성이 매우 크다.

경영활동의 궁극적인 관심 대상은 조직의 모든 활동을 기획하고 조직, 지휘하며 통제하는 업무절차와 그 과정을 직접 수행하는 인적자원으로 구체화된다.

이러한 관리기능의 대상이 되는 업무는 진단 및 치료 외에도 의학교육과 연구 및 공중보건기능을 중심으로 하여 이를 수행하는 데 부수적으로 필요한 제반과업으로 구분되며 구체적인 내용은 다음과 같다.

① 진단 및 치료 : 외래, 입원진료와 간호, 병리검사, 진단영상, 특수검사, 조제 및 투약, 물리치료, 재활, 영양관리 등
② 진료지원 : 의무기록관리, 의료장비관리, 의료소모품 및 물품의 공급, 세탁 및 린넨류 관리, 환자이송 등
③ 교육·연구 : 관련 계열학과 교육 및 실습, 수련의 및 지역 개원의 교육, 직원교육, 기초 및 임상분야 연구 등
④ 행정사무 : 기획, 예산, 경영분석, 감사, 인사, 노무, 회계, 재무, 구매 및 물자 공급, 전산개발 및 운영, 환자 진료비 관리, 의료사회사업 등
⑤ 기술 : 건축, 토목, 원예, 전기, 설비 등
⑥ 기능 보조 : 경비, 청소, 운전, 교환, 조리, 취사, 비서, 영안실 등

(3) 업무수행과정 기능

[표 7-4] 업무수행 기능

구분	분류 목적	주요 특징
경영기능	의사결정 기능	전략적 의사결정
서비스기능	의료의 질 확보	안정적이고 안전한 의료서비스 제공
행정기능	조직관리 기능	조직 편성과 개편 외
	정보관리 기능	정보시스템 구축과 운영, 유지관리
	인사 및 노사관리 기능	고용, 승진, 전직, 휴직 및 상벌에 관한 사항
	재무 및 회계 기능	자금계획 수립 등
	원무관리 기능	진료비 산정, 수납 및 청구 업무
	시설 및 물자관리 기능	각종 물자의 구매 및 재고관리

출처: 유태규(2013). 보건의료사회서비스 지원관리. p. 83.

2. 진료서비스의 이해

1) 환자관리 서비스

(1) 환자관리 서비스의 필요성

자국을 떠나 한국을 의료관광 목적지로 선택하여 의료관광을 오는 외국인환자의 경우 의료관광을 온 목적에 따라 의료관광 상품의 특성이 달라질 수 있고 그에 따라 제공되는 서비스가 달라질 수 있다. 아무리 좋은 의료기술이 있다 하더라도 그 서비스를 전달하는 전문인력, 합리적 절차, 유기적인 협조 마인드가 전제되지 않는다면 환자관리 서비스에 문제가 발생하게 된다(유태규, 2013: 73-87).

(2) 병원 내 환자관리 서비스

[표 7-5] 환자관리 서비스

구분	내용
1. 도착	• 환영 표시, 이동과 동선 배려 • Small talk : 친근감과 편안함
2. 접수	• 초진환자 접수 안내, 문진표 작성 안내 • 동의서 보험가입 여부 확인
3. 진료상담	• 진료와 관련된 모든 사항에 대해 환자가 불안해하지 않도록 자세히 설명, 환자를 진료 및 설계에 포함
4. 외래진료	• 치료 전후 자세한 설명 • 예상치 못한 진료나 검사 시 미리 충분한 시간을 부여
5. 입원	• 병원생활 및 편의시설 상세 안내 • 정규 방문을 통한 환자 요구사항 파악 및 해결
6. 검사 및 수술	• 검사 및 수술에 대한 전반적인 설명(방법, 시간, 부작용, 적응 등), 각종 동의서 설명 및 작성 안내
7. 퇴원	• 항목별 진료비 설명(중간 수납의 필요성) • 보험 청구를 위한 서류나 CD, 세관 제출용 서류 안내(필요시)
8. 배웅	• 담당 의료진 또는 코디네이터가 배웅 • 환자의 상태에 따라 준비(휠체어, 앰뷸런스 등)

출처: 유태규(2013). 보건의료사회서비스 지원관리. p. 87.

8
CHAPTER

의료커뮤니케이션

1. 커뮤니케이션의 정의 및 목적

일반적으로 커뮤니케이션은 한자어로는 의사소통이고 우리말로는 '말을 주는 것'이다. 사회과학적 의미에 있어서 커뮤니케이션이란 '사회적 관계 속에서 목표 달성을 위한 정보나 아이디어의 전달과정'으로 특정 당사자인 송신인과 수신인을 포함하고 있다.

송신인은 개인이나 집단, 또는 조직을 말하며, 이들은 특정 형태의 메시지나 정보를 전달하게 된다.

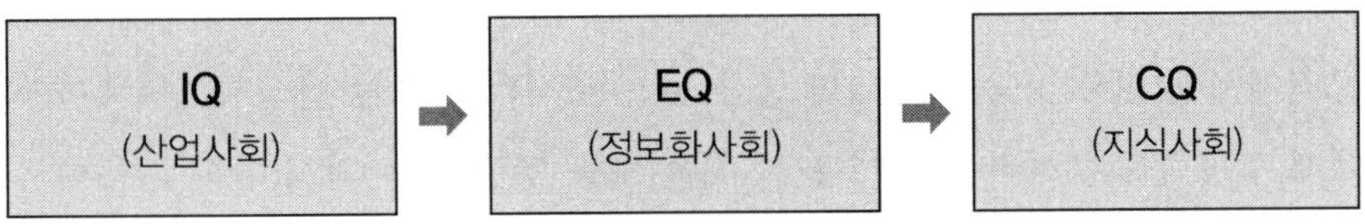

[그림 8-1] 사회변화 & 커뮤니케이션

조직에서는 송신인이 수신인에게 정보나 아이디어를 전달함으로써 의사결정이 이루어지게 되며, 의사결정이란 조직의 목표와 관련이 되어 있기 때문에 조직의 발전에 중요한 영향을 미친다. 이와 같은 의미에서 볼 때, 커뮤니케이션은 단순히 언어의 교환이나 의사의 전달을 의미하는 것뿐만 아니라 의미의 전달과 그에 대한 이해라고 보아야 한다. 더 나아가 어떤 사람은 커뮤니케이션을 감정의 교환이라고까지 한다. 감정을 나눌 수 있을 때 진정으로 의사소통의 효과는 커진다.

나아가 지식사회로 나아가는 현재에는 IQ(지적지수)와 EQ(감정지수)를 넘어 CQ(카리스마지수)가 주목받고 있는 시대이다.

> • **카리스마지수(Charisma Quotient: CQ)**
> 카리스마란 타인에 대한 흡인력과 공동체 내의 신뢰감, 지도력 등을 포괄적으로 표현하는 말이다. 구체적으로는 모두를 고양시킬 수 있는 비전을 제시하고, 신뢰감과 전문적 식견을 갖추었으며, 타인의 동참을 설득할 수 있는 것 등이다. CQ는 홍수처럼 쏟아지는 각종 정보에 압도되어 점점 판단이 어려워지자 카리스마적 인물을 찾게 된 데서 등장하게 되었다.

조직에서 커뮤니케이션의 목적은 학자에 따라 다양하게 나타나고 있다. 기본적으로는 상사의 부하에 대한 명령 또는 지시, 보고, 정보의 교환 및 감정의 표현 등 네 가지로 크게 구분할 수 있다.

1) 명령

조직에서 관리자의 중요한 역할 중 하나는 조직의 목표를 달성하도록 부하직원들에게 영향력을 행사하는 것이다. 이것을 보통 명령 또는 지시(이하 혼용해서 사용함)라고 하는데, 조직에서 명령은 수시로 일어난다.

지시는 조직의 방침을 구성원들에게 전파하는 중요한 수단이다. 그러므로 지시는 그 목적이 분명하고 수신자가 이해 가능한 것이어야 한다. 지시가 잘 되어야 일도 잘 수행될 수 있으며, 지시가 잘못되면 일은 잘 수행되지 않는다.

현장에서 지시는 반드시 일과 관련이 있어야 한다. 일과 관련이 없는 지시가 남발된다면 사람들이 일에 대하여 정신과 힘을 집중할 수 없기 때문에 일의 정확한 수행을 기대하기 어려울 것이다. 관리자는 객관적이고 일의 성과를 높일 수 있는 방향으로 업무 지시를 함으로써 부하들로부터 신뢰를 확보할 수 있고 그에 따라 조직 내 커뮤니케이션도 활성화된다.

2) 보고

보고는 어느 조직에서나 빈번히 일어나는 지시에 대한 피드백이다. 보고는 목표수행에 대한 설명으로 주로 부하가 상사에게 하는 것이 많지만 때로는 공개적인 자리에서 수평적으로 이루어질 때도 많다. 일이 정확하게 되기 위해서는 정확한 보고가 제때 이루어지는 것이 중요하다.

보고는 정확성이 없거나 시간을 놓치면 보고로서의 기능을 상실한다. 때문에 의료현장에서 보고가 제시간에 정확하게 이루어지도록 훈련하는 것이 중요하며, 이것은 병원을 경영하는 사람에게 매우 중요한 일이다.

3) 정보의 교환

관리자는 조직 구성원들이 직무를 수행하는 데 필요한 정보를 제공하고 직원들도 관리자가 필요로 하는 정보를 제공한다. 정보는 의사결정의 기초이며, 직원들은 정보를 믿고 일을 수행하며 조직에 몰입하거나 직무에 대한 만족감을 높이기 위하여 더 많은 정보를 요구하기도 한다.

하지만 정보의 양이 너무 많아도 의사결정에 부정적 영향을 미칠 수 있으므로 정보는 통제될 필요가 있다.

각 조직의 비서실에서는 최고 경영자에게 불필요한 정보를 통제하려고 하며, 현장 근무자들에게 조직의 모든 정보가 전달되지 않도록 하기 위하여 각 계층마다 열람할 수 있는 정보의 양을 통제하고 있다.

최근에는 정보를 전문적으로 관리하기 위한 CIO(Chief of Information Officer) 제도가 대규모 조직에서 도입되어 있다.

4) 감정의 표현

의사소통 시에 사람들은 인간관계에 대한 감정을 표현하며, 그에 대한 정보를 제공하려고 한다. 그 방법은 직설적일 수도 있고 은유적일 수도 있다. 커뮤니케이션은 인간관계에 있어서 기본이다. 조직에서 관리자들이 업무에 대한 지시를 할 때, 감정 표현을 잘못하면 부하들로부터 오해를 살 수 있다.

이것은 그 자체로 끝나는 것이 아니라 조직 전반에 여러 가지 문제를 불러온다. 노조의 저항까지 연결되는 경우도 있고, 외부로 전개되어 사회적인 문제로 비화되기도 한다.

만약 관리자가 조직의 목표를 효과적으로 달성하고자 한다면 종업원이 기대하고 목표하는 바대로 의사소통을 하거나, 또는 의사소통에 대하여 피드백을 받아 거기에 대한 설명을 해 주어야 한다. 관리자가 직원들과 의사소통을 하는 데 있어서 이와 같이 세심한 주의를 기울일 때 직원들의 만족감이 커지고 열심히 하려는 동기를 부여하게 된다. 이처럼 커뮤니케이션의 질은 조직에서 업무의 성과에 영향을 미치기 때문에 보다 더 상황에 적합한 의사소통 기술이 필요하다.

병원에서는 의사가 환자를 진료함으로써 매번 감정을 교환하는 커뮤니케이션을 하게 된다. 환자들은 의사들의 제대로 된 감정 표현에 따라 병세가 좋아지기도 하고 나빠지기도 하기 때문에 의사와 환자 간의 감정 교환은 인간관계적인 목적 외에도 환자들의 병원에 대한 공헌도와 의사에 대한 신뢰도를 높이는 중요한 원인이 된다.

그 밖에 커뮤니케이션은 조직 운영관리상 통제와 조정을 목표로 기능하기도 하고, 문제해결을 위한 중요한 수단으로 활용된다. 어떤 사안에 대하여 설명을 하기도 하고 조직 구성원들의 동기부여를 하는 데 중요하게 활용된다.

조직 내 집단 간, 구성원 간 필요한 정보를 교환하기도 하며 각 개인들의 업적을 평가하여 피드백하는 데 중요한 기능을 하기도 한다. 또한 커뮤니케이션은 상황에 따라서 발생하는 특수한 목표를 해결하는 데 기여하기도 한다.

[표 8-1] 조직 내 커뮤니케이션의 목적

목적	내용
명령	조직의 목표 달성을 위하여 명확한 지시와 지침을 전달
보고	업무의 진행 상황과 결과를 정확히 보고하여 원활한 경영에 기여
정보의 전달	정확한 정보를 전달하여 업무수행과 업무몰입에 기여하며 직무에 대한 만족감 고취
감정의 표현	감정에 대한 의사소통으로 내부 문제 해결 및 해결 조치 강구

의료서비스의 특성상 한 환자를 응대하는 조직이 다양하고 환자 개개인별로 진료방법 및 치료 형태가 다양하기 때문에 의료커뮤니케이션 또한 다각적으로 일어나며 상호 간의 이해와 확인을 위하여 커뮤니케이션의 중요성은 매우 크다.

의료행위자와 중개자는 진료에서 검사, 수술에서 일어날 수 있는 모든 과정과 절차를 환자에게 사전에 설명해야 하며 환자의 의문사항을 신속히 파악하여 의료행위가 진행되기 전에 충분한 조율이 가능하도록 해야 한다. 진료 중 일어나는 응급상황에서도 정확한 상황 설명과 이행할 조치방법에 대해서 원활한 커뮤니케이션이 이루어져야 한다.

병원에서의 커뮤니케이션은 연속적으로 일어난다. 의료종사자들의 직무상 대환, 환자에게 진료절차 설명, 질환정보 전달, 입·퇴원 수속 및 주의사항, 병원 원무 설명, 의료 보조원에 대한 지시, 부서 간 정보의 교환, 진료 및 수술의 협진 등 어느 하나 커뮤니케이션으로 이루어지지 않는 것이 없다. 커뮤니케이션은 병원의 기능과 밀접하게 관련된 모든 요소들의 기본으로서 원활한 직무수행을 위하여 매우 중요하다.

최근 첨단 기술문명의 발달에 따라 커뮤니케이션은 특정한 하나의 문화권에서 다른 문화권으로 이전이 가능하고 시간과 공간을 초월해서 상호 간에 커뮤니케이션이 가능해졌다. 지구상의 그 어느 곳에 살든지 사람들은 직접 마주보지 않고서도 커뮤니케이션을 할 수 있으며, 그것은 편지, 전보, 전화, 인터넷의 순으로 발달해 왔다. 이처럼 통신수단의 발달 또한 커뮤니케이션의 발달에 중요하게 영향을 미치고 있다.

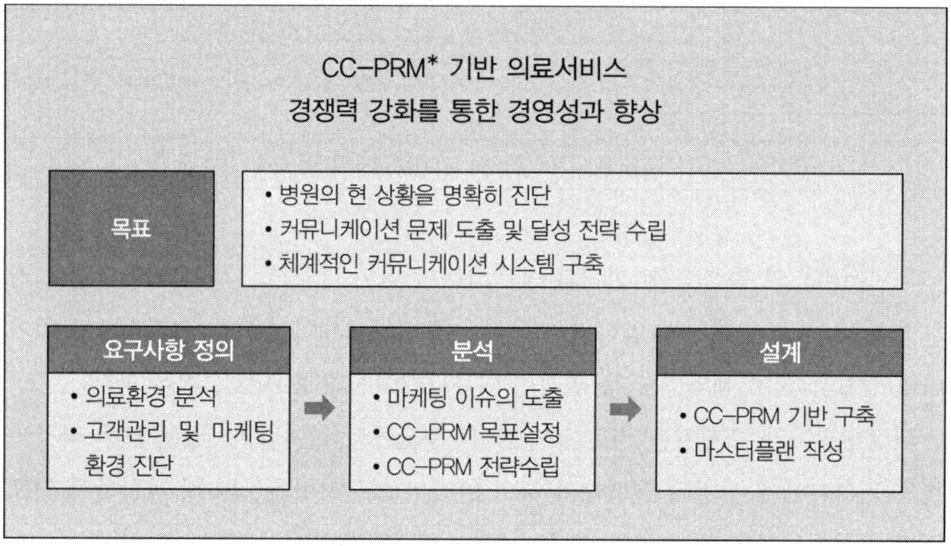

*의료고객관계관리(Clinical Communication-driven Patient Relationship Management: CC-PRM)

[그림 8-2] 경쟁력 강화를 위한 커뮤니케이션 스킬

2. 의료커뮤니케이션의 중요성

환자와의 의료커뮤니케이션이 중요한 이유를 정리하면 다음과 같다.

① 진단 단계에서의 오류를 줄일 수 있다.
② 의료 내용에 대한 상이한 입장 발생(의료소송으로 이어질 수 있음)을 최소화 할 수 있다.
③ 환자와 의료진과의 신뢰 구축에 중요한 영향을 미친다.
④ 진료과정에서의 불필요한 오해가 감소한다.
⑤ 환자의 치료과정과 치료결과에 영향을 미친다.

병원은 다양한 직종의 사람들이 모여서 일하는 조직이기 때문에 경영자는 각자 역할에 맞는 커뮤니케이션을 제대로 해 주어야 하며, 구성원 각자의 행동에 대하여 정확한 피드백을 할 수 있어야 한다. 또한 구성원 상호 간에도 공통적인 커뮤니케이션이 이루어질 수 있도록 노력해야 한다. 의사들은 그들만의 말로, 간호사들은 그들만의 전문적인 용어로, 약사와 의료기사는 또 그들대로 그리고 행정직원들은 그들대로의 말을 제각기 다르게 사용하게 될 경우 병원운영은 큰 어려움을 겪게 될 것이다.

환자와의 의료커뮤니케이션이 중요한 이유는 환자 질환의 진단 단계에서 오류 가능성이 있으며 환자와 의료진이 서로 상이한 입장이 발생하게 될 때에는 의료소송으로 이어질 수 있어 충분한 이해와 설명 그리고 피드백이 요구되는 것이다.

의료접점에서 원활한 커뮤니케이션이 이루어질 경우 환자와 의료진은 서로 신뢰가 구축되고 진료과정에서 불필요한 오해가 감소되며 결과적으로는 환자의 치료과정과 치료결과에 긍정적인 영향을 미치게 된다.

언론에 해마다 기사화되는 '의료에 대한 국민의식조사'라는 조사 결과에 의하면 의사의 행위 중 가장 불쾌한 것으로 '질문에 설명을 제대로 해 주지 않는 것'이 53.5%, 다음으로 '건성으로 진료하는 태도'가 27.9%, '반말'이 8.1% 등으로 나타나고 있다.

병원을 이용하는 고객들의 불편사항 거의가 의료진의 커뮤니케이션과 깊이 관련되어 있다는 것을 알 수 있다. 따라서 병원이 고객들의 마음에 들기 위해서는 환자의 질문에 성심껏 답변해 주고, 최선을 다하여 진료하는 모습을 보이며, 예의 바른 말을 사용하면 될 것이다.

그러나 이것이 말처럼 그렇게 쉬운 일이 아니다. 무엇이 환자가 요구하는 것에 부합하는 설명인지, 무엇이 최선을 다하여 진료하는 것인지, 그리고 어떻게 말하는 것이 환자가 반말이라고 받아들이지 않는지에 대한 세밀한 연구가 필요한 것이다. 미국의 의사들은 환자의 유형에 따라 단어의 선택에 세심한 주의를 기울여서 커뮤니케이션을 한다.

3. 의료커뮤니케이션의 유형

1) 환자와의 커뮤니케이션

환자의 병을 정확히 진단하고 치료하기 위해서 의료진과 병원직원들은 환자를 잘 이해하는 것이 필요하다. 대부분의 질병은 여러 가지 스트레스를 유발하고, 질병으로 인한 스트레스와 이에 대한 반응에는 각 환자들이 처한 상황이나 과거의 경험 등 다양한 요인들이 작용한다. 또한 환자에 대한 부정적인 감정적 반응이 치료적 관계에 악영향을 미칠 수 있기 때문에 환자를 대하는 의료진 및 직원들의 이해가 중요하다.

(1) 질병으로 인한 일반적 스트레스

질병은 여러 형태의 스트레스를 경험하고, 환자가 질병에 적응하면서 다양한 부정적 감정반응을 보이게 된다. 스트리안과 그로스먼(Strain & Grossman, 1975)은 질병으로 인해 생길 수 있는 일반적인 스트레스를 여덟 가지로 설명하였다.

① 효율성 상실에 대한 두려움
② 분리 불안
③ 애정상실에 대한 두려움
④ 신체 기능상실에 대한 두려움
⑤ 신체 부위상실에 대한 두려움
⑥ 합리성 상실의 두려움
⑦ 통증에 대한 두려움
⑧ 죽음에 대한 두려움

(2) 질병에 대한 일반적 심리반응

질병에 대한 심리반응은 개인의 인격, 과거 경험, 문화, 질병의 심각도 및 질병 상태(급성 또는 만성) 등 많은 요인에 의해 영향을 받는다. 질병은 변화를 경험하는 것이고 질병의 회복에는 새로운 적응이 요구된다.

① 부정 : 매우 흔히 사용하는 방어기제이며, 신체 질환에 대한 최초의 심리반응으로서 흔히 나타난다. 부정이 지나치면 정확한 진단과 치료과정이 방해받고 결과적으로 질병상태를 지속시킬 수 있다.

② 불안 : 과도한 불안은 객관성을 결여시키고, 자신의 병력을 의사에게 정확하게 제공하지 못하는 경우가 발생한다.

③ 분노 : 특정 대상에게 국한되는 경우와 불특정 대상인 경우가 있으며, 신체활동 제한 및 고통스러운 진단과정, 복용 약의 부작용 등이 원인이 된다.

④ 우울 : 우울의 다양한 증상은 종종 다른 질환으로 오인되기도 하여 정확한 진단과 치료를 어렵게 하는 경우가 있다.

⑤ 의존 : 퇴행은 모든 질병에서 흔히 나타나며, 의존적이고 수동적인 행동으로 변하는 것을 말한다. 질병 초기에는 의존성을 충족시켜 주되 만성 질환의 경우는 환자 스스로 책임을 강조하고 요구해야 한다.

[표 8-2] 질병에 대한 심리반응

구분	내용
부정	신체 질환에 대한 최초의 심리내용
불안	과도한 불안은 객관성을 결여시키고, 자신의 병력 전달에 어려움 초래
분노	특정 대상 또는 불특정 대상, 진료과정 및 복용 약 부작용으로 발생
우울	정확한 진단과 치료가 어려움
의존	의존적이고 수동적인 행동으로 변하는 퇴행 단계

(3) 동의서 받기

병원에서 일어나는 커뮤니케이션 중 아주 중요한 부분으로 충분한 정보에 근거한 동의는 특정 진료과정(진찰, 검사, 시술, 치료)에 대해 의료진이 설명을 하고 환자는 설명을 이해한 후에 특정 진료과정을 의료진이 시행해도 좋다고 동의하는 과정이다.

특히 치료에 대한 설명 동의에 있어서는 실현 가능한 모든 치료법을 설명한 뒤 권장되는 치료법을 소개함으로써 특정 치료법에 대해서 환자가 자발적으로 동의하거나 거부할 수 있도록 해야 한다. 설명 동의는 환자의 권리와 자율성이 강조되는 현대 의료에서 매우 중요하며 자신의 몸과 생명에 대한 결정을 하고 의사에게 권한을 위임하여야 하는 환자에게 설명 동의는 단순히 인쇄된 동의서를 읽어 보고 서명을 하는 행위에 그치지 않는다.

● 설명 동의의 필수요소

① 충분한 정보의 제공

② 환자의 이해

③ 환자의 자발적인 동의

④ 위의 세 가지 중 하나라도 충족되지 않으면 제대로 된 동의가 아니다.

⑤ 환자에게 제공하여야 할 정보는 과다한 양의 정보가 필요한 것이 아니라 합리적인 판단을 내리는 데 도움이 되는 수준의 위험요소의 종류와 발생 빈도 그리고 이로움을 받는 요소에 대한 정보를 제공해야 한다.

● 설명의 내용(시행하고자 하는 의료행위 또는 시술, 검사에 따라 다름)

① 질병의 특성

② 수술 또는 시술의 목적

③ 수술 또는 시술의 적응

④ 어떤 수술 또는 시술을 할 것인가?

⑤ 마취가 포함된다면 마취의 종류와 위험요인 설명
⑥ 시술 또는 수술의 위험(일반적 위험, 특정 환자에 대한 위험)
⑦ 대안
⑧ 수술 또는 시술을 받지 않은 경우 일어나는 상황
⑨ 회복시간 또는 기간

시설이나 설비가 아무리 좋은 병원이라고 할지라도 환자를 대하는 병원 구성원들의 마음이 따뜻하지 않다면 '좋은 병원'이라고 하기 어렵다. 요즘 거의 모든 병원이 환자를 대하는 태도가 많이 부드러워졌는데, 환자의 기분을 좋게 하기 위한 보건의료커뮤니케이션 기법의 발달이나 환자에 대한 친절한 병원 홍보 등은 환자의 의료기관에 대한 저항에서 비롯된 것이다.

때문에 최근 들어 더욱 강조되고 있는 환자의 소비자로서의 주권의식과 사회민주화의 발달에 따라 병원에서 환자들을 대하는 커뮤니케이션 기법도 발달해야 하는 것은 당연하다. 환자의 상태를 잘 모르고 말을 함으로써 환자의 기분을 상하게 하고 그로 인하여 환자가 병원을 떠난다면 병원은 경제적 손실을 감수할 수밖에 없다. 미국에서 벌어지는 의료소송 원인 중의 절반 이상은 치료상의 잘못 때문이 아니라 환자와 의사의 좋지 못한 관계 때문이다.

최근에는 전자진료기록부의 발달에 따라 의사들이 환자의 얼굴을 살피면서 대화를 하는 것이 아니라 컴퓨터만 보고 이야기를 한다는 불만이 제기되고 있다. 환자에게 질 높은 의료서비스를 제공하기 위하여 만들어 낸 전자진료기록부도 사용하기에 따라서 이와 같은 오해를 불러올 수 있다. 의료진이 환자와 좋은 관계를 유지하기 위해서는 변화되는 상황 속에서도 항상 '환자 중심 진료'의 기본원칙에서 벗어나지 말아야 한다.

병원이 경제적 이익을 추구하는 것은 매우 중요하지만 병원의 특성상 인간 존엄성의 존중, 입원환자를 위한 일상성의 확보, 진보와 향상에 대한 배려, 사회활동지원 그리고 환자를 가족처럼 대하는 기본적 대응 자세를 지닐 것이 요구된다.

병원을 찾는 환자들은 병원에 오기 전까지 많은 고민을 한다. 왜냐하면 의료서비스를 우리가 새 자동차나 옷을 사는 것과 같은 기분 좋은 구매가 아니기 때문이다. 따라서 정말 참을 수 없어서 병원을 찾아오게 된 환자의 깊은 마음속을 헤아려 대응할 수 있는 자세를 갖추는 것이야말로 환자의 만족을 위한 첫 번째 조건이 아닐 수 없다.

2) 보호자와의 커뮤니케이션

보호자는 환자를 대변하는 역할뿐 아니라 의료진, 병원직원과 환자 사이에서 정보를 양측으로 전달하는 역할을 수행한다. 특히 환자가 성인이 아닌 청소년이나 유아인 경우 자신의 상태를 설명할 수 없거나 완전한 설명이 어려운 경우가 있기 때문에 보호자가 대신 커뮤니케이션을 하는 경우가 있다.

이는 특정 장애로 대화가 어렵거나 의식이 없는 성인의 경우도 마찬가지다. 암이나 중증 질환과 관련해서는 환자가 아닌 보호자와 먼저 커뮤니케이션을 진행하며, 특히 자국을 떠나 타 국가에서 진료 및 수술을 받는 외국인환자 보호자와의 커뮤니케이션은 매우 중요하다.

(1) 보호자에 대한 관심 표현

보통 환자와 커뮤니케이션 시 통역이 아닌 환자를 보면서 커뮤니케이션하는 것이 중요한데 만약 보호자를 대동한 경우라면 보호자에게도 시선을 한 번씩 주면서 내용을 설명하는 것이 좋다. 때로는 환자보다 보호자가 환자의 치료에 권한 또는 책임을 갖고 있는 경우가 있는데 이런 경우는 보호자를 상담 커뮤니케이션에서 배제시킨다는 느낌을 주지 않는 것이 좋다.

(2) 보호자의 존중

환자뿐 아니라 보호자도 중요한 고객으로서 존중받아야 한다. 환자의 상태에 대해 커뮤니케이션을 할 때도 보호자가 궁금해하는 부분이나 의견을 내는 부분을 무시하거나 대충 처리하지 않고 환자의 치료나 시술, 수술에 중요한 역할을 하는 사람이라는 것을 인식하고 존중하고 대우하는 언어적, 비언어적 커뮤니케이션 기법이 필요하다. 보호자 스스로가 존중받고 있지 않다고 생각되는 순간 환자와 의료진 및 병원직원과의 관계가 악화될 수도 있고 치료의 결과에 영향을 미칠 수도 있으므로 각별히 유의한다.

(3) 보호자의 성향

환자를 치료하는 병원 의료진 및 직원들은 환자가 아닌 보호자의 언행으로 인해 불편함을 겪는 상황이 의외로 많다. 보호자와 커뮤니케이션 시 보호자의 성향을 고려하여 접근하는 것이 좋은데 외국인환자 진료의 경우는 특히 보호자의 국적도 영향을 미칠 수 있다. 보호자의 국적이 다른 경우는 문화, 종교 등에서 오는 성향과 인식의 차이가 발생할 수 있으므로 외국인 보호자에 대한 성향 분석이 선행되어야 할 것이고 외국인이니 한국에 대해 모르는 한국 의료제도에 대해 몰라서 무조건 손해를 본다는 생각이 들지 않도록 세심한 배려와 정중한 커뮤니케이션이 필요할 것이다.

외국인환자의 보호자가 한국인인 경우에는 문화가 같기 때문에 커뮤니케이션이 쉬울 수도 있지만 오히려 일종의 책임감으로 인해 훨씬 민감한 경우가 있으므로 모든 단계에서 존중과 상세한 설명이 뒤따르는 커뮤니케이션 기법이 필요할 것이다.

(4) 보호자에 대한 인식전환

국내 의료진 및 병원직원들은 이동 시 또는 검사, 그 밖에 환자와 관련된 처치 시 보호자에게 침대를 밀라거나, 옷을 갈아입히라고 하거나, 이것을 먹이라는 등 지시를 하는 경우가 종종 발생한다. 물론 환자의 치료를 위해서 보호자를 함께 교육하여 치료의 결과와 만족도를 높이는 것은 맞는 것이지만 보호자에게 지시를 하는 듯한 커뮤니케이션은 배제되어야 할 것이다.

환자와 병실에 있는 동안 환자의 불편한 부분을 체크하고 의료진과 커뮤니케이션을 하고 환자를 돕는 것은 보호자가 당연히 하는 일이지만 병원직원이 당연한 듯이 보호자에게 지시하고 어떤 행위를 요구하는 언어적, 비언어적 표현은 삼가야 할 것이다.

소아과 질환

9
CHAPTER

1. 소아암

1) 의학적 이해

소아기의 악성종양 즉, 소아암(childhood cancer)은 성인에 비하여 발생 빈도가 낮고 소아 질환 사망의 가장 흔한 원인이 된다. 매년 소아 10만 명당 약 14명 정도 발생하며 연령층에 따라 빈도가 다르다. 소아암의 생존율은 1970년대 이전까지 25% 미만이었으나 최근 대부분의 소아종양의 생존율이 80% 정도로 현저하게 향상되었다.

(1) 종류

소아암에는 백혈병, 악성 림프종, 신경모세포종, 신종양, 연부조직 육종, 악성 골종양, 망막모세포종, 간종양, 생식세포종양, 조직구 증식 증후군 등이 있다. 급성 백혈병이 소아종양의 30~40%를 차지하고 있으며, 고형종양 중 가장 많은 뇌종양이 그 뒤를 이루고 있다.

5세 이전에는 성인에게서 거의 발견할 수 없는 고형종양인 신경모세포종 및 윌름스 종양의 발생 빈도가 높으며, 5세 이후에는 뇌종양과 악성 림프종이 증가하기 시작한다. 최근 소아에게서 급성 림프구성 백혈병과 중추신경계 종양의 발생 빈도가 증가된 것이 관찰되었다.

[표 9-1] 소아암의 종류

구분	세부 질환
백혈병	• 급성 림프구성 백혈병(acute lymphoblastic leukemia) • 급성 골수성 백혈병(acute myeloid leukemia) • 선천성 백혈병(congenital leukemia) • 만성 골수성 백혈병(chronic myeloid leukemia)
악성 림프종	• 호지킨병(Hodgkin's disease) • 비호지킨 림프종(non-Hodgkin's lymphoma)
신경모세포종	
신종양	• 윌름스 종양(wilms tumor) • 기타 신종양 : 신모세포종증(neuroblastoma), 중배엽성 신종(mesoblastic nephroma), 신세포암(renal cell carcinoma)
연부조직 육종	• 횡문근육종(rhabdomyosarcoma)
악성 골종양	• 골육종(osteosarcoma) • 유잉 육종(Ewing sarcoma)
망막모세포종	
간종양	
생식세포종양	
조직구 증식 증후군	
뇌종양	
기타 양성 종양	• 혈관 또는 림프관의 종양 : 혈관종(hemangioma), 미만성 혈관종증(disseminated hemangiomatosis), 낭종성 림프관종(cystic lymphangioma) • 흉선종(thymoma)

출처: 홍영수(2009). 의료사회복지 사례연구. p. 22-23.

(2) 원인

소아 악성종양의 발생 원인은 아직 규명되지 않았으나 대부분의 경우 환경적 요인과 유전학적 요인이 함께 관여하는 것으로 보인다. 환경적 요인으로는 다양한 물리적 요인, 화학물질, 미생물 감염 등이 알려져 있다.

악성종양의 분자 유전학적 발생 기전으로 암 유전자의 활성화와 종양 억제 유전자의 소실이 중요한 역할을 하는 것으로 알려졌다.

(3) 진단

성인 암은 '상피 유래(epithelial origin)' 암이 대부분으로 85% 이상이 상피암종이나, 소아기 악성종양의 90% 이상은 중배엽 유래 종양이며 상피암종은 드물다. 소아암은 기능장애가 잘 발견되지 않는 심부 종양이 많아 조기에 진단되는 경우가 적어서 80% 정도에서는 암 종괴(조직이나 장기의 일부에 생긴 경계가 분명한 종기)가 커진 다음 다른 장기에 전이된 상태로 진단된다.

(4) 증상

소아에서 발생하는 암의 증상으로는 발열, 림프절 비대, 복부 종괴, 종격동 종괴, 뼈의 통증, 범혈구감소증, 출혈, 아침에 심한 두통과 구토 등이 있으며, 때로 증상이 경미하거나 비특이적이어서 다른 질환으로 오인되는 경우도 있다.

(5) 치료

수술이나 방사선 조사 같은 국소요법(전신요법에 대비되는 말로 신체의 일부를 치료하는 방법)은 대부분의 고형종양에서 중요한 치료이다. 그러나 발견되지 않았더라도 종양이 파종(암이 씨를 뿌린 것처럼 여러 곳에 퍼져 증식하는 일)되어 있는 것이 일반적이기 때문에 전신, 복합적 화학요법이 필요하다. 화학요법 단독으로는 남아 있는 종양의 제거가 불충분한 경우가 많다. 따라서 화학요법, 방사선요법, 수술 등의 세 가지 치료가 모두 필요하다. 방사선 조사와 함께 또는 방사선 조사 없이 고용량의 화학요법 후에 조혈모세포를 이용하면 완치할 수 있는 질환들도 있다. 치료 초기와 후기에 합병증으로 심각한 질환이 발생할 수 있다. 임종이 가까운 환자에게는 고통과 괴로움을 덜어 주고 편안함을 주는 완화요법이 필요하다.

2) 심리사회적 문제와 욕구

(1) 어린 아동들이 가지는 심리사회적 문제와 욕구

비요크 등(Bjork et al., 2006)은 암으로 진단받고 입원한 만 7세 이하 아동들의 행동, 신체언어, 구어표현 등을 관찰하고 이들에게 다음 다섯 가지의 욕구가 있다고 주장하였다.

- 부모가 바로 곁에 있어 주기를 바란다.
- 즐겁게 놀고 느끼기를 바란다.
- 치료와 간호에 참여하기를 바란다.
- 의료진과 좋은 관계를 가지고 싶어 한다.
- 신체적 · 정서적인 만족을 바란다.

(2) 청소년들이 가지는 심리사회적 문제와 욕구

데커 등(Decker et al., 2004)은 이제 막 암으로 진단을 받거나 수년째 치료를 받아오고 있는 만 11~21세 청소년들을 대상으로 한 연구에서 다음과 같은 것들이 중요하다고 주장하였다.

- 치료 절차에 대처하는 방법
- 친구 및 급우와의 관계
- 학교로 복귀하기
- 가족과의 관계
- 치료 마치기에 대한 것
- 암 진단을 받은 것에 적응하는 방법
- 우울 · 불안 · 상실감 · 죽음 문제 다루기
- 다른 암 환자 돕기

- 학교 · 직장 · 군대에서의 암에 대한 차별
- 부모의 과보호에 대응하기
- 자신의 암에 대해 이야기하는 방법
- 신체적 외모의 변화를 다루기
- 메스꺼움 · 구토와 같은 부작용에 대한 주제

(3) 부모들이 가지는 심리사회적 문제와 욕구

쉴즈(Shields, 1995)는 소아암 환자의 부모들은 다음과 같은 심리사회적 문제와 욕구를 가지고 있다고 주장하였다.

- 아이의 회복이 불확실하다는 것으로 인한 불안
- 아이의 질환에 대한 정보 · 환자의 식사 · 영양관리 · 간호
- 긴 치료과정과 힘든 수술을 지켜보아야 하는 것
- 아이가 탈모, 체중감소 등 자신의 상태나 죽음에 대한 질문을 할 때 답변하기
- 아이의 친구관계 유지와 학교생활에 대한 대처
- 집안 살림을 제대로 돌보지 못하는 것
- 치료비와 교통비에 대한 부담
- 보모나 일시 위탁제공자 등 부모 대신 아이를 돌보아 주는 서비스
- 부모로서의 죄책감과 무능력
- 친구나 이웃이 아이의 상태를 물어 올 때 응답하거나 설명하기
- 자신의 상황을 털어놓을 수 있는 친구를 가지기
- 주위 사람들의 기피와 무관심으로 인한 소외감
- 심리학자, 사회복지사, 성직자와의 상담 및 지지
- 상호 지지 및 정보 교환을 할 수 있는 부모 모임
- 현재 또는 미래에 이용할 수 있는 사회적 서비스에 대한 정보

3) 프로그램

미국의 텍사스 대학교 엠디 앤더슨 암센터(The University of Texas M. D. Anderson center)의 어린이 암병원에서는 청소년들을 위한 다음과 같은 프로그램을 운영하고 있다.

- 재정적 문제 지원
- 직장과 대인관계의 문제에 대처하기 위한 생활기술 훈련
- 지지집단
- 교육과 지도를 제공하는 교육 및 직업센터
- 여름 캠프, 스키 여행, 기타 사회적 활동
- 상담 및 심리치료
- 환자들이 생활을 조정해 나아가도록 돕는 청소년 생활전문가 상담
- 대학 진학을 지원하는 장학 프로그램

한편 소아암 환자를 진료하는 우리나라의 병원에서는 다음과 같은 심리사회적 지원 프로그램을 제공하고 있다(홍영수, 2009: 22-30).

- 환아 생일잔치, 어린이날 행사, 성탄절 행사
- 가발 후원업체 연결
- 항공회사의 요금할인 서비스 연결
- 완치된 어린이를 위한 잔치
- 장애인 등록제도 안내
- 학습 자원봉사자 연결 및 병원 학교 운영
- 후원기관 안내 및 후원금 연결
- 저소득층 환자를 대상으로 한 국민기초생활보장 수급권자 선정 의뢰
- 부모 모임 지원
- 다른 지역에서 내원하는 환자를 위한 무료(또는 실비) 숙박시설 운영

2. 뇌성마비

1) 의학적 이해

(1) 정의

뇌성마비(cerebral palsy)는 하나의 질환이 아니라 비슷한 임상적 특징을 가진 증후군들을 집합적으로 일컫는 용어이다. 통상적으로 미성숙한 뇌에 대한 비진행성 병변 혹은 손상으로 인하여 생기는 운동과 자세의 장애를 보이며, 그 유형은 성장함에 따라 변화를 보여 줄 수 있는 임상증후군이라고 정의를 내린다. 미성숙한 뇌의 기준에 대해서는 생후 만 5세까지로 규정하는 경우가 있으나 절대적 시기를 정하지 않는 것이 더 바람직하다.

(2) 발생 빈도

뇌성마비의 발생 빈도는 전체 인구 중 0.15~0.2% 정도로 출생 1,500명당 7명 또는 연간 인구 10만 명당 7명의 비율로 새로 발생한다고 한다.

(3) 분류

심한 정도에 따라 경증, 중등도, 중증으로 나눈다. 경증은 후에 보장구 없이 독립적으로 걸을 수 있으며, 일상생활을 유지할 수 있는 경우이고 중등도는 보장구나 보조기구를 사용하며 어느 정도 독립적으로 걸을 수 있으며 독립적 또는 최소한의 도움으로 일상생활을 유지할 수 있는 경우를 말한다.

중증은 보장구를 사용해도 독립적인 보행이나 일상생활의 영위 가능성이 없어서 타인의 도움이 반드시 필요한 경우이다. 침범당한 지체별로 보면 '단일마비', 한쪽의 상하지가 침범된 '편마비', 사지가 모두 침범되었으나 하지가 더 심하게 침범된 '양측마비', 양측 하지만 침범된 '하지마비', 대부분의 양측 하지와 한쪽의 상지가 침범된 '삼지마비', 모든 사지가 비슷한 정도로 침범된 '사지마비' 등으로 나눌 수 있다.

신경운동형별 분류를 보면 일반적으로 경직형, 무정위 운동형, 강직형, 진전형, 운동실조형, 이완형, 혼합형으로 나뉜다. 또 다른 분류로는 경직형과 혼합형, 그 외 나머지를 모두 묶은 운동장애형 등 세 가지로 나누고 있는데 이는 치료적인 면에서 보아 경직형을 제외하면 다른 유형들의 치료는 거의 대동소이하기 때문이다.

(4) 원인

뇌성마비의 원인은 다양하다. 대부분의 경우에 하나 또는 그 이상의 원인을 가진 다인성으로 나타나므로 정확하게 그 원인을 알 수 없는 경우가 많으며 20% 정도에서는 원인을 전혀 추정할 수 없다. 일반적으로 뇌성마비의 원인은 산전 원인(prenatal factors), 주산기 원인(perinatal factors), 산후 원인(postnatal factors)으로 나누며, 이 중 산전 원인과 주산기 원인이 전체 원인의 약 2/3를 차지한다. 이 중 조산에 의한 미숙아가 뇌성마비의 원인 중 단일인자로는 산전 원인뿐만 아니라 전체 원인 중에서 가장 의미 있는 원인인자다.

(5) 진단

진단을 위해서는 병력 청취와 이학적 검사 등을 실시한다. 이학적 검사에는 자세의 이상, 자발적인 운동의 관찰, 근 긴장도의 이상, 자세반사, 반사의 이상, 관절운동 범위나 손의 기능, 이동 동작 등에 대한 평가 등이 포함된다.

(6) 임상양상

뇌의 손상은 비진행성이지만 신체적으로 나타나는 임상양상은 시간의 흐름에 따라 끊임없이 변한다.

(7) 동반 증상

지능장애의 동반이 많은 편이나 그 정도가 운동발달장애와 반드시 일치하지는 않는다. 뇌성마비의 30~50%는 가끔 뇌전증(간질을 일컫는 말), 발작(병증이 갑자기 나타났다가 비교적 짧은 시간에 사라지는 일) 증상을 보이며, 10%에서는 후에 뇌전증(뇌기능의 발작성 일과성의 장애로 의식의 순간적 장애 또는 상실, 이상한 운동현상, 정신적 내지 감각적 장애, 자율신경계의 혼란이 나타남)이 남는다.

안과적인 증상으로는 사시(사팔눈)가 가장 흔하며 안구운동장애, 시각장애도 동반될 수 있다. 그 외에도 언어장애, 인지능력의 결함, 청력 손실 등에 의한 의사소통장애, 지각기능장애, 행동장애, 학습장애 등이 동반될 수 있다.

(8) 예후

뇌성마비 중 1/4~1/3은 어른이 되어 자주적인 생활을 영위할 수 있고 어른 뇌성마비 중 35~50%가 직업적으로 성공한다고 한다.

(9) 치료

뇌성마비의 위험인자가 있거나 운동발달장애를 보이는 환아에게 조기치료가 무엇보다 중요하므로 운동장애를 극소화하고 충분한 발달상의 경험을 하게 해 주어야 한다. 또한 앞으로 생길 수 있는 합병증을 최대한 예방하는 것이 중요하며 이를 위하여 환아의 보호자, 주로 부모에 대한 교육 역시 치료에 있어 매우 중요한 요소이다.

2) 심리사회적 문제와 욕구

뇌성마비 아동의 부모들이 겪는 고통은 어느 한 단계에만 국한된 것이 아니라 가족생활주기에 따라 다양한 단계에서 나타날 수도 있고 아동이 발달과업을 달성하지 못할 때 반복적으로 경험될 수도 있다. 부모들의 심리사회적 문제는 다음과 같다.

- 아동의 낮은 의사소통기술
- 발달상의 과업을 성취하는 저하된 능력
- 낮은 수준의 사회적 반응성
- 계속적인 보살핌의 필요
- 기대하던 정상적인 아이를 갖지 못함으로 인한 상실감

이로 인해 부모들은 다음과 같은 다양한 의료적 및 심리사회적 욕구를 가지게 된다.

- 발달적·의학적·재활 서비스
- 아동의 발달에 대한 정보
- 아동 양육에 대한 조언
- 입원, 치료장비, 투약 등에 대한 재정적 지원
- 휴식 서비스

3) 프로그램

세인트루이스 아동병원(St. Louis Children's Hospital)의 뇌성마비센터는 포괄적이고 미래 지향적이며 개별화된 접근을 한다. 의료진은 매주 회의를 열어서 각 아동의 보호를 위한 아이디어를 공유하고 특별한 전략을 개발한다. 센터에서는 소아과 의사, 재활 전문가, 신경과 의사, 정형외과 의사, 신경외과 의사, 교사, 작업치료사, 물리치료사, 언어치료사, 휴먼서비스 제공자, 목사 등이 일하고 있다.

'환자의 독립'이라는 목표에 도달하기 위해서 첫째, 아동들이 최대한의 신체적, 지적, 정서적 발달을 성취하도록 돕는다. 둘째, 뇌성마비를 가진 아동에 대하여 환자, 부모, 지역사회를 대상으로 교육한다. 셋째, 약제, 수술, 치료적 처치를 발전시키기 위하여 임상연구 프로그램을 개발, 증진시킨다. 넷째, 진단, 관리, 치료에 있어서 계속적인 발전을 도모한다.

센터에서는 가족 서비스를 제공하고 있는데 휴먼서비스 제공자는 질환과 관련된 사회적, 재정적, 심리적, 영적 문제와 가족 문제를 가진 아동과 가족을 돕는다. 이와 관련된 서비스에는 다음과 같은 것들이 포함된다.

(1) 위기개입 및 지지

입원기간 동안에 지지적인 상담을 제공하여 환자와 가족이 위기와 질환에 대한 심리적, 정서적 영향에 대처하도록 돕고 있으며 휴먼서비스 제공자는 또한 아동이 만성 질환에 대해 적응하도록 돕고 치료에 대한 공포, 불안, 스트레스, 우울, 가족갈등, 아동의 행동 문제, 사별 문제 등을 다루도록 한다.

(2) 지지집단

지지집단은 가족들에게 느낌, 일반적 경험, 실용적인 지식 등을 공유할 기회를 제공한다. 병원의 지원을 받으며 휴먼서비스 제공자가 부모들이나 다른 건강 전문가의 협조를 받아 지도한다.

(3) 지역사회자원에 대한 의뢰

휴먼서비스 제공자는 아동과 가족에게 필요한 지역사회의 서비스를 연결해 주고 전형적으로 학교, 아동보호, 주거, 재정적 지원 등에 관계된 문제에 대한 의뢰가 이루어지도록 한다.

(4) 퇴원계획

병원으로부터 가정으로 순조롭게 이동할 수 있도록 아동과 가족의 준비를 돕는다. 휴먼서비스 제공자는 병원의 직원, 지역사회기관, 학교가 협조하도록 조정한다.

(5) 아동보호 프로그램

신체적 학대, 방임, 성적 학대의 혐의가 있을 때 아동과 가족에게 서비스를 제공한다(홍영수, 2009: 38–44).

3. 다운증후군

1) 의학적 이해

(1) 정의

다운증후군(down's syndrome)은 염색체 이상에 의한 임상증후군에 속하는 질환 중의 하나다. 모든 염색체 이상 증후군의 공통된 특징은 지능 저하, 성장 및 발육 부진, 선천성 다발성 기형 등이다.

(2) 발생 빈도

다운증후군의 출생 빈도는 생존 출생아 약 600~800명당 한 명꼴이며, 남녀의 비율은 비슷하고 인종 간 차이는 없다. 산모의 연령이 높을수록 그 빈도가 높아져 45세 이상에서는 46명에 한 명의 비율이 된다.

(3) 종류

'21 삼체성(21 trisomy)'이 다운증후군의 약 95%를 차지하고 있으며, 전형적인 임상 증상을 나타낸다. 21번 염색체가 정상보다 1개 더 많으며 전위형 다운증후군(translocation Down syndrome)은 약 4% 정도이다. 46개의 정상 염색체 수를 보인다.

모자이크 다운증후군은 약 1%를 차지하고 있으며, 염색체 수가 46개인 정상 세포와 47개인 21 삼체성의 세포집단이 혼합되어 개체가 구성되어 있다.

(4) 증상

신생아에서는 근력 저하와 짧고 살이 많은 목을 보이는 것이 특징이다. 손은 작고 폭은 넓으며 손가락이 짧다. 새끼손가락의 가운데 마디가 없거나 짧고 안쪽으로 굽어져 있다.

약 40%의 환자에게 선천성 심장기형이 동반되며 2~3%에서는 십이지장 폐쇄가 동반된다. 사시, 근시, 백내장 등 안과적 문제가 자주 동반되고 청력장애도 자주 동반되어 호흡기 감염이 빈번하다.

위·식도 역류, 원발성 폐고혈압 등 호흡기계의 해부학적 이상들이 잘 생기고 백혈병의 발병률이 높다.

(5) 진단

임상 증상으로 보아 95% 이상에서 다운증후군을 의심할 수 있으나 신생아에서 특히 모자이크형인 경우는 확진이 어려울 수 있다. 이때는 세포 유전학적 검사를 통한 염색체 분석으로 확진할 수 있다.

(6) 치료

다운증후군의 특수치료법은 없으나 생후 6개월 이내의 심장검진, 8개월의 청력검사, 1세와 4세 때의 안과검진 등으로 건강 유지를 도울 수 있다. 지능 저하는 특수교육이나 조기훈련에 의하여 어느 정도 교정이 가능하다. 언어발달장애가 현저하므로 교육에 있어서 심리, 언어학적 방향에 특히 중점을 두어야 한다.

2) 심리사회적 문제와 욕구

커닝햄(Cunningham, 1996)에 따르면 많은 다운증후군 아동 가족은 다른 정신장애를 가진 아동의 가족보다 응집력 있고 조화로우며 의욕적이다. 그리고 아동에 대해 따스하고 애정적인 표현을 한다. 그러나 1/4~1/3의 가족은 어려움을 경험한다.

부모가 겪는 부정적인 스트레스와 관련된 요인에는 아동의 행동 문제로서 다음과 같은 것들이 포함된다.

- 낮은 지적 능력, 의사소통의 어려움
- 반복적인 감염
- 건강 문제

그렇다고 높은 스트레스와 낮은 생활 만족을 경험하는 것이 반드시 불가피한 것은 아니다. 가족이 이용할 수 있는 자원이 존재한다면 가족의 안녕은 유지될 수 있다.

이들 가족이 이용할 수 있는 자원에는 다음과 같은 것들이 포함된다.

- 적절한 주거환경
- 치료와 교육에 필요한 재정적 지원
- 이동을 위한 교통수단
- 아동 또는 형제를 위한 일시 위탁보호
- 사회적 지지
- 문제해결 전략
- 긍정적인 부부관계 지도
- 효과적인 부모역할 지도
- 아동의 발달 및 행동관리 기술에 대한 전문적 지원

3) 프로그램

미국의 사우스캐롤라이나 의과대학(Medical College of South Carolina) 아동병원 다운증후군센터에서는 다음과 같은 프로그램을 제공하고 있다.

- 유전학적 진단 및 검사
- 아동의 발달상황 평가
- 언어치료
- 작업치료
- 물리치료
- 휴먼서비스 서비스

한편 미국 중부 텍사스 다운증후군협회(National Down Syndrome Society, NDSS: NDSS)에서는 다음과 같은 서비스를 제공한다(홍영수, 2009: 52-56).

- 다운증후군에 대한 안내자료 제공
  자료집에서는 지역사회의 자원, 건강보호를 위한 지도 등이 포함되며, 논문, 뉴스레터, 달력, 핸드북 등의 형태로 제공된다.
- 멘토링과 정서적 지지
  가정방문을 통한 멘토링, 다운증후군에 관계된 사회적 사건에 대한 자료 정리, 수화·음악치료·요리·수영강습 등의 무료 프로그램 등을 제공한다.
- 긴급 서비스 및 위기개입
  재정적 위기를 원조하고, 환아 형제를 위한 일시 보호에 관한 정보를 제공한다.
- 연수교육
  건강보호 전문가들을 대상으로 자원 안내, 예방적 의료점검표, 성장 그래프 등을 제공하는 연수교육을 실시한다.

CHAPTER 10

재활의학과 질환

1. 뇌졸중

1) 의학적 이해

(1) 정의

뇌졸중(stroke)은 갑작스런 신경학적 증상을 일으키는 뇌혈관의 과열 혹은 폐색(닫혀서 막힘)에 의한 비외상적인 뇌손상을 말한다. 뇌에 산소와 영양소를 공급하는 혈관에 이상이 생겨 뇌기능 저하를 초래하는 뇌혈관 질환을 총칭하는 말이다. 한의학에서는 사기(邪氣)나 사풍(邪風)에 갑자기 얻어맞고 쓰러진다 하여 졸중풍(卒中風) 또는 줄여서 중풍(中風)이라고 한다.

(2) 분류

뇌졸중을 발생 기전에 의하여 분류해 보면, 그 원인을 크게 허혈성(혈관의 기능적 협착이나 폐색물에 의하여 일어나는 부분적 혈액 부족)과 출혈성으로 나눌 수 있다. 허혈성은 뇌에 혈액을 공급하는 혈관이 막혀서 발생하는 것으로 흔히 뇌경색이라 하며 전체 뇌졸중의 80% 정도를 차지한다. 이는 다시 혈관 내를 떠돌던 덩어리가 혈관에 걸려서 생기는 '뇌색전증'과 혈관 자체의 변성으로 혈관이 막히는 '뇌혈전증'으로 나눌 수 있다.

출혈성은 뇌혈관이 터지면서 혈액 공급이 차단되고 새어 나온 혈액에 의해 뇌

신경이 눌려서 문제를 일으키는 것으로 흔히 뇌출혈이라고 부르며, 전체 뇌졸중의 20%를 차지한다. 이는 뇌 안쪽에서 발생하는 '뇌내 출혈'과 뇌조직 밖에 출혈이 생기는 '지주막하 출혈'로 분류된다. 교통사고와 같은 외상에 의해 뇌출혈이 생기기도 하지만 이는 뇌졸중이라 부르지는 않는다.

(3) 증상

뇌졸중의 치료결과는 증상이 나타난 후 얼마나 빨리 의학적 검사와 치료를 받느냐에 따라 결정된다. 뇌졸중의 증상은 다음과 같다.

① 신체 한쪽에 갑자기 힘이 빠지거나 감각이 둔해진다.
② 시야장애가 생기거나 갑자기 한쪽 눈이 보이지 않는다.
③ 말을 잘 못하거나 발음이 어눌해진다.
④ 어지럽고 걸을 때 휘청거리거나 쓰러진다.
⑤ 전에 경험하지 못했던 심한 두통이 갑자기 생긴다.
⑥ 갑자기 심한 두통과 함께 구토를 한다.
⑦ 의식이 저하되며, 흔들어 깨워도 평소와 다른 반응을 보인다.

위와 같은 증상이 발생하였다가 5~10분 또는 24시간 정도가 지난 후에 정상으로 돌아오는 경우가 있는데, 이를 '일과성 허혈발작'이라고 한다. 뇌경색 환자의 20~40%가 이러한 일과성 허혈발작을 경험하며, 방치할 경우에는 뇌경색으로 진행된다. 뇌졸중 후 발생되는 증상에는 의식장애, 착란(정신착란 또는 혼란이라고도 하며, 급성 중독이나 전염병 따위로 말미암아 의식장애를 일으켜 지각, 기억, 주의, 사고 따위의 지적 능력을 일시적으로 잃어버리는 상태를 말함), 운동 및 감각기능의 손실, 경직, 인지 및 언어장애, 시야결손, 혼수상태 등이 있다.

① 역학 및 위험인자

뇌졸중은 우리나라에서 주요 사망 원인 중 하나이기도 하다. 뇌졸중이 발생하면 약 18%가 사망하고, 약 9%는 완전히 회복되지만 나머지 약 73%는 심한 장애를 남기게 되는 중증 질환이므로 예방이 중요하다. 뇌졸중의 위험인자 중에 예방할 수 없는 인자로는 나이, 민족, 성별, 가족력 등이 있고 예방할 수 있는 인자로는 고혈압, 심장 질환, 당뇨병, 흡연, 고지혈증, 비만, 운동 부족, 스트레스 등이 있다. 뇌졸중의 재발은 급성기 직후에 가장 빈번하다. 뇌졸중이 재발하는 정도는 첫 뇌졸중 생존자에게 5% 정도이며, 5년간의 누적발생 위험률은 42% 정도로 상당히 높은 편이다. 고혈압, 심장 질환, 당뇨병 및 과음이 뇌졸중 재발의 위험요소이다.

② 회복 및 치료

뇌졸중 회복은 두 가지 방식으로 나타난다. 첫 번째 유형은 신경학적인 회복을 말하는데 뇌졸중 직후 마비되었던 기능이 점차 회복되는데 신경학적 회복의 90% 이상이 대개 3개월 내에 일어난다. 두 번째 유형은 기능의 회복을 말하며 뇌졸중 후 신경학적 손상이 남아 있어도 이동능력과 일상생활 기능을 상당 부분 회복할 수 있다.

뇌졸중 환자는 급성기에 폐렴이나 폐색전 등의 합병증으로 사망에 이를 수 있으므로 이에 대한 내과적 치료가 필요하다. 일반적으로 생체 징후가 안정되고 48시간 동안 신경학적 병변(병소 또는 손상이라고 함)의 진행이 없으면 신경학적 안정이 이루어진 것으로 생각하고 재활 프로그램을 시작하게 된다. 뇌졸중에 대한 재활치료의 목표는 환자가 최대한의 기능적 독립을 얻도록 하여 환자와 가족 모두가 이전의 역할을 되찾고 가족과 사회로의 복귀를 촉진시켜서 삶의 질을 높이는 것이다. 이를 위하여 마비된 쪽의 기능을 회복시키고 일상생활에서의 기능, 의사소통 능력, 인지 및 지각기능을 증진시키고 보조기구를 처방하며 사회적, 직업적 환경과 조건을 변형시켜 주는 등 다방면에 걸쳐서 포괄적 치료를 실시하게 된다.

재활치료는 간호, 물리치료, 작업치료, 언어치료, 사회복지, 직업재활 등 여러 분야의 인력이 협력하여 치료를 진행하는 팀 접근방식을 시행하는 것이 바람직하다.

③ 효과 및 예후

뇌졸중 환자의 약 75%는 재활치료 후에 집으로 퇴원한다. 많은 환자가 치료 후 이동능력이나 일상생활 기능을 독립적으로 수행할 수 있으나 사회적, 직업적 결과는 기능적 회복의 정도만큼 좋지는 않다. 퇴원 후 환자는 정신적 부적응과 우울증, 가정과 가족 내에서의 역할 변화, 사회적 상실감, 이동의 불편함, 어깨나 다른 부위의 통증, 불면증, 두통, 어지러움, 경직, 성기능의 감퇴 등과 같은 문제로 고통을 받을 수 있으므로 이에 대한 상담과 치료가 필요하다.

2) 심리사회적 문제와 욕구

파운드 등(Pound et al., 1995)에 의하면 뇌졸중 환자들은 급성기 동안에 그들로 하여금 뇌졸중을 이해하고, 생존을 보증하기 위해 필요한 모든 행동을 취하며, 위기 기간 동안에 위로와 인간적인 따스함을 제공해 줄 수 있는 경험 있고 믿을 만한 전문가를 신뢰하고 싶어 한다. 그들이 받는 임상적 검사와 실제적인 간호뿐만 아니라 환자들은 의료진에 의하여 관심을 받고 있다는 느낌을 중요하게 여긴다.

영국의 '뇌졸중을 위한 국가 임상 안내' 자료에 따르면 환자들은 퇴원 후에 계속적으로 전문적인 보호와 재활 서비스에 접근할 수 있어야 하고 자립적인 생활이 권고되어야 한다. 또한 환자들이 더 활동적으로 된 후에 신체적, 심리사회적 지지와 개인적 지지의 철회, 치료의 중단 등이 고려되어야 한다. 보호자의 정보와 지지에 대한 욕구는 발병 초기부터 고려되어야 한다. 건강 및 사회적 서비스 전문가들은 환자와 가족들이 그들의 욕구에 대한 전문적인 서비스를 제공하는 관공서나 사회복지기관 등에 대한 정보를 가지고 있는지를 확인해야 한다. 환자와 보호자들은 정기적으로 개인적인 심리사회적 및 지지욕구를 점검받아야 한다.

정기적으로 점검받아야 할 항목은 다음과 같은 내용을 포함하고 있다.

- 기분(우울과 불안)
- 인지적 손상
- 통증
- 의사소통의 어려움
- 자제력
- 기능적 능력
- 장비의 필요성
- 사회적 통합

3) 프로그램

캐나다 온타리오에 있는 체독병원(chedoke hospital)에서는 다학제팀을 운영하고 있으며 그들의 역할은 다음과 같다(홍영수, 2009: 160-166).

- 재활의학 전문의 : 뇌졸중을 가진 사람들을 평가하고 처치하는 데 전문성을 가지고 있으며, 환자의 의료적 관리에 책임이 있다.
- 물리치료사 : 환자의 신체적 기능에 대한 기능적 재훈련, 조절 및 강화를 지원하기 위하여 처치 프로그램을 평가하고 제공한다.
- 작업치료사 : 자기보호, 환경수정, 장비에 대한 욕구, 이송과 이동 등을 할 수 있는 전략에 관하여 환자와 가족을 평가하고 권고한다.
- 언어치료사 : 환자의 의사소통 욕구를 파악하고 개별화된 프로그램을 개발한다.
- 재활간호사 : 환자와 가족이 복약, 대소변의 실금, 일상적 간호 등을 포함하는 일상적 간호를 관리하도록 훈련시킨다.

- 재활간호 임상의 : 환자가 입원하기에 앞서 뇌졸중의 구성원으로서 지역사회로 퇴원할 때까지 경로를 추적한다.
- 약사 : 의사에게 자문을 제공하고 환자와 가족에게 복약 문제에 대하여 교육한다.
- 영양사 : 영양상태와 식이상의 필요조건을 파악하고 영양교육과 지지를 제공한다.
- 신경심리학자 : 신경인지적 및 정서적 기능을 평가하고 환자와 가족에게 교육과 지지를 제공한다.
- 사회복지사 : 환자와 가족에게 심리사회적 지지를 제공하고, 정부와 지역사회의 자원을 연결하며 장기보호에 대비한 퇴원계획을 지도한다.
- 지역사회접근보호센터 사례관리자 : 퇴원 시에 필요한 가정 서비스를 파악하고 장기보호를 지원한다.
- 레크리에이션 치료사 : 환자의 여가활동을 평가하고 지역사회 재통합을 지원한다.

2. 외상과 뇌손상

1) 의학적 이해

(1) 정의

외상성 뇌손상(traumatic brain injury)은 교통사고, 운동으로 인한 부상, 폭력 등 외부적 사건에 의하여 뇌가 손상된 것을 말한다. 남자는 모든 연령군에서 높은 위험률을 나타내며, 18세에서 25세 사이의 젊은이들에게는 위험률이 가장 높고, 소아와 노인 등으로 높은 발생률을 보인다. 교통사고, 보행자 사고, 추락 및 상해 순으로 발생하며, 가장 위험한 위험인자는 음주이다.

(2) 평가방법

뇌손상 정도를 측정하는 직접적인 방법이 없으므로 대부분의 병원에서는 글라스고우 혼수척도(Glasgow Coma Scale: GCS)를 사용하여 뇌손상 정도를 평가한다. 외상 후 기억상실증(Post-Traumatic Amnesia: PTA)은 뇌손상의 시점부터 이후의 사건에 대한 기억이 회복될 때까지의 기간을 말한다.

이 기간 동안 환자는 혼수상태에서는 벗어났으나 지남력 및 기억력은 상실되어 있다. 이것은 최근 지남력 및 기억력 상실증 검사로 측정한다. 그 외에 컴퓨터단층촬영(CT), 자기공명영상장치(MRI) 등의 뇌영상 진단, 뇌파검사, 체성감각유발전위검사, 신경심리학적 검사 등이 시행된다. 회복 정도를 측정하는 도구 중에서 가장 흔히 쓰이는 것은 글라스고우 결과척도이다.

(3) 분류

외상성 뇌손상 환자의 손상 정도는 주로 충격의 가속과 감속에 의한 전달력의 정도에 직접 관련이 있고 회전력 등에 의한 손상이 최종적인 손상 정도에 부수적으로 기여한다. 임상적으로 경도, 중등도, 중증 및 식물인간 상태의 네 단계 손상군으로 분류한다.

경도의 뇌손상은 가장 흔한 뇌손상으로 과거에는 뇌진탕 후 증후군이라 불리었던 것으로 뇌손상을 받을 때 짧은 시간의 의식 소실이 있으며, 계속적인 국소적, 신경학적 결함은 없으나 미미한 신경심리학적, 행동적 결함이 있을 수 있는 경우이다. 과거에는 별로 중요하게 여기지 않았지만 최근에는 일부 환자에게서 신경해부학적 병변이 발생하고 영구적인 손상이 지속된다고 알려져 있어 중요하게 여겨지고 있다.

특징적 증상으로는 두통, 현훈, 집중력의 저하, 기억상실, 피로 및 자극 과민성 등을 보일 수 있다. 최근에 인정되고 있는 진단기준은 20분 미만의 짧은 의식 소실, 뇌손상 후 의식 수순을 평가하는 글라스고우 혼수척도로 평가하여 13점 이상, 국소적, 신경학적 증상이 없고 뇌 단층촬영 상에 이상 소견이 없으며 병원에서 48

시간 이내에 퇴원한 경우로 대부분 진단한다.

중등도의 경우 경도와 중증의 중간에 해당하며, 진단기준은 최초 글라스고우 혼수척도로 평가하여 9에서 12점 정도의 환자들이나 외상 후 기억상실이 1시간에서 24시간 사이의 환자들이 해당된다.

중증의 경우는 의식은 회복했으나 명백한 장애를 갖게 되는 환자들로 최소한 6시간 이상의 의식소실이 있었던 환자를 말하며, 이 환자군은 전체 외상성 뇌손상 환자의 10%를 차지한다.

식물인간 상태는 주위 환경을 알지 못하며, 말을 하거나 수의적 운동을 하지 못하는 경우이다. 그러나 수면과 각성, 하품, 입맛 다시기, 동통 자극에 대한 회피반응 및 기타 하부 뇌조직에 의한 반응들은 볼 수 있는 단계를 말한다.

(4) 치료

급성기 뇌손상 환자의 재활을 위해서는 관절구축(근육, 관절 지지조직의 섬유증이나 근섬유의 장애에 의해 근의 수동적 신전에 일정한 고도의 저항이 있는 상태)이나 욕창 같은 합병증 방지 및 경직, 영양, 실금(소변이나 대변이 무의식 또는 의도나 의지와 관계없이 배출되는 상태) 등의 관리, 골절 같은 정형외과적 문제의 조기치료 등을 통하여 나중에 생길 수 있는 장애를 최소화할 수 있다.

이후 눈을 뜨면서 수면과 각성 주기가 생기고, 그다음 지시를 따라하게 되며 최종적으로 말을 하게 된다. 무의식 상태의 환자가 의식을 회복할 가능성은 손상 원인, 연령, 무의식 상태의 기간에 따라 달라지는데 무의식 상태의 기간이 1개월인 경우 손상 1년 후에 의식을 회복할 가능성은 40~50%에 이르나 이 기간이 3개월이면 36%, 6개월이면 21%로 떨어진다.

뇌손상으로 인한 합병증으로는 경직, 외상성 간질, 외상성 수두증, 뇌신경 손상, 호흡기 합병증, 연하 곤란(삼키기와 마시기가 힘듬) 등에 의한 영양장애, 위장출혈 등에 의한 소화기장애, 배변장애, 성기능 및 생식기능 장애 등이 있다.

2) 심리사회적 문제와 욕구

어떤 뇌손상은 증상이 가볍고 시간이 지나면 사라지기도 하지만 어떤 것은 심각하고 영구적인 장애로 남을 수도 있다. 뇌손상이 장기적이거나 영구적인 경우에는 평생 재활이 필요할 수도 있다.

뇌손상의 결과는 다음과 같은 상황을 포함할 수 있다.

- 인지적 장애 : 혼수, 혼란, 짧아진 주의집중 시간, 기억 문제와 기억상실, 판단의 어려움, 추상적 개념 이해 불가, 지남력 상실, 1단계 또는 2단계 이상의 명령을 동시에 받아들이지 못함 등
- 운동능력 장애 : 마비 또는 약화, 경련, 균형감 약화, 지구력 감소, 순발력 감소, 떨림, 연하 곤란, 조정능력 감소 등
- 지각적 또는 감각적 장애 : 청각, 시각, 미각, 후각 및 촉각 등의 변화, 신체 일부 감각의 상실 또는 두드러진 감각 등
- 의사소통과 언어장애 : 실어증, 실행증, 말이 느리거나 머뭇거림, 어휘의 감소, 쇼핑이나 지불 등의 어려움, 직업적 문제에서의 어려움, 운전을 하거나 기계를 조작할 수 없음 등
- 사회적 장애 : 사회성 손상으로 인한 자기중심적 행동, 친구를 사귀거나 유지하는 데 있어서의 어려움, 사회적 상호작용의 뉘앙스를 이해하고 반응하는 데 있어서의 어려움 등
- 조절장애 : 피로, 수면 패턴이나 식습관 등의 변화, 현기증, 두통, 내장과 방광의 조절능력 상실 등을 포함하는 조절장애
- 인격 또는 정신장애 : 무감동, 의욕 감소, 정서장애, 과민성, 불안과 우울, 화 폭발, 공격성과 저주, 욕구 불만에 대한 내성 감소와 부적절한 성행동을 포함한 탈 억제력 등

- 외상성 간질 : 대부분의 발작은 손상 후 즉시 또는 처음 1년 이내에 일어나지만 그 후에 나타날 수도 있다. 간질은 전신 발작과 부분 발작 모두를 포함

3) 프로그램

미국 오하이오주립대학(The Ohio State University) 메디컬센터의 뇌손상 환자 재활 프로그램은 급성치료 단계 동안에 시작한다. 환자의 상태가 개선됨에 따라 더 광범위한 재활 프로그램이 시작된다. 재활의 성공은 뇌손상의 성질과 심각성, 손상과 장애의 유형과 정도, 환자의 전반적인 건강상태, 가족의 지지 등에 달려 있다. 가정이나 지역사회에서 환자의 능력이 극대화되도록 하는 데 초점을 맞추는 것이 중요하다. 긍정적 강화는 자존감을 향상시키고 독립성을 증진함으로써 회복을 돕는다. 재활의 목표는 가능한 최상의 기능수준과 독립성으로의 회복을 도와 신체적, 정서적, 사회적으로 전반적인 삶의 질을 개선하는 것이다.

재활 프로그램은 다음의 내용을 포함할 수 있다.

- 일상생활 동작을 포함한 자기보호 기술 : 식사, 몸차림, 목욕, 착탈의, 성기능
- 신체관리 : 영양 섭취, 복약, 욕창에 관련된 피부관리
- 이동기술 : 걷기, 이동, 휠체어 운전
- 의사소통 기술 : 말하기, 쓰기, 의사소통을 위한 대안적 방법
- 사회화 기술 : 가정 또는 지역사회 내에서의 상호작용 기술
- 인지적 기술 : 기억, 집중, 판단, 문제해결 등
- 직업훈련 : 직업 관련 기술
- 통증관리 : 복약, 통증관리를 위한 대안적 방법
- 심리검사와 상담 : 문제의 확인과 사고, 행동, 정서적 문제의 해결
- 가족 지지 : 생활양식의 변화, 재정적 문제 및 퇴원계획 등에 대한 지원
- 교육 : 뇌손상, 안전 문제, 가정보고 욕구 및 적응 기술 등에 대한 환자와 가족의 교육

또한 뉴욕에 있는 뇌손상 환자 재활을 돕는 비영리기구인 피닉스 프론티어(phoenix frontier)에서 제공하는 프로그램은 다음과 같다(홍영수, 2009: 172-179).

- 독립생활 기술훈련 : 요리, 쇼핑, 은행 일 등과 같은 실제적인 기술에서의 독립성 향상에 초점을 맞춘 일대일 지원이 제공된다. 재활 서비스는 뇌손상이 있거나 다음 사항에 해당하는 훈련을 필요로 하는 사람들에 대한 사전평가, 훈련과 지도감독, 지원 등을 포함할 수 있다. 필요로 하는 훈련으로는 자기관리, 업무완수, 의사소통, 복약관리, 지역사회 교통수단 이용, 감각/운동 기술, 부적응 행동의 감소/제거, 문제해결 기술, 금전관리, 가사생활 유지 등이 있다.
- 가정 및 지역사회 재활 지지 서비스 : 피닉스 프론티어를 방문할 수 없는 사람들이 가정과 지역사회에 안전하게 거주할 수 있도록 돕기 위해 안내와 지지를 제공한다. 서비스에는 사회화와 지도감독뿐만 아니라 목욕, 개인위생, 착탈의, 음식 준비, 식사, 가사생활, 세탁, 교통수단 이용, 장보기 등의 일상생활에 대한 지원 및 훈련과 지도감독 등을 포함한다.
- 지역사회 통합 상담 : 참가자와 그의 가족 구성원들이 정서적 및 심리적 욕구를 충족하도록 돕는다.
- 집중적인 행동 프로그램 : 도발적인 행동을 감소시키기 위한 직접 지원이 뇌손상자들에게 제공된다. 직원은 참가자, 가족 구성원, 보호자들을 지원하기 위한 지지 전략을 개발한다.
- 구조화된 낮 프로그램 : 이 프로그램은 여가와 교육활동에 초점을 맞춘 환경을 제공한다. 이것은 참가자들이 사회기술을 훈련하고 지역사회에 재통합되도록 하는 데 도움이 되는 유용한 수단이다. 사람들은 외식, 쇼핑, 컴퓨터 수업, 운동, 동료상담, 야외여행, 음악 감상 등을 선택할 수 있는 다양한 기회를 가진다.

3. 척수손상

1) 의학적 이해

(1) 정의

뇌의 아래에 붙어 있는 중추신경계(뇌와 척수로 구성되며, 전신활동을 직접 조절함)의 하나인 척수는 말초로부터 말초신경을 통해서 들어오는 신체 내외의 모든 변동에 관한 정보를 받아들여 상위중추인 뇌로도 보내고, 또 뇌에서 이것을 정리, 분석, 통합한 후 어떤 결정을 내려 다시 말초신경을 통해 신체 각 부위에 전달하여 적절한 신체반응과 정신활동까지도 할 수 있게 한다.

척수손상(spinal cord injury)은 손상된 척수 이하 부위에서 감각의 상실과 운동능력의 마비를 주된 증상으로 하는 질환이다. 하반신 마비 또는 하지마비라 하는 경우는 대개 흉추부 이하에서 손상이 있는 경우로 상지의 기능은 남아 있고 몸통과 하지의 마비가 온 것을 말한다. 사지마비라고 하는 것은 경추부의 손상으로 상지의 기능도 마비된 경우를 말하며 대부분의 척수손상은 방광과 장의 조절기능의 소실을 동반하게 된다.

척수손상 부위를 결정하는 기준은 마지막 정상 신경절 부위를 기준으로 하는데 미국척수손상협회(America Spinal Injury Association: ASIA)에서 제시한 '척수손상의 신경학적 및 기능적 분류의 국제기준'에 따른다.

[표 10-1] 미국척수손상협회 장애등급 기준

분류	내용
A. 완전손상	제4~5 천추 신경근까지 운동 및 감각 손실
B. 불완전손상	손상 부위 이하에 감각기능 남아 있음
C. 불완전손상	손상 부의 이하에 운동기능이 남아 있으나 대부분의 주요 근육 근력이 3/5 미만
D. 불완전손상	손상 부의 이하에 운동기능이 남아 있으나 대부분의 주요 근육 근력이 3/5 이상
E. 정상	운동 및 감각기능 정상

(2) 역학 및 원인

척수손상은 40세 미만의 연령군에서 가장 많이 나타나는 것으로 보고되고 있다. 척수손상의 70%는 외상에 의한 것이고 30%는 병에 의한 것이다. 외상에 의한 척수손상의 원인에는 교통사고가 50%로 가장 많고, 다음은 산업재해 등으로 인한 추락사고가 15%를 차지한다. 그 외의 원인으로는 스포츠 손상, 총기, 흉기사고 등이 있다. 40세 이상에서는 척수 주위의 암, 척추 퇴행성 병변 등의 비외상성 병변도 원인이 된다.

(3) 증상 및 치료

척수손상의 증상은 그 손상의 위치에 따라 다양하게 나타나며, 거의 신체의 전 기관이 영향을 받게 된다. 척수손상 환자는 신경의 손상으로 인한 감각의 상실과 근육 운동기능의 마비로 인한 기능의 상실이 주된 문제이다. 이외에도 동반될 수 있는 다양한 증상들이 있는데, 내분비 및 대사 이상, 골다공증과 골절, 심혈관계 이상, 자율신경 반사 이상, 호흡기계의 합병증, 위장관 질환, 신경인성 방광, 경직, 이소성골화증, 척수공동증, 동통 등의 문제가 수반될 수 있다. 그 외에 13% 환자에서 우울증이 보고되었고 약 6% 환자에서 자살이 보고되고 있으며 이는 전체 일반 자살률보다도 높은 수치이다.

치료를 위해서 환자를 이송할 때는 척추가 움직이지 않도록 고정을 하는 것이 중요하며 급성기 치료에서는 기도유지, 호흡유지, 혈액 순환을 확보한 후에 방광 도뇨관(소변줄)을 삽입하고 비강 영양튜브를 삽입하며 수분 및 전해질 균형을 유지한다. 신경 회복을 위한 약물요법, 척추안정성의 유지 등이 필요하고, 욕창 예방을 위해 가능한 한 두 시간마다 체위를 변경시키고 공기침대나 쿠션을 사용한다. 감각 상실과 근육 운동기능에 대한 치료는 환자의 남아 있는 기능에 따라 목표를 정하여 최대한 독립적으로 일상생활 동작의 수행을 가능하게 하는 것으로 물리치료, 작업치료, 보조기의 이용, 기능적 전기 자극 등을 이용할 수 있다.

완전손상인 경우에는 손상 부위에 따라 일반적으로 가능한 기능이 정해지지만 모든 환자에게 일률적으로 적용될 수는 없다. 구체적인 기능 회복 목표는 나이, 체중, 고정기구 사용 여부, 경직, 관절구축, 동반손상 여부, 환자의 의지, 경제적 여건 등의 요인을 고려하여 목표를 설정한다. 불완전손상 환자는 불완전 정도에 따라 기능에 큰 차이가 나므로 각 개인의 운동기능에 따른 치료 목표 설정이 필요하다.

(4) 예후

손상 후 72시간의 신경학적 검사 결과가 예후 판정에서 가장 중요하다. 척수충격이 동반된 경우에는 없는 경우보다 예후가 나쁘며 척추 전위가 30% 이하이고 나이가 30세 이하라면 회복 가능성이 더 높다.

완전손상보다는 불완전손상이 예후가 좋고 운동기능이 부분적으로나마 남아 있는 경우는 87%에서 보행이 가능하다. 재활치료를 받는 환자의 1/3 환자가 퇴원 시 걷는 능력을 회복하는 것으로 알려져 있으나 점점 불완전손상의 빈도가 높아지고 손상된 척수의 재생에 대한 연구도 발전함에 따라 신경학적인 회복의 정도가 높아져 보행능력을 회복하는 비율도 늘어날 것으로 예측된다.

2) 심리사회적 문제와 욕구

척수손상 환자들은 장애에 대한 적응, 역할 변화, 욕구 변화 등의 심리사회적 문제에 직면하게 된다.

(1) 장애에 대한 적응

척수손상 또는 장애에 대한 적응은 평생 계속되는 과정이다. 어떤 사람이 손상을 입게 되면 상실을 다루고, 손상에 대한 모든 것을 배우는 것에 초점을 둔다. 환자가 새로운 기술을 받아들이고 배우고, 숙달하게 됨에 따라 일상의 삶 속에서 그것들을 통합하게 된다.

이러한 것들은 전형적으로 급성기 재활치료를 지나 퇴원한 후에 그리고 실제 세계의 맥락 안에서 일어난다. 목표는 장애가 허락하는 만큼의 독립적인 방식으로 자신을 보호하는 것과 장애에만 초점을 두는 삶이 아닌 다른 삶을 만드는 과정을 시작하는 것이다.

- 초기의 적응 문제는 척수손상 환자가 무엇을 의미하는지를 배우기, 계속 변화하는 정서적 반응을 다루기, 생산적인 사람이 될 것이라는 것에 대한 의심, 삶이 더 이상 가치가 있는가에 대한 의문, 독립성의 상실, 모든 신체적 변화의 맥락 안에서 자기를 돌보는 것을 배우기, 독립성을 다시 획득하기 등을 포함할 수 있다.
- 초기의 적응 후에 일어나는 적응 문제는 환자가 배운 것을 일상생활에 통합하기, 다른 수준의 독립성으로 나날을 살기, 가정·직장·지역사회에서 자신을 재확립하기, 일·부모역할·여가 등과 같은 활동을 변화시키거나 적응하기, 새로운 흥밋거리를 개발하기 등을 포함할 수 있다.
- 평생 계속되는 적응 문제는 장애를 가지고 의미 있는 삶을 살기(목적과 성취의 느낌을 주는 삶)를 포함할 수 있다.

환자가 독립성을 재획득하고 지역사회로 다시 자신을 통합시킴에 따라 그들은 장애를 넘어서 움직일 수 있고, 의미 있고 목적 있는 삶을 살아가는 다른 국면을 맞이할 수 있다.

(2) 역할의 변화

손상이 일어날 때 사람이 그의 삶 어디에 있는가에 따라 역할은 바뀔 수도 있고 없어질 수도 있다. 전형적으로 환자가 가지고 있는 역할과 다른 사람들이 가지고 있는 역할 간에는 긴장이 존재한다. 환자는 자신의 역할을 수동적인 것으로 볼 수도 있다. 그들은 효과적이고 생산적이며, 의미 있는 방법으로 일하여 부모역할을 하고 배우자와 동반자가 되는 방법을 개발할 필요가 있는 것이다. 파트너와 배우자가 보호자 역할을 할 때 이것은 어려울 수도 있고 상당한 재작업을 필요로 할 수도 있다.

이러한 역할 변화는 다음을 의미할 수도 있다.

- 가족 및 친구와의 관계가 변화할 것이다.
- 당신은 당신의 사회적 망에 대한 공헌자가 아닌 환자로서 보일 수도 있다.
- 당신은 당신의 역할을 교정하거나 자신을 위한 새로운 역할을 개척할 필요가 있을 것이다.
- 당신은 예전보다 누군가에게 더 의존적일 수 있다.
- 책임성은 잃게 되고 새로운 것이 얻어질 수도 있다.
- 당신은 재정적으로 누군가에게 의존할 수도 있다.

(3) 욕구의 변화

특별한 정신건강 또는 문화적 적응 문제가 있을 수도 있는데 이러한 것들은 회복과 적응과정에 관계된 모든 사람에게 영향을 미칠 수 있다.

- 정신건강 : 우울과 불안은 손상과 그 이후의 장애에 대한 매일의 결과에 대해서 뿐만 아니라 신체적 변화에 대한 정상적인 반응이다. 어떤 환자들 그리고 가족들은 투약이나 상담으로 이익을 얻고, 다른 사람들은 가족과 친구들의 지지로 잘 지낸다. 정서적 반응은 환자가 치료에 대한 참여를 제한하거나 방해하면서 계속된다면 문제가 된다.
- 문화적 적응 : 환자와 가족은 장애를 어떻게 이해하는가? 장애를 가진 사람들은 환자와 가족에게 어떻게 보이는가? 가족, 지역사회는 도움을 위한 자원인가 아니면 고립을 가져오는 힘인가? 등에 대해 다양한 방향에서 생각해 보고 가족 및 전문가와의 대화를 통해 적응해 나간다.

장애는 환자의 삶에 중요한 부분일 수 있지만 유일한 부분은 아니고 그럴 수도 없다. 다른 관심거리나 활동이 없다면 환자는 빠르게 고립될 수 있기에 사람들은 자신을 단지 일부분 이상의 존재로 볼 필요가 있다. 그들은 완전한 사람이 되도록 자신을 둘러싼 세계에 완전히 관여시키고 활동적이고 의미 있는 삶을 살 필요가 있다.

3) 프로그램

미국 오하이오주립대학(The Ohio State University) 메디컬센터의 척수손상 환자 재활 프로그램은 급성치료 단계 동안에 시작한다. 환자의 상태가 개선됨에 따라 더 광범위한 재활 프로그램이 시작된다.

재활 프로그램의 내용은 다음과 같다.

- 일상생활 동작을 포함한 자기보호 기술
- 신체관리
- 이동기술
- 호흡기 관리 및 치료
- 의사소통 기술을 위한 대안적 방법
- 사회화 기술과 상호작용 기술
- 직업훈련 및 관련 기술
- 통증과 근육경련 관리
- 심리상담을 통한 문제의 확인과 사고, 행동, 정서적 문제의 해결
- 가족 지지와 생활양식의 변화, 재정적 문제 및 퇴원계획 등에 대한 지원
- 척수손상, 가족보호 욕구 및 적응기술 등에 대한 환자와 가족의 교육 훈련

미국 뉴욕 버크재활센터의 척수손상 재활 프로그램에서는 전문가들로 구성된 치료팀이 신경학적 및 신체적 회복을 극대화하기 위하여 노력하고 있다. 팀에는 재활의학 전문의, 물리치료사, 작업치료사, 언어치료사, 치료레크리에이션 지도자, 신경심리학자, 간호사, 사회복지사, 목사 등이 포함되어 있다.

환자와 가족을 위한 맞춤식 재활 프로그램을 개발하여 왔으며 치료계획에 장단기적 목표, 사후 지도 서비스, 아급성(급성과 만성의 중간 성질) 보호 의뢰, 주거환경 개조 등을 포함시키고 있다. 가족 구성원을 위한 지지가 사회복지사, 신경심리학자와 함께하는 가족회의를 통하여 제공되며 버크 척수손상 재활 프로그램은 다음을 제공한다(홍영수, 2009: 188-196).

- 의료적 관리
- 개별화된 목표 지향적 치료계획
- 계속적인 진단적 평가
- 재활간호
- 움직임과 기능을 개선하기 위해 설계된 물리치료
- 일상생활 기술을 증진시키기 위한 작업치료
- 언어치료
- 레크리에이션 치료
- 신경심리학적 치료
- 영양 교육
- 환자와 가족회의
- 대처기술 토론집단 교육 등
- 영적 보호
- 로봇치료 : 임상실험 중

11
CHAPTER

내과 질환

1. 당뇨병

1) 의학적 이해

(1) 정의

당뇨병(diabete mellitus)은 고혈당을 특징으로 하는 일련의 대사질환군으로 고혈당은 인슐린의 절대적 또는 상대적 결핍 또는 표적장기에서의 인슐린 저하작용(인슐린 저항성)의 결과로 이해된다.

(2) 분류

1997년 이전까지는 몇 가지 임상기준에 따라 인슐린 의존형 당뇨병과 인슐린 비의존형 당뇨병으로 나누었고 그 외에도 임신성 당뇨병, 영양실조성 당뇨병, 기타 당뇨병 등으로 구분하였다. 그러나 이들 분류는 임상양상이나 치료 관점과 발병 기전 기준이 혼재되어 혼동을 초래하였다. 이에 1997년 미국당뇨병학회(American Diabetes Association: ADA)의 지원을 받은 당뇨병의 진단기준 및 분류에 대한 전문위원회는 새로운 분류를 발표하였다. 세계보건기구(WHO)에서도 동일한 기준을 인정하고 있다.

새 기준에서는 제1형 당뇨병, 제2형 당뇨병, 임신성 당뇨병 등을 포함한 기타 유형으로 구분된다. 제1형 당뇨병은 유전적 감수성, 자가반응 임파구에 의한 췌도세포의 파괴, 바이러스 등이 원인으로 생각되며, 제2형 당뇨병은 유전적 인자, 환경적 요인, 환경인자와 유전인자의 상호작용 등이 원인으로 생각된다.

세계보건기구(WHO)의 권장으로 15세 이전에 발병하는 당뇨병의 대다수는 제1형 당뇨병이지만, 어린이에게도 간혹 성인형(또는 비만형) 당뇨병이 있으므로 소아당뇨병이라 함은 소아기에 발병하는 연소형과 성인형 당뇨병의 총칭이라 할 수 있다.

(3) 유병률

한국보건사회연구원 자료에 따르면 2004년 기준 당뇨병의 유병률은 약 13%이다. 임신성 당뇨병은 임신 중에 처음 진단된 당뇨병으로, 임산부의 1~14%에서 발견된다.

소아당뇨병의 유병률은 세계적 통계로는 학령기 아동 1,000명 중 2명꼴인데, 연령에 따라 차이가 있다. 남녀 발병 빈도는 비슷하나 사춘기 연령에서는 여아가 좀 더 많이 발병하는 경향이 있다. 사회경제적 수준과는 관계가 없으며 사춘기 연령에서 가장 많이 발병되고 다음으로 5~7세에 많이 발병된다.

5~7세에서는 단계생활이 시작되는 시기로 많은 사람과 접촉하므로 바이러스 감염 기회가 많아지기 때문이다. 그리고 사춘기 연령에서는 성 호르몬과 성장 호르몬이 많이 분비되는 시기이므로 이들 호르몬의 혈당 증가 작용으로 당뇨병이 발병될 잠재성이 있는 아이가 당뇨병으로 발현되기 때문이라고 설명하고 있다.

(4) 증상

당뇨병은 고혈당을 특징으로 하지만 탄수화물, 지방질 및 단백질 대사의 광범위한 이상을 초래하며, 그 원인은 내분비계 이상에 있지만 병의 발현은 대사질환의 양상을 띤다.

특징적인 증상은 피로감, 갈증, 다음(多飮, 물을 많이 마심), 다뇨(多尿, 소변을 많이 봄), 가려움 및 이유 없는 체중감소 등이다. 제1형 당뇨병은 대개 인슐린 결핍으로 혈액 내 포도당과 지방산이 축적되어 삼투압이 증가하며 케톤증이 초래된다. 그러나 제2형 당뇨병은 무증상인 경우가 많아서 혈당 또는 요당검사에서 우연히 발견되는 경우가 많고, 드물게는 심근경색증이나 망막병증이 먼저 발견되고 당뇨병 상태는 뒤에 발견되기도 한다.

(5) 진단

다음, 다뇨, 다식(多食, 많이 먹음), 설명되지 않는 체중감소 등 당뇨병의 전형적인 증상이 있으면서 식사시간과 관계없이 측정한 정맥혈장 혈당이 200mg/dL 이상일 경우 또는 공복 시 정맥혈장 혈당이 126mg/dL 이상일 때에도 당뇨병으로 진단된다.

(6) 합병증

만성합병증으로는 시력 상실을 초래할 수 있는 당뇨병성 망막증, 신부전을 초래할 수 있는 당뇨병성 신증, 족부궤양과 하지절단의 위험을 증가시키는 말초신경병증, 위장관, 비뇨생식계 및 심혈관계 증상이나 성기능 장애를 초래할 수 있는 자율신경병증 등의 미세혈관 합병증이 있다. 또한 죽상경화증에 의한 관상동맥질환, 뇌혈관 질환, 말초혈관 질환 등 대혈관 합병증 발생이 증가되어 있다.

조절되지 않는 당뇨병에서 발생할 수 있는 치명적인 급성대사성 합병증으로는 주로 제1형 당뇨병에서 당뇨병성 케톤산증, 제2형 당뇨병에서 고삼투압성 비케톤성 당뇨병성 혼수가 나타난다. 이 둘은 공통적으로 인슐린의 절대적 또는 상대적 결핍, 탈수, 의식장애 등과 연관되어 있다.

2) 심리사회적 문제와 욕구

캐나다 당뇨협회(Canadian Diabetes Association) 전문가위원회에 의하면 당뇨의 진단 그리고 자기관리에 관련된 심리사회적 문제는 삶의 질의 손상으로부터 임상적으로 유의미한 우울 그리고 불안장애에 이르기까지 어디에서든지 나타날 수 있다.

성인과 아이들은 모두 질환에 대한 적응과 관련된 문제에 직면한다. 진단 후 1년 내에 적응 문제를 해결하지 못하는 사람들은 식이요법, 혈당 조절, 심리사회적 어려움 등으로 위험에 처한다. 자기행동 관리와 혈당 조절에 대해 부정적인 영향을 미칠 수 있는 심리사회적 요인은 다음과 같다.

- 일반적인 그리고 당뇨로 인한 스트레스
- 부적절한 사회적 및 가족 간의 상호작용
- 당뇨의 특성에 대한 그릇된 신념
- 빈약한 대처기술

많은 문화권에서 제1형 당뇨병 및 제2형 당뇨병을 가진 성인들은 자기관리에 대한 부정적인 영향과 함께 진단에 관련된 많은 심리적 고통을 보고한다. 당뇨의 진단은 가지고 있던 정신적 장애를 촉진하거나 악화시킬 수도 있다. 삶의 질은 정신장애와 합병증의 존재에 의하여 영향을 받기 때문에 우울, 불안, 섭식장애와 같은 잠재적인 정신의학적 상태를 확인하는 것은 중요하다.

(1) 우울

우울 증상은 일반인구 집단에 비해서 당뇨를 가진 사람들에게 공통적으로 나타난다. 그리고 주요 우울장애는 당뇨 환자의 약 15%에서 나타나며 성인과 아동에게 있어서 우울장애는 부적절한 자기관리 행동, 부적절한 혈당 조절, 합병증, 감소된 삶의 질과 심리적 안녕, 증가된 가족 문제, 더 많아진 건강관리 비용 등과 관계가 있다.

(2) 불안

공포장애와 범불안장애의 유병률은 제1형 당뇨병을 가진 사람들에게서 높다는 증거들이 나타나고 있다. 범불안장애는 일반인구 집단과 비교하여 당뇨 환자들에게 증가되고 있는 것으로 보인다. 당뇨 환자의 40%는 약간의 불안 증상을 가지고 있으며, 저혈당에 대한 공포는 당뇨 환자들에게 특별한 것이 아니다.

최근의 연구는 제1형 당뇨병과 제2형 당뇨병 환자들에게서 나타나는 임상적으로 유의미한 불안장애는 빈약한 혈당 조절과 관계가 있다는 것을 보여 준다.

(3) 섭식장애

섭식장애는 종종 젊은 여성과 제1형 당뇨병을 가진 여자 청소년에게서 관찰되며, 부적절한 혈당 조절, 장기적인 합병증의 증가된 위험과 관계되어 있다. 섭식장애와 당뇨에 대한 연구는 당뇨를 가진 소녀들의 폭식증 유병률이다. 건강한 집단에 비해 더 높다는 것을 보여 주었고 제1형 당뇨병을 가진 젊은 여성과 여자 청소년들은 정기적으로 섭식장애에 대해 검사를 받아야 한다. 섭식장애를 가지고 있거나 의심이 되는 사람들은 그 장애를 다루는 지식이 있는 의료진 및 정신보건 전문가에게 의뢰되어야 한다.

3) 프로그램

(1) 다분야 당뇨 집중교육 프로그램의 예

네덜란드 그로닝겐 대학교(University of Groningen)의 키어즈 등(Keers et al., 2004)은 당뇨 관련 비용을 유의미하게 감소시키고 참가자들의 혈당 조절과 당뇨 관련 고통을 유의미하게 개선시킨 것으로 입증된 '다분야 당뇨 집중교육 프로그램(MIDEP)'을 소개하였다.

MIDEP는 혈당 조절이나 당뇨에 관련된 심리사회적 문제에 있어서 자기관리에 어려움을 가지는 당뇨 환자들을 위해 제공된다. 환자들은 외래진료소로부터 의뢰된다. MIDEP는 집단 회합(6~9명의 환자로 이루어진 고정집단)으로 진행되며, 총 10일간의 핵심교육과 10주 기간 내 약간의 개인별 지지로 구성된다. 추적 방문은 핵심교육 후에 이루어지며 교육 개시 후 16주, 22주, 1년째에 이루어진다. 1년 후의 추적 회합은 피드백을 주고받기 위해서만 이용하므로 치료로 간주되지 않는다. 환자 참가자들은 5개월 동안 규칙적인 외래치료가 배제되는 셈이다.

당뇨 교육팀은 당뇨 전문간호사, 내분비 전문의, 영양사, 사회복지사, 심리사, 물리치료사, 작업치료사, 운동치료사 등으로 이루어지며 그들은 밀접하게 함께 일한다.

프로그램은 환자들이 그들의 치료 목표를 정하고, 도달하도록 능력을 강화시키는 것을 목표로 한다. MIDEP는 일련의 당뇨 관련 주제를 강조하며 자기관리, 식이요법, 운동, 일상적 활동, 고용, 당뇨의 심리사회적 측면, 행동적 대처 전략에 대한 회합을 가진다. 프로그램은 4단계 학습으로 진행된다.

1단계에서 주체가 도입되고, 2단계에서 집단토론 또는 실천이 이루어지며, 3단계에서 환자가 그들의 일상생활에서 특정 측면에 적응하는 방법을 계획하고, 4단계에서 그것이 평가된다. 이러한 접근을 하면서 환자들의 경험과 MIDEP에 입원하면서 세운 목표가 설명된다. 단지 환자들이 우선적으로 해야 하는 것만을 지향하는 교육은 당뇨 자기관리의 필수적인 측면을 놓칠 위험이 있기 때문에 MIDEP는 당뇨 자기관리에 대한 모든 관련된 주제들을 다루는 교육적 구조를 제공한다.

(2) 심리사회적 서비스

당뇨 환자에 대한 심리사회적 서비스는 다음과 같이 이루어질 수 있다. 사회복지사는 당뇨 환자와 가족을 위한 심리사회적 서비스를 전달하는 데 있어서 유능성을 발휘해야 할 것이다.

① 선별

모든 당뇨 환자와 그의 가족들은 심리적 및 사회적 곤경의 증상에 대해 정기적으로 검사를 받아야 한다. 건강보호 전문가들은 스트레스, 사회적 지지, 건강하지 못한 자기보호 행동, 합병증의 위험에 대한 건강신념, 치료효능감, 정상기능이 방해받는 정도 등에 대하여 감정이입적이지만 솔직한 개방형 질문을 사용함으로써 심리적 요인들을 적극적으로 탐구해야 한다. 당뇨를 가진 사람들은 직접적인 질문을 통해서 또는 표준화된 도구를 가지고 우울과 불안에 대해 정기적으로 검사를 받아야 한다.

② 개입

당뇨에 대한 적응을 향상시키고 스트레스를 감소시키기 위해 예방적인 심리적 개입이 모든 1차 보호와 자기관리 교육에 포함되어야 한다. 아동과 성인을 위한 효과적인 개입은 심리사회적 지지, 피드백과 강화, 대처기술 훈련, 인지행동치료, 가족행동치료 등을 포함한다. 당뇨에 대한 심리적 적응을 향상시키고 잠재적으로 심리적 고통을 예방하는 데 있어서 치료와 교육에 대한 의사결정에 환자의 참여를 증가시키는 접근이 '내가 말하는 대로 해라'는 식의 접근보다 더 효과적이다.

차선으로 자기치료나 유의미한 심리적 증상을 가진 사람들에게 인지행동치료 또는 가족행동치료를 사용하는 집중적 개입이 고려될 필요가 있다. 이 문제들은 당뇨진료팀 내에 있는 심리사회적 서비스와 지역사회 내에서의 자원들을 사용하면서 다루어져야 한다. 소아인구 집단에 대하여 심리교육을 포함하는 집중적인 사례관리가 필요할 수도 있다.

다체계적 치료는 혈당 조절이 잘 되지 않는 청소년들의 당뇨 관련 스트레스를 감소시키고, 혈당 조절을 개선하며 입원을 감소시키기 위하여 이용될 수 있다. 항우울제 투약과 인지행동치료는 당뇨를 가진 성인의 우울을 치료하는 데 있어서 특히 효과적인 것으로 보인다(홍영수, 2009: 98-107).

[표 11-1] 당뇨관리 교육내용과 담당자

회	교육내용	담당자
1	당뇨의 진단과 치료	내분비내과 전문의
	혈당관리	간호사
	식사요법	영양사
2	운동요법	운동처방사
	생활관리	사회복지사
	약물요법	약사

2. 만성신부전

1) 의학적 이해

(1) 신장의 기능

신장은 복부 뒤쪽에 척추를 사이에 두고 좌우에 하나씩 있다. 신장은 노폐물을 배설하는 기능뿐만 아니라 산염기의 균형을 유지하고, 수분과 전해질의 균형으로 체액량을 유지하며 혈압을 조절한다. 이외에도 신장은 조혈작용을 돕고 비타민D를 활성화하여 칼슘의 재흡수에 관여하는 등 중요한 역할을 담당하고 있다. 그러므로 신장이 제 기능을 하지 못하면 소변에 단백질이나 혈액이 빠져나오기도 하고 혈액 내에 노폐물이 쌓이고 수분과 전해질의 불균형, 소변량 감소, 부종(몸이 붓는 증상), 고혈압, 골격질환 등의 증상이 나타나게 된다.

(2) 만성신부전

만성신부전(chronic renal failure)은 네프론(nephron, 오줌을 만드는 기능적 최소 단위)의 손상이 진행하여 지속적으로 신장기능 장애가 초래됨으로써 사구체여과율(estimated glomerular filtration rate, 사구체는 단백질을 제외한 물질을 혈장에서 사구체낭으로 통과시키는 반투과성의 역할을 한다)이 20~25% 이하로 감소되면 대개 임상 증상이 나타나기 시작하고, 정상의 5% 이하로 감소하게 되면 투석과 같은 혈액투석이나 복막투석 등 신대체요법(continuous renal replacement therapy)을 필요로 하는 말기신부전에 이르게 된다.

만성신부전의 원인으로는 당뇨병, 고혈압, 사구체 신염 등이 있고 만성신부전을 앓는 사람들의 초기 자각증상은 야뇨(夜尿, 밤에 오줌을 지리는 일)이다. 이후 신장기능이 점진적으로 소실됨에 다라 각종 전신증상이 다양하게 나타나게 된다.

(3) 신대체요법

말기신부전의 치료방법을 신대체요법이라고 하며, 이 중에는 혈액투석, 복막투석, 신장이식이 있다. 신대체요법의 선택은 환자, 보호자, 의료진과의 정보 교환, 교육, 상호 대화 등을 통하여 결정하게 되며, 이러한 선택의 적절한 시기는 신장 기능이 20% 내외일 때가 이상적이다. 한 가지 신대체요법을 시작한 후라도 다른 신대체요법으로 변환할 수 있다. 각각의 신대체요법의 특징과 장단점을 살펴보면 다음과 같다.

① 혈액투석

혈액투석은 혈액을 체외 순환을 시켜 혈액투석기(인공신장기)라는 기계를 이용하여 혈액에 축적된 노폐물을 제거하고 인체에 부족한 전해질을 보충하여 주는 치료법으로 주 3회 병원을 방문하여 1회당 약 4시간의 치료를 요하는 치료법이다.

혈액투석의 원리는 비교적 간단한데 반투막을 사이에 두고 혈액과 투석액이 반대 방향으로 흐름으로써 막을 통하여 용질의 이동이 발생한다. 반투막을 경계로 혈액 쪽과 투석액 쪽의 정수압의 차이에 의해 수분이 혈액 쪽으로 투석액 쪽으로 이동하는 현상이 초여과(ultrafiltration, 超濾過)를 통하여 과잉의 체액을 제거한다. 이 방법은 다른 치료법보다 비교적 안전하며 주 3회 의료진과 만나게 되므로 건강관리에 집중할 수 있다는 장점이 있는 반면 많은 시간을 병원에서 보내야 하므로 일상생활에 제약이 많다는 단점이 있다.

② 복막투석

복막투석은 뱃속에 도관을 설치하고 복막투석액을 도관을 통해 뱃속에 주입하여 복막에서 노폐물의 교환이 일정시간 동안 일어나게 한 후 배출하는 것을 반복하는 치료법이다.

복막투석의 원리는 기본적으로 핼액투석과 유사하고 복막투석에서는 복막이 반투막으로 작용한다. 복막투석에서는 혈장 내의 용질이 농도 경사에 따라 복막을 통하여 투석액으로 이동한다. 복막투석은 혈액투석에 비해 비교적 간단하며 복잡한 기계를 필요로 하지 않는다.

장점은 환자 스스로 남의 도움 없이 복막투석액 교환이 가능하고 평균 한 달에 한 번 병원 외래진료를 받기 때문에 일상생활의 제약이 비교적 적다는 것과 혈액투석에 비해 상대적으로 식사나 수분 섭취의 제한이 적다는 것이다.

단점으로는 주로 지속적으로 시행해야 한다는 점, 복막염과 같은 감염증이 발생할 가능성이 높다는 점, 입원비용의 증가, 시간이 지날수록 복막의 기능이 떨어져 투석의 효율성이 감소할 수 있다는 점 등이 있다.

③ 신장이식

신장이식은 타인의 신장을 옮겨 심는 수술을 말한다. 신장이식은 공여자에 따라 생체(living) 신이식과 사체(cadaver) 신이식으로 나뉜다. 생체 신이식의 공여자는 대개 가족이나 친척의 범위 내에서 인간주조직적합항원(Human Leukocyte Antigen: HLA)이 일정부분 이상 서로 일치하는 사람으로 결정한다. 공여자와 수혜자 간에 ABO 혈액형은 일치 또는 수형이 가능한 관계여야 하며, Rh 혈액형 간의 일치가 꼭 필요하지는 않다. 사체 신이식의 성공률은 점차 향상되고 있으며 사체에서 신장을 적출한 후 저온의 저장액 속에서 단순보관 또는 관류(특정한 기관의 혈관을 통하여 액을 관류시키는 것)시킴으로써 36~72시간까지 유지할 수 있고 이 시간 동안에 공여자와 수혜자 간의 주조직적합성 검사 등의 평가와 준비를 시행할 수 있다.

신장이식의 성공률을 결정하는 주된 요소는 주조직적합항원인 HLA의 일치 여부이다. 이식 초기에는 고용량의 면역억제제를 사용하고 시간이 지남에 따라 혈중 약물 농도에 따라 면역억제제의 용량을 조절한다. 성공적인 신장이식을 통해 사회생활로 복귀함은 물론 자유로운 신체활동이 가능하고, 식이요법과 시간의 제한이 없고 소아의 성장발육이 정상화될 수 있다.

또한 임신도 가능할 수 있으며, 정기적인 투석이 필요 없고, 장기적으로는 수술 후 경제적 부담도 적은 장점이 있다. 이러한 장점을 유지하기 위해서는 환자 및 의료진의 이식 전후의 철저한 관리를 요한다.

2) 심리사회적 문제와 욕구

(1) 말기 신부전 환자의 심리사회적 문제와 욕구

말기 신부전을 가진 환자들은 정서, 자기존중감, 생활양식, 개인적 가치, 건강 신념과 문화 및 성기능 등에 관한 심리사회적 문제를 가지게 된다.

① 정서

정서상의 문제는 치료과정에 대한 공포, 자신이 병에 걸렸다는 것에 대한 분노, 가지고 있던 능력의 상실에 대한 슬픔, 합병증의 위협 때문에 발생하는 우울 등을 포함한다.

② 자기존중감

자기존중감은 자신의 가치에 대한 판단을 말한다. 역할 변화는 자기존중감에 변화를 가져올 수 있다. 돈을 벌던 가족 구성원이 직장에서 해고된다면 재정적 어려움이 발생할 수도 있고, 그의 가족에게 짐이 되고 있다고 느끼므로 무가치감을 가질 수도 있다.

③ 생활양식

여행, 운동, 통 목욕, 음식 선택과 요리 형태, 약속 잡기, 근무시간, 의복 형태 등의 제약으로 생활양식이 변화하게 된다.

④ 개인적 가치

개인적 가치가 부정적으로 바뀔 수도 있지만 이전에는 발견하지 못했던 잠재력을 발견함으로써 건강보호를 위한 자기관리, 더 가까워진 가족관계, 더 좋은 사회적 지지에 대한 이해 등 2차적 이득을 얻을 수도 있다.

⑤ 건강신념과 문화

건강에 대한 신념과 문화는 인종, 국가 심지어 가족 간에도 다를 수 있다. 따라서 환자의 개인적 및 문화적 현실에 초점을 맞추어야 한다. 환자에게 부정적 영향을 주지 않도록 하는 민감성이 필요하다.

⑥ 성기능

신장 질환은 남성과 여성 모두의 성기능에 영향을 줄 수 있다. 호르몬의 변화, 신체의 변형으로 인한 자존감의 변화, 신체적인 불편감 등이 그 원인이 될 수 있다.

(2) 신장이식 환자의 심리사회적 문제와 욕구

신장이식 후의 환자들에게 중요한 삶의 질 영역은 기능수행 능력, 건강과 안녕, 정서적 상태 등이며 이러한 것들은 이식 후 초기의 병리적 문제, 고용, 사회적 지지 등 세 가지 요인에 의하여 영향을 받는다.

① 병리적 문제

이식 후 삶의 질을 위협하는 첫 번째 문제는 재입원을 불가피하게 만드는 초기의 병리적 문제들로 그것이 부적절한 면역억제요법에 기인한 동종이식의 거부반응이든 과도한 면역억제요법에 기인한 감염이든 간에 이식 환자들이 만나는 대부분의 병리 문제는 면역억제에 관련된 것이다. 이러한 문제들을 다루기 위한 부가적인 치료들은 삶의 질에 부정적인 영향을 미칠 수도 있다.

② 고용

삶의 질을 저하시키는 두 번째 문제는 직장으로 복귀하지 못하는 것이다. 신장이식인의 실업 이력이나 고용주가 신장이식인을 고용하기를 꺼리는 문제 등이 있기는 하지만 무엇보다 중요한 것은 신장이식인을 위한 직업재활기관의 훈련 프로그램이 결여되어 있다는 것이다.

대부분의 상담기관은 신장이식인의 생산적인 능력이나 기능적 한계에 대해 알지 못하고 있다. 건강에 관련된 관심사도 고용을 방해하는 주요 문제인데, 감소된 체력, 신체기능의 변화에 대한 이해 부족, 바이러스에 대한 민감성 등은 고용을 위한 노력에 부정적인 영향을 미칠 수 있다.

③ 사회적 지지

사회적 지지는 이식 후의 삶의 질을 예견하는 세 번째 요인이다. 신장이식인의 경우 특히 질병에 관련된 높은 스트레스를 경험하는 환자들에게 있어서 더 높은 수준의 사회적 지지는 더 우수한 심리적 적응, 더 만족스러운 결혼생활, 낮은 우울과 관련되어 있다.

그러므로 사회적 망을 지도(map)로 표현하도록 하는 것은 환자들이 자신의 사회적 망과 그들로부터 받는 지지의 종류를 확인하는 데 도움을 준다. 또한 지지망 내에서 일어나는 스트레스적인 문제들을 토론하고 욕구를 충족하는 방법을 발견할 수 있도록 해 준다. 사회적 지지망의 구성요소로서 지지집단은 오랫동안 신체적 질병을 가진 사람들의 사회적 지지를 향상시키는 기제로 채택되어 왔다. 지지집단에서 구성원들은 정서적 및 정보적 지지를 나누고 대처능력을 발전시킬 수 있다.

3) 프로그램

캐나다 벤쿠버에 있는 성바울 병원(St. Paul's Hospital)의 신장 질환에 대한 서비스는 다음과 같다.

(1) 신장기능 클리닉

이 클리닉에서는 하나 이상의 위험요인을 가진 환자, 질환 초기 단계에 있는 사람들, 만성 단계에 있는 사람들을 돕는다. 목표는 질환의 진행을 더디게 하고 투석이나 이식을 필요로 할 때까지 기능을 잘 유지시키는 것이다. 건강한 생활양식 변화를 독려하는 의료적 보호, 교육, 상담 등을 제공한다.

(2) 투석

환자들이 건강을 유지할 수 있도록 전문 간호사를 포함한 전문가들이 정기적으로 환자의 건강을 점검하고 교육과 지지를 제공한다. 또한 지역사회에 투석실을 설치하여 운영한다.

복막투석 환자들은 집에서 수행할 수 있는 복막투석 과정에 대한 교육과 훈련을 받으며 이후 환자들은 정기검진을 위해 병원을 방문하고 병원에서는 전화로 사후 지도와 지지를 제공한다.

(3) 이식

이식 전 클리닉과 이식 후 클리닉이 운영된다. 이식 전 클리닉에서는 이식 대기자와 기증 예정자를 대상으로 이식의 적합성을 평가하며, 이식 후 클리닉에서는 환자와 가족의 상황을 점검하고 교육하며 지지한다. 퇴원 후 즉시 주 2회 정도 환자의 상태를 점검한다.

(4) 그 외의 서비스

- 복합적인 건강 문제를 가진 사람들을 위한 입원보호
- 혈관 접근 수술이나 생체검사 등으로부터의 회복을 돕거나 정맥주사 투약을 필요로 하는 환자들을 위한 일시체류 병상 제공
- 영적 보호를 위한 목회
- 외국인을 위한 통역
- 음식과 식습관을 위한 영양 상담
- 신장 질환으로 인한 생활 변화에 대한 적응과 지역사회 서비스에 대한 접근을 위한 사회복지 상담

- 다양한 약물들에 대한 상담
- 일상생활 동작을 계속하도록 돕는 운동 프로그램과 이동성을 유지하거나 증진시킬 수 있는 물리치료(홍영수, 2009: 114-122)

3. 폐암

1) 의학적 이해

(1) 정의

생물학적 성상(性狀)이나 악성도가 서로 다른 상피 계통의 세포들에서 기인한 암을 총칭해서 폐암(lung cancer)이라 부르지만, 실상 이들을 하나의 암 종이라기보다는 여러 종류의 암 종이 한 장기에서 발생한 것이라고 이해하는 것이 타당하다. 흔히 임상적으로는 여러 가지 면에서 구분되는 소세포암과 비소세포암으로 크게 나누지만 조직학적으로는 대표적인 네 개의 형으로 편평상 피암, 선암, 소세포암, 대세포암 등으로 나눈다.

(2) 원인

조절 가능한 인자들에는 흡연, 간접흡연, 직업적 노출, 대기오염, 만성폐쇄성폐질환, 음식 등이 있다. 특히 흡연은 폐암의 가장 명확하고도 흔한 원인이며 완전히 예방이 가능한 원인이라는 점에서 중요하다. 폐암 사망의 경우 남자의 94%, 여자의 70~80%가 흡연에 의한 것이라고 알려져 있다. 조절 불가능한 인자들에는 성별, 인종, 유전적 요인들이 있다.

(3) 임상양상

일반적으로 폐암은 대부분이 질환의 경과과정 중에는 증상이 없으며, 환자가 증상 때문에 병원을 찾게 된 때에는 상당히 진행된 경우가 대부분이다. 진단 당시의 증상으로는 기침, 가래, 호흡곤란, 흉통 등의 순이며, 무증상인 경우도 약 10%가 된다. 증상이 있는 경우는 증상 없이 방사선학적 이상 소견만 있는 경우보다 예후가 나쁘다.

(4) 진단 및 병기 판정

진단을 위해서는 영상진단법, 전이병소의 점검, 생물학적 암표지자 검사, 조직진단 등이 포함된다. 일단 폐암의 조직학적 진단이 이루어지면 병기를 결정해야 하는데, 이는 환자의 예후를 예측하고 적절한 치료방침을 결정하는 데 필수적이기 때문이다.

병기 판정은 두 가지로 이루어지는데, 첫째는 암의 위치(진행 정도)를 결정하는 해부학적 또는 병리학적 병기 판정이고, 둘째는 다양한 항암치료에 대해 환자가 견딜 수 있는지를 나타내는 생리학적 병기에 대한 판정이다. 비소세포암의 경우 해부학적 병기는 TNM 국제병기결정 체계에 따라 종양의 크기(T), 임프절 상태(N), 전이 상태(M)를 기준으로 1기에서 4기까지 나누는 방법을 사용하며, 생리학적 병기는 수술했을 때 심폐기능이 수술에 잘 견딜 수 있는지를 가늠하는 지표로 사용된다.

소세포암의 경우 한쪽 흉곽에 국한했느냐 또는 최근 방사선 치료의 범위 안에 포함되는지의 여부로 제한병기와 전신병기로 나누는 방법을 사용한다.

(5) 치료

대부분이 진단될 때 이미 진행된 상태여서 치유적 절제술을 적용할 수 있는 환자가 적은 것이 문제이지만 폐암 자체가 워낙 성상이 다양한 데다 환자들의 병기 상태도 다양하기 때문에 각 개개인에 적합한 치료법을 잘 찾지 못하는 것도 중요한 걸림돌이다. 병기에 다라 수술요법, 방사선요법, 화학요법 등과 함께 유전자요법, 표적치료법 또는 맞춤치료법 등이 적용되고 있다.

2) 심리사회적 문제와 욕구

베른하르드 등(Bernhard et al., 2009)은 폐암 환자에게서 인지적 변화와 신경학적 독성, 피로, 수면장애, 심리적 고통, 삶의 질 저하 등의 심리사회적 문제가 나타난다고 하였다.

(1) 인지적 변화와 신경학적 독성

뇌 방사선치료를 받거나 받지 않거나 간에 폐암 환자들에게는 인지적 변화와 신경학적 독성이 나타나는 것으로 보고되어 왔다. 여기에는 최근 기억의 상실, 미세한 운동신경의 변화, 극소의 보행과 조정기능 결함 등이 포함된다.

(2) 피로

심하게 계속되는 피로감은 폐암에서 가장 흔한 증상 중의 하나이다. 화학치료나 방사선치료에 의해서 뿐만 아니라 종양에 의해서 일어날 수 있는 피로는 질환의 경과 중 어느 때라도 나타날 수 있다.

(3) 수면장애

수면장애는 암 환자에게서 나타나는 일반적인 문제이다. 수면장애는 심리적 고통뿐만 아니라 질환과 치료에 관련된 증상에 의해서 일어날 수 있다.

(4) 심리적 고통

정상적인 범위에서 일상적인 동요로부터 만성적 우울이나 공포불안 등의 정신장애에 이르기까지 기분에서의 광범위한 변화가 보고되어 왔다.

(5) 삶의 질

의사들은 처치에 관한 결정을 할 때 종양 관련 종료점이나 예후뿐만 아니라 환자의 주관적 삶의 질을 고려한다. 삶의 질의 개념은 신체적 기능, 질환과 가치에 관련된 증상, 심리적 기능, 사회적 기능 등이 포함된다.

3) 프로그램

미국 사우스플로리다 대학교(University of South Florida)의 모핏 암센터에서는 다학제적 팀을 운영한다. 팀 구성은 다음과 같다.

- 종양 전문의
- 외과 의사
- 내과 의사
- 방사선과 의사
- 병리사
- 방사선사
- 간호사
- 사회복지사
- 약사
- 영양사

모핏 암센터의 심리사회적 및 완화치료 프로그램은 정서적, 사회적, 영적, 신체적 욕구에 초점을 맞추고 있다. 임상 서비스는 임상사회복지, 병원 목회, 임상심리학, 정신의학, 약학 및 신경학 분야의 전문가들에 의해서 제공되며 구체적인 내용은 다음과 같다.

- 통증완화 치료
- 정신의학적 평가와 처치
- 심리적 평가, 심리치료
- 개인 및 가족 상담
- 지지집단
- 미술치료
- 통합의학
- 침술, 마사지, 요가, 이완훈련과 상상요법
- 보조적인 영양치료와 식이요법 보조제 등에 대한 영양 상담
- 영양보충제나 식용식물 등의 안전성과 효능에 대한 약학적 상담

의료법

[시행 2021. 12. 30.] [법률 제17787호, 2020. 12. 29., 일부개정]

제1장 총칙

제1조(목적) 이 법은 모든 국민이 수준 높은 의료 혜택을 받을 수 있도록 국민의료에 필요한 사항을 규정함으로써 국민의 건강을 보호하고 증진하는 데에 목적이 있다.

제2조(의료인) ① 이 법에서 "의료인"이란 보건복지부장관의 면허를 받은 의사·치과의사·한의사·조산사 및 간호사를 말한다. 〈개정 2008. 2. 29., 2010. 1. 18.〉

② 의료인은 종별에 따라 다음 각 호의 임무를 수행하여 국민보건 향상을 이루고 국민의 건강한 생활 확보에 이바지할 사명을 가진다. 〈개정 2015. 12. 29., 2019. 4. 23.〉

1. 의사는 의료와 보건지도를 임무로 한다.
2. 치과의사는 치과 의료와 구강 보건지도를 임무로 한다.
3. 한의사는 한방 의료와 한방 보건지도를 임무로 한다.
4. 조산사는 조산(助産)과 임산부 및 신생아에 대한 보건과 양호지도를 임무로 한다.
5. 간호사는 다음 각 목의 업무를 임무로 한다.

가. 환자의 간호요구에 대한 관찰, 자료수집, 간호판단 및 요양을 위한 간호

나. 의사, 치과의사, 한의사의 지도하에 시행하는 진료의 보조

다. 간호 요구자에 대한 교육·상담 및 건강증진을 위한 활동의 기획과 수행, 그 밖의 대통령령으로 정하는 보건활동

라. 제80조에 따른 간호조무사가 수행하는 가목부터 다목까지의 업무보조에 대한 지도

제3조(의료기관) ① 이 법에서 "의료기관"이란 의료인이 공중(公衆) 또는 특정 다수인을 위하여 의료·조산의 업(이하 "의료업"이라 한다)을 하는 곳을 말한다.

② 의료기관은 다음 각 호와 같이 구분한다. 〈개정 2009. 1. 30., 2011. 6. 7., 2016. 5. 29., 2019. 4. 23., 2020. 3. 4.〉

1. 의원급 의료기관: 의사, 치과의사 또는 한의사가 주로 외래환자를 대상으로 각각 그 의료행위를 하는 의료기관으로서 그 종류는 다음 각 목과 같다.
   가. 의원
   나. 치과의원
   다. 한의원
2. 조산원: 조산사가 조산과 임산부 및 신생아를 대상으로 보건활동과 교육·상담을 하는 의료기관을 말한다.
3. 병원급 의료기관: 의사, 치과의사 또는 한의사가 주로 입원환자를 대상으로 의료행위를 하는 의료기관으로서 그 종류는 다음 각 목과 같다.
   가. 병원
   나. 치과병원
   다. 한방병원
   라. 요양병원(「장애인복지법」 제58조제1항제4호에 따른 의료재활시설로서 제3조의2의 요건을 갖춘 의료기관을 포함한다. 이하 같다)
   마. 정신병원
   바. 종합병원

③ 보건복지부장관은 보건의료정책에 필요하다고 인정하는 경우에는 제2항제1호부터 제3호까지의 규정에 따른 의료기관의 종류별 표준업무를 정하여 고시할 수 있다. 〈개정 2009. 1. 30., 2010. 1. 18.〉

④ 삭제 〈2009. 1. 30.〉

⑤ 삭제 〈2009. 1. 30.〉

⑥ 삭제 〈2009. 1. 30.〉

⑦ 삭제 〈2009. 1. 30.〉

⑧ 삭제 〈2009. 1. 30.〉

제3조의2(병원등) 병원·치과병원·한방병원 및 요양병원(이하 "병원등"이라 한다)은 30개 이상의 병상(병원·한방병원만 해당한다) 또는 요양병상(요양병원만 해당하며, 장기입원이 필요한 환자를 대상으로 의료행위를 하기 위하여 설치한 병상을 말한다)을 갖추어야 한다.

[본조신설 2009. 1. 30.]

제3조의3(종합병원) ① 종합병원은 다음 각 호의 요건을 갖추어야 한다. 〈개정 2011. 8. 4.〉

1. 100개 이상의 병상을 갖출 것
2. 100병상 이상 300병상 이하인 경우에는 내과·외과·소아청소년과·산부인과 중 3개 진료과목, 영상의학과, 마취통증의학과와 진단검사의학과 또는 병리과를 포함한 7개 이상의 진료과목을 갖추고 각 진료과목마다 전속하는 전문의를 둘 것
3. 300병상을 초과하는 경우에는 내과, 외과, 소아청소년과, 산부인과, 영상의학과, 마취통증의학과, 진단검사의학과 또는 병리과, 정신건강의학과 및 치과를 포함한 9개 이상의 진료과목을 갖추고 각 진료과목마다 전속하는 전문의를 둘 것

② 종합병원은 제1항제2호 또는 제3호에 따른 진료과목(이하 이 항에서 "필수진료과목"이라 한다) 외에 필요하면 추가로 진료과목을 설치·운영할 수 있다. 이 경우 필수진료과목 외의 진료과목에 대하여는 해당 의료기관에 전속하지 아니한 전문의를 둘 수 있다.

[본조신설 2009. 1. 30.]

제3조의4(상급종합병원 지정) ① 보건복지부장관은 다음 각 호의 요건을 갖춘

종합병원 중에서 중증질환에 대하여 난이도가 높은 의료행위를 전문적으로 하는 종합병원을 상급종합병원으로 지정할 수 있다. 〈개정 2010. 1. 18.〉

1. 보건복지부령으로 정하는 20개 이상의 진료과목을 갖추고 각 진료과목마다 전속하는 전문의를 둘 것
2. 제77조제1항에 따라 전문의가 되려는 자를 수련시키는 기관일 것
3. 보건복지부령으로 정하는 인력·시설·장비 등을 갖출 것
4. 질병군별(疾病群別) 환자구성 비율이 보건복지부령으로 정하는 기준에 해당할 것

② 보건복지부장관은 제1항에 따른 지정을 하는 경우 제1항 각 호의 사항 및 전문성 등에 대하여 평가를 실시하여야 한다. 〈개정 2010. 1. 18.〉

③ 보건복지부장관은 제1항에 따라 상급종합병원으로 지정받은 종합병원에 대하여 3년마다 제2항에 따른 평가를 실시하여 재지정하거나 지정을 취소할 수 있다. 〈개정 2010. 1. 18.〉

④ 보건복지부장관은 제2항 및 제3항에 따른 평가업무를 관계 전문기관 또는 단체에 위탁할 수 있다. 〈개정 2010. 1. 18.〉

⑤ 상급종합병원 지정·재지정의 기준·절차 및 평가업무의 위탁 절차 등에 관하여 필요한 사항은 보건복지부령으로 정한다. 〈개정 2010. 1. 18.〉

[본조신설 2009. 1. 30.]

제3조의5(전문병원 지정) ① 보건복지부장관은 병원급 의료기관 중에서 특정 진료과목이나 특정 질환 등에 대하여 난이도가 높은 의료행위를 하는 병원을 전문병원으로 지정할 수 있다. 〈개정 2010. 1. 18.〉

② 제1항에 따른 전문병원은 다음 각 호의 요건을 갖추어야 한다. 〈개정 2010. 1. 18.〉

1. 특정 질환별·진료과목별 환자의 구성비율 등이 보건복지부령으로 정하는 기준에 해당할 것
2. 보건복지부령으로 정하는 수 이상의 진료과목을 갖추고 각 진료과목마

다 전속하는 전문의를 둘 것

③ 보건복지부장관은 제1항에 따라 전문병원으로 지정하는 경우 제2항 각 호의 사항 및 진료의 난이도 등에 대하여 평가를 실시하여야 한다. 〈개정 2010. 1. 18.〉

④ 보건복지부장관은 제1항에 따라 전문병원으로 지정받은 의료기관에 대하여 3년마다 제3항에 따른 평가를 실시하여 전문병원으로 재지정할 수 있다. 〈개정 2010. 1. 18., 2015. 1. 28.〉

⑤ 보건복지부장관은 제1항 또는 제4항에 따라 지정받거나 재지정받은 전문병원이 다음 각 호의 어느 하나에 해당하는 경우에는 그 지정 또는 재지정을 취소할 수 있다. 다만, 제1호에 해당하는 경우에는 그 지정 또는 재지정을 취소하여야 한다. 〈신설 2015. 1. 28.〉

1. 거짓이나 그 밖의 부정한 방법으로 지정 또는 재지정을 받은 경우
2. 지정 또는 재지정의 취소를 원하는 경우
3. 제4항에 따른 평가 결과 제2항 각 호의 요건을 갖추지 못한 것으로 확인된 경우

⑥ 보건복지부장관은 제3항 및 제4항에 따른 평가업무를 관계 전문기관 또는 단체에 위탁할 수 있다. 〈개정 2010. 1. 18., 2015. 1. 28.〉

⑦ 전문병원 지정·재지정의 기준·절차 및 평가업무의 위탁 절차 등에 관하여 필요한 사항은 보건복지부령으로 정한다. 〈개정 2010. 1. 18., 2015. 1. 28.〉

[본조신설 2009. 1. 30.]

제2장 의료인

제1절 자격과 면허

제4조(의료인과 의료기관의 장의 의무) ① 의료인과 의료기관의 장은 의료의 질을 높이고 의료관련감염(의료기관 내에서 환자, 환자의 보호자, 의료인 또는

의료기관 종사자 등에게 발생하는 감염을 말한다. 이하 같다)을 예방하며 의료기술을 발전시키는 등 환자에게 최선의 의료서비스를 제공하기 위하여 노력하여야 한다. 〈개정 2012. 2. 1., 2020. 3. 4.〉

② 의료인은 다른 의료인 또는 의료법인 등의 명의로 의료기관을 개설하거나 운영할 수 없다. 〈신설 2012. 2. 1., 2019. 8. 27.〉

③ 의료기관의 장은 「보건의료기본법」 제6조 · 제12조 및 제13조에 따른 환자의 권리 등 보건복지부령으로 정하는 사항을 환자가 쉽게 볼 수 있도록 의료기관 내에 게시하여야 한다. 이 경우 게시 방법, 게시 장소 등 게시에 필요한 사항은 보건복지부령으로 정한다. 〈신설 2012. 2. 1.〉

④ 삭제 〈2020. 3. 4.〉

⑤ 의료기관의 장은 환자와 보호자가 의료행위를 하는 사람의 신분을 알 수 있도록 의료인, 제27조제1항 각 호 외의 부분 단서에 따라 의료행위를 하는 같은 항 제3호에 따른 학생, 제80조에 따른 간호조무사 및 「의료기사 등에 관한 법률」 제2조에 따른 의료기사에게 의료기관 내에서 대통령령으로 정하는 바에 따라 명찰을 달도록 지시 · 감독하여야 한다. 다만, 응급의료상황, 수술실 내인 경우, 의료행위를 하지 아니할 때, 그 밖에 대통령령으로 정하는 경우에는 명찰을 달지 아니하도록 할 수 있다. 〈신설 2016. 5. 29.〉

⑥ 의료인은 일회용 의료기기(한 번 사용할 목적으로 제작되거나 한 번의 의료행위에서 한 환자에게 사용하여야 하는 의료기기로서 보건복지부령으로 정하는 의료기기를 말한다. 이하 같다)를 한 번 사용한 후 다시 사용하여서는 아니 된다. 〈신설 2016. 5. 29., 2020. 3. 4.〉

제4조의2(간호 · 간병통합서비스 제공 등) ① 간호 · 간병통합서비스란 보건복지부령으로 정하는 입원환자를 대상으로 보호자 등이 상주하지 아니하고 간호사, 제80조에 따른 간호조무사 및 그 밖에 간병지원인력(이하 이 조에서 "간호 · 간병통합서비스 제공인력"이라 한다)에 의하여 포괄적으로 제공되는 입원서비스를 말한다.

② 보건복지부령으로 정하는 병원급 의료기관은 간호·간병통합서비스를 제공할 수 있도록 노력하여야 한다.

③ 제2항에 따라 간호·간병통합서비스를 제공하는 병원급 의료기관(이하 이 조에서 "간호·간병통합서비스 제공기관"이라 한다)은 보건복지부령으로 정하는 인력, 시설, 운영 등의 기준을 준수하여야 한다.

④ 「공공보건의료에 관한 법률」 제2조제3호에 따른 공공보건의료기관 중 보건복지부령으로 정하는 병원급 의료기관은 간호·간병통합서비스를 제공하여야 한다. 이 경우 국가 및 지방자치단체는 필요한 비용의 전부 또는 일부를 지원할 수 있다.

⑤ 간호·간병통합서비스 제공기관은 보호자 등의 입원실 내 상주를 제한하고 환자 병문안에 관한 기준을 마련하는 등 안전관리를 위하여 노력하여야 한다.

⑥ 간호·간병통합서비스 제공기관은 간호·간병통합서비스 제공인력의 근무환경 및 처우 개선을 위하여 필요한 지원을 하여야 한다.

⑦ 국가 및 지방자치단체는 간호·간병통합서비스의 제공·확대, 간호·간병통합서비스 제공인력의 원활한 수급 및 근무환경 개선을 위하여 필요한 시책을 수립하고 그에 따른 지원을 하여야 한다.

[본조신설 2015. 12. 29.]

제4조의3(의료인의 면허 대여 금지 등) ① 의료인은 제5조(의사·치과의사 및 한의사를 말한다), 제6조(조산사를 말한다) 및 제7조(간호사를 말한다)에 따라 받은 면허를 다른 사람에게 대여하여서는 아니 된다.

② 누구든지 제5조부터 제7조까지에 따라 받은 면허를 대여받아서는 아니 되며, 면허 대여를 알선하여서도 아니 된다.

[본조신설 2020. 3. 4.]

제5조(의사·치과의사 및 한의사 면허) ① 의사·치과의사 또는 한의사가 되려는 자는 다음 각 호의 어느 하나에 해당하는 자격을 가진 자로서 제9조에 따

른 의사·치과의사 또는 한의사 국가시험에 합격한 후 보건복지부장관의 면허를 받아야 한다. 〈개정 2010. 1. 18., 2012. 2. 1., 2019. 8. 27.〉

1. 「고등교육법」 제11조의2에 따른 인정기관(이하 "평가인증기구"라 한다)의 인증(이하 "평가인증기구의 인증"이라 한다)을 받은 의학·치의학 또는 한의학을 전공하는 대학을 졸업하고 의학사·치의학사 또는 한의학사 학위를 받은 자
2. 평가인증기구의 인증을 받은 의학·치의학 또는 한의학을 전공하는 전문대학원을 졸업하고 석사학위 또는 박사학위를 받은 자
3. 외국의 제1호나 제2호에 해당하는 학교(보건복지부장관이 정하여 고시하는 인정기준에 해당하는 학교를 말한다)를 졸업하고 외국의 의사·치과의사 또는 한의사 면허를 받은 자로서 제9조에 따른 예비시험에 합격한 자

② 평가인증기구의 인증을 받은 의학·치의학 또는 한의학을 전공하는 대학 또는 전문대학원을 6개월 이내에 졸업하고 해당 학위를 받을 것으로 예정된 자는 제1항제1호 및 제2호의 자격을 가진 자로 본다. 다만, 그 졸업예정시기에 졸업하고 해당 학위를 받아야 면허를 받을 수 있다. 〈개정 2012. 2. 1.〉

③ 제1항에도 불구하고 입학 당시 평가인증기구의 인증을 받은 의학·치의학 또는 한의학을 전공하는 대학 또는 전문대학원에 입학한 사람으로서 그 대학 또는 전문대학원을 졸업하고 해당 학위를 받은 사람은 같은 항 제1호 및 제2호의 자격을 가진 사람으로 본다. 〈신설 2012. 2. 1.〉

[전문개정 2008. 10. 14.]

제6조(조산사 면허) 조산사가 되려는 자는 다음 각 호의 어느 하나에 해당하는 자로서 제9조에 따른 조산사 국가시험에 합격한 후 보건복지부장관의 면허를 받아야 한다. 〈개정 2008. 2. 29., 2010. 1. 18., 2019. 8. 27.〉

1. 간호사 면허를 가지고 보건복지부장관이 인정하는 의료기관에서 1년간 조산 수습과정을 마친 자

2. 외국의 조산사 면허(보건복지부장관이 정하여 고시하는 인정기준에 해당하는 면허를 말한다)를 받은 자

제7조(간호사 면허) ① 간호사가 되려는 자는 다음 각 호의 어느 하나에 해당하는 자로서 제9조에 따른 간호사 국가시험에 합격한 후 보건복지부장관의 면허를 받아야 한다. 〈개정 2008. 2. 29., 2010. 1. 18., 2012. 2. 1., 2019. 8. 27.〉

1. 평가인증기구의 인증을 받은 간호학을 전공하는 대학이나 전문대학[구제(舊制) 전문학교와 간호학교를 포함한다]을 졸업한 자
2. 외국의 제1호에 해당하는 학교(보건복지부장관이 정하여 고시하는 인정기준에 해당하는 학교를 말한다)를 졸업하고 외국의 간호사 면허를 받은 자

② 제1항에도 불구하고 입학 당시 평가인증기구의 인증을 받은 간호학을 전공하는 대학 또는 전문대학에 입학한 사람으로서 그 대학 또는 전문대학을 졸업하고 해당 학위를 받은 사람은 같은 항 제1호에 해당하는 사람으로 본다. 〈신설 2012. 2. 1.〉

제8조(결격사유 등) 다음 각 호의 어느 하나에 해당하는 자는 의료인이 될 수 없다. 〈개정 2007. 10. 17., 2018. 3. 27., 2018. 8. 14., 2020. 4. 7.〉

1. 「정신건강증진 및 정신질환자 복지서비스 지원에 관한 법률」 제3조제1호에 따른 정신질환자. 다만, 전문의가 의료인으로서 적합하다고 인정하는 사람은 그러하지 아니하다.
2. 마약 · 대마 · 향정신성의약품 중독자
3. 피성년후견인 · 피한정후견인
4. 이 법 또는 「형법」 제233조, 제234조, 제269조, 제270조, 제317조제1항 및 제347조(허위로 진료비를 청구하여 환자나 진료비를 지급하는 기관이나 단체를 속인 경우만을 말한다), 「보건범죄단속에 관한 특별조치법」,「지역보건법」,「후천성면역결핍증 예방법」,「응급의료에 관한 법률」,

「농어촌 등 보건의료를 위한 특별 조치법」,「시체 해부 및 보존 등에 관한 법률」,「혈액관리법」,「마약류관리에 관한 법률」,「약사법」,「모자보건법」, 그 밖에 대통령령으로 정하는 의료 관련 법령을 위반하여 금고 이상의 형을 선고받고 그 형의 집행이 종료되지 아니하였거나 집행을 받지 아니하기로 확정되지 아니한 자

제9조(국가시험 등) ① 의사 · 치과의사 · 한의사 · 조산사 또는 간호사 국가시험과 의사 · 치과의사 · 한의사 예비시험(이하 "국가시험등"이라 한다)은 매년 보건복지부장관이 시행한다. 〈개정 2008. 2. 29., 2010. 1. 18.〉

② 보건복지부장관은 국가시험등의 관리를 대통령령으로 정하는 바에 따라 「한국보건의료인국가시험원법」에 따른 한국보건의료인국가시험원에 맡길 수 있다. 〈개정 2008. 2. 29., 2010. 1. 18., 2015. 6. 22.〉

③ 보건복지부장관은 제2항에 따라 국가시험등의 관리를 맡긴 때에는 그 관리에 필요한 예산을 보조할 수 있다. 〈개정 2008. 2. 29., 2010. 1. 18.〉

④ 국가시험등에 필요한 사항은 대통령령으로 정한다.

제10조(응시자격 제한 등) ① 제8조 각 호의 어느 하나에 해당하는 자는 국가시험등에 응시할 수 없다. 〈개정 2009. 1. 30.〉

② 부정한 방법으로 국가시험등에 응시한 자나 국가시험등에 관하여 부정행위를 한 자는 그 수험을 정지시키거나 합격을 무효로 한다.

③ 보건복지부장관은 제2항에 따라 수험이 정지되거나 합격이 무효가 된 사람에 대하여 처분의 사유와 위반 정도 등을 고려하여 대통령령으로 정하는 바에 따라 그 다음에 치러지는 이 법에 따른 국가시험등의 응시를 3회의 범위에서 제한할 수 있다. 〈개정 2016. 12. 20.〉

제11조(면허 조건과 등록) ① 보건복지부장관은 보건의료 시책에 필요하다고 인정하면 제5조에서 제7조까지의 규정에 따른 면허를 내줄 때 3년 이내의 기간을 정하여 특정 지역이나 특정 업무에 종사할 것을 면허의 조건으로 붙일 수 있다. 〈개정 2008. 2. 29., 2010. 1. 18.〉

② 보건복지부장관은 제5조부터 제7조까지의 규정에 따른 면허를 내줄 때에는 그 면허에 관한 사항을 등록대장에 등록하고 면허증을 내주어야 한다. 〈개정 2008. 2. 29., 2010. 1. 18.〉

③ 제2항의 등록대장은 의료인의 종별로 따로 작성·비치하여야 한다.

④ 면허등록과 면허증에 필요한 사항은 보건복지부령으로 정한다. 〈개정 2008. 2. 29., 2010. 1. 18.〉

제12조(의료기술 등에 대한 보호) ① 의료인이 하는 의료·조산·간호 등 의료기술의 시행(이하 "의료행위"라 한다)에 대하여는 이 법이나 다른 법령에 따로 규정된 경우 외에는 누구든지 간섭하지 못한다.

② 누구든지 의료기관의 의료용 시설·기재·약품, 그 밖의 기물 등을 파괴·손상하거나 의료기관을 점거하여 진료를 방해하여서는 아니 되며, 이를 교사하거나 방조하여서는 아니 된다.

③ 누구든지 의료행위가 이루어지는 장소에서 의료행위를 행하는 의료인, 제80조에 따른 간호조무사 및 「의료기사 등에 관한 법률」 제2조에 따른 의료기사 또는 의료행위를 받는 사람을 폭행·협박하여서는 아니 된다. 〈신설 2016. 5. 29.〉

제13조(의료기재 압류 금지) 의료인의 의료 업무에 필요한 기구·약품, 그 밖의 재료는 압류하지 못한다.

제14조(기구 등 우선공급) ① 의료인은 의료행위에 필요한 기구·약품, 그 밖의 시설 및 재료를 우선적으로 공급받을 권리가 있다.

② 의료인은 제1항의 권리에 부수(附隨)되는 물품, 노력, 교통수단에 대하여서도 제1항과 같은 권리가 있다.

제15조(진료거부 금지 등) ① 의료인 또는 의료기관 개설자는 진료나 조산 요청을 받으면 정당한 사유 없이 거부하지 못한다. 〈개정 2016. 12. 20.〉

② 의료인은 응급환자에게 「응급의료에 관한 법률」에서 정하는 바에 따라 최선의 처치를 하여야 한다.

제16조(세탁물 처리) ① 의료기관에서 나오는 세탁물은 의료인·의료기관 또는 특별자치시장·특별자치도지사·시장·군수·구청장(자치구의 구청장을 말한다. 이하 같다)에게 신고한 자가 아니면 처리할 수 없다. 〈개정 2015. 1. 28.〉

② 제1항에 따라 세탁물을 처리하는 자는 보건복지부령으로 정하는 바에 따라 위생적으로 보관·운반·처리하여야 한다. 〈개정 2008. 2. 29., 2010. 1. 18.〉

③ 의료기관의 개설자와 제1항에 따라 의료기관세탁물처리업 신고를 한 자(이하 이 조에서 "세탁물처리업자"라 한다)는 제1항에 따른 세탁물의 처리 업무에 종사하는 사람에게 보건복지부령으로 정하는 바에 따라 감염 예방에 관한 교육을 실시하고 그 결과를 기록하고 유지하여야 한다. 〈신설 2015. 1. 28.〉

④ 세탁물처리업자가 보건복지부령으로 정하는 신고사항을 변경하거나 그 영업의 휴업(1개월 이상의 휴업을 말한다)·폐업 또는 재개업을 하려는 경우에는 보건복지부령으로 정하는 바에 따라 특별자치시장·특별자치도지사·시장·군수·구청장에게 신고하여야 한다. 〈신설 2015. 1. 28.〉

⑤ 제1항에 따른 세탁물을 처리하는 자의 시설·장비 기준, 신고 절차 및 지도·감독, 그 밖에 관리에 필요한 사항은 보건복지부령으로 정한다. 〈개정 2008. 2. 29., 2010. 1. 18., 2015. 1. 28.〉

제17조(진단서 등) ① 의료업에 종사하고 직접 진찰하거나 검안(檢案)한 의사[이하 이 항에서는 검안서에 한하여 검시(檢屍)업무를 담당하는 국가기관에 종사하는 의사를 포함한다], 치과의사, 한의사가 아니면 진단서·검안서·증명서를 작성하여 환자(환자가 사망하거나 의식이 없는 경우에는 직계존속·비속, 배우자 또는 배우자의 직계존속을 말하며, 환자가 사망하거나 의식이 없는 경우로서 환자의 직계존속·비속, 배우자 및 배우자의 직계존속이 모두 없는 경우에는 형제자매를 말한다) 또는 「형사소송법」 제222조제1항에 따라 검시(檢屍)를 하는 지방검찰청검사(검안서에 한한다)에게 교부하지 못한다. 다만, 진료 중이던 환자가 최종 진료 시부터 48시간 이내에 사망한 경우에는

다시 진료하지 아니하더라도 진단서나 증명서를 내줄 수 있으며, 환자 또는 사망자를 직접 진찰하거나 검안한 의사·치과의사 또는 한의사가 부득이한 사유로 진단서·검안서 또는 증명서를 내줄 수 없으면 같은 의료기관에 종사하는 다른 의사·치과의사 또는 한의사가 환자의 진료기록부 등에 따라 내줄 수 있다. 〈개정 2009. 1. 30., 2016. 5. 29., 2019. 8. 27.〉

② 의료업에 종사하고 직접 조산한 의사·한의사 또는 조산사가 아니면 출생·사망 또는 사산 증명서를 내주지 못한다. 다만, 직접 조산한 의사·한의사 또는 조산사가 부득이한 사유로 증명서를 내줄 수 없으면 같은 의료기관에 종사하는 다른 의사·한의사 또는 조산사가 진료기록부 등에 따라 증명서를 내줄 수 있다.

③ 의사·치과의사 또는 한의사는 자신이 진찰하거나 검안한 자에 대한 진단서·검안서 또는 증명서 교부를 요구받은 때에는 정당한 사유 없이 거부하지 못한다.

④ 의사·한의사 또는 조산사는 자신이 조산(助産)한 것에 대한 출생·사망 또는 사산 증명서 교부를 요구받은 때에는 정당한 사유 없이 거부하지 못한다.

⑤ 제1항부터 제4항까지의 규정에 따른 진단서, 증명서의 서식·기재사항, 그 밖에 필요한 사항은 보건복지부령으로 정한다. 〈신설 2007. 7. 27., 2008. 2. 29., 2010. 1. 18.〉

제17조의2(처방전) ① 의료업에 종사하고 직접 진찰한 의사, 치과의사 또는 한의사가 아니면 처방전[의사나 치과의사가 「전자서명법」에 따른 전자서명이 기재된 전자문서 형태로 작성한 처방전(이하 "전자처방전"이라 한다)을 포함한다. 이하 같다]을 작성하여 환자에게 교부하거나 발송(전자처방전에 한정한다. 이하 이 조에서 같다)하지 못하며, 의사, 치과의사 또는 한의사에게 직접 진찰을 받은 환자가 아니면 누구든지 그 의사, 치과의사 또는 한의사가 작성한 처방전을 수령하지 못한다.

② 제1항에도 불구하고 의사, 치과의사 또는 한의사는 다음 각 호의 어느 하

나에 해당하는 경우로서 해당 환자 및 의약품에 대한 안전성을 인정하는 경우에는 환자의 직계존속·비속, 배우자 및 배우자의 직계존속, 형제자매 또는 「노인복지법」 제34조에 따른 노인의료복지시설에서 근무하는 사람 등 대통령령으로 정하는 사람(이하 이 조에서 "대리수령자"라 한다)에게 처방전을 교부하거나 발송할 수 있으며 대리수령자는 환자를 대리하여 그 처방전을 수령할 수 있다.

1. 환자의 의식이 없는 경우
2. 환자의 거동이 현저히 곤란하고 동일한 상병(傷病)에 대하여 장기간 동일한 처방이 이루어지는 경우

③ 처방전의 발급 방법·절차 등에 필요한 사항은 보건복지부령으로 정한다.
[본조신설 2019. 8. 27.]

제18조(처방전 작성과 교부) ① 의사나 치과의사는 환자에게 의약품을 투여할 필요가 있다고 인정하면 「약사법」에 따라 자신이 직접 의약품을 조제할 수 있는 경우가 아니면 보건복지부령으로 정하는 바에 따라 처방전을 작성하여 환자에게 내주거나 발송(전자처방전만 해당된다)하여야 한다. 〈개정 2008. 2. 29., 2010. 1. 18.〉

② 제1항에 따른 처방전의 서식, 기재사항, 보존, 그 밖에 필요한 사항은 보건복지부령으로 정한다. 〈개정 2008. 2. 29., 2010. 1. 18.〉

③ 누구든지 정당한 사유 없이 전자처방전에 저장된 개인정보를 탐지하거나 누출·변조 또는 훼손하여서는 아니 된다.

④ 제1항에 따라 처방전을 발행한 의사 또는 치과의사(처방전을 발행한 한의사를 포함한다)는 처방전에 따라 의약품을 조제하는 약사 또는 한약사가 「약사법」 제26조제2항에 따라 문의한 때 즉시 이에 응하여야 한다. 다만, 다음 각 호의 어느 하나에 해당하는 사유로 약사 또는 한약사의 문의에 응할 수 없는 경우 사유가 종료된 때 즉시 이에 응하여야 한다. 〈신설 2007. 7. 27.〉

1. 「응급의료에 관한 법률」 제2조제1호에 따른 응급환자를 진료 중인 경우

2. 환자를 수술 또는 처치 중인 경우

3. 그 밖에 약사의 문의에 응할 수 없는 정당한 사유가 있는 경우

⑤ 의사, 치과의사 또는 한의사가 「약사법」에 따라 자신이 직접 의약품을 조제하여 환자에게 그 의약품을 내어주는 경우에는 그 약제의 용기 또는 포장에 환자의 이름, 용법 및 용량, 그 밖에 보건복지부령으로 정하는 사항을 적어야 한다. 다만, 급박한 응급의료상황 등 환자의 진료 상황이나 의약품의 성질상 그 약제의 용기 또는 포장에 적는 것이 어려운 경우로서 보건복지부령으로 정하는 경우에는 그러하지 아니하다. 〈신설 2016. 5. 29.〉

제18**조의**2**(의약품정보의 확인)** ① 의사 및 치과의사는 제18조에 따른 처방전을 작성하거나 「약사법」 제23조제4항에 따라 의약품을 자신이 직접 조제하는 경우에는 다음 각 호의 정보(이하 "의약품정보"라 한다)를 미리 확인하여야 한다.

1. 환자에게 처방 또는 투여되고 있는 의약품과 동일한 성분의 의약품인지 여부
2. 식품의약품안전처장이 병용금기, 특정연령대 금기 또는 임부금기 등으로 고시한 성분이 포함되는지 여부
3. 그 밖에 보건복지부령으로 정하는 정보

② 제1항에도 불구하고 의사 및 치과의사는 급박한 응급의료상황 등 의약품정보를 확인할 수 없는 정당한 사유가 있을 때에는 이를 확인하지 아니할 수 있다.

③ 제1항에 따른 의약품정보의 확인방법·절차, 제2항에 따른 의약품정보를 확인할 수 없는 정당한 사유 등은 보건복지부령으로 정한다.

[본조신설 2015. 12. 29.]

제19**조(정보 누설 금지)** ① 의료인이나 의료기관 종사자는 이 법이나 다른 법령에 특별히 규정된 경우 외에는 의료·조산 또는 간호업무나 제17조에 따른 진단서·검안서·증명서 작성·교부 업무, 제18조에 따른 처방전 작성·교

부 업무, 제21조에 따른 진료기록 열람·사본 교부 업무, 제22조제2항에 따른 진료기록부등 보존 업무 및 제23조에 따른 전자의무기록 작성·보관·관리 업무를 하면서 알게 된 다른 사람의 정보를 누설하거나 발표하지 못한다. 〈개정 2016. 5. 29.〉

② 제58조제2항에 따라 의료기관 인증에 관한 업무에 종사하는 자 또는 종사하였던 자는 그 업무를 하면서 알게 된 정보를 다른 사람에게 누설하거나 부당한 목적으로 사용하여서는 아니 된다. 〈신설 2016. 5. 29.〉

[제목개정 2016. 5. 29.]

제20조(태아 성 감별 행위 등 금지) ① 의료인은 태아 성 감별을 목적으로 임부를 진찰하거나 검사하여서는 아니 되며, 같은 목적을 위한 다른 사람의 행위를 도와서도 아니 된다.

② 의료인은 임신 32주 이전에 태아나 임부를 진찰하거나 검사하면서 알게 된 태아의 성(性)을 임부, 임부의 가족, 그 밖의 다른 사람이 알게 하여서는 아니 된다. 〈개정 2009. 12. 31.〉

[2009. 12. 31. 법률 제9906호에 의하여 2008. 7. 31. 헌법재판소에서 헌법불합치 결정된 이 조 제2항을 개정함.]

제21조(기록 열람 등) ① 환자는 의료인, 의료기관의 장 및 의료기관 종사자에게 본인에 관한 기록(추가기재·수정된 경우 추가기재·수정된 기록 및 추가기재·수정 전의 원본을 모두 포함한다. 이하 같다)의 전부 또는 일부에 대하여 열람 또는 그 사본의 발급 등 내용의 확인을 요청할 수 있다. 이 경우 의료인, 의료기관의 장 및 의료기관 종사자는 정당한 사유가 없으면 이를 거부하여서는 아니 된다. 〈신설 2016. 12. 20., 2018. 3. 27.〉

② 의료인, 의료기관의 장 및 의료기관 종사자는 환자가 아닌 다른 사람에게 환자에 관한 기록을 열람하게 하거나 그 사본을 내주는 등 내용을 확인할 수 있게 하여서는 아니 된다. 〈개정 2009. 1. 30., 2016. 12. 20.〉

③ 제2항에도 불구하고 의료인, 의료기관의 장 및 의료기관 종사자는 다음

각 호의 어느 하나에 해당하면 그 기록을 열람하게 하거나 그 사본을 교부하는 등 그 내용을 확인할 수 있게 하여야 한다. 다만, 의사·치과의사 또는 한의사가 환자의 진료를 위하여 불가피하다고 인정한 경우에는 그러하지 아니하다. 〈개정 2009. 1. 30., 2010. 1. 18., 2011. 4. 7., 2011. 12. 31., 2012. 2. 1., 2015. 12. 22., 2015. 12. 29., 2016. 5. 29., 2016. 12. 20., 2018. 3. 20., 2018. 8. 14., 2020. 3. 4., 2020. 8. 11., 2020. 12. 29.〉

1. 환자의 배우자, 직계 존속·비속, 형제·자매(환자의 배우자 및 직계 존속·비속, 배우자의 직계존속이 모두 없는 경우에 한정한다) 또는 배우자의 직계 존속이 환자 본인의 동의서와 친족관계임을 나타내는 증명서 등을 첨부하는 등 보건복지부령으로 정하는 요건을 갖추어 요청한 경우
2. 환자가 지정하는 대리인이 환자 본인의 동의서와 대리권이 있음을 증명하는 서류를 첨부하는 등 보건복지부령으로 정하는 요건을 갖추어 요청한 경우
3. 환자가 사망하거나 의식이 없는 등 환자의 동의를 받을 수 없어 환자의 배우자, 직계 존속·비속, 형제·자매(환자의 배우자 및 직계 존속·비속, 배우자의 직계존속이 모두 없는 경우에 한정한다) 또는 배우자의 직계 존속이 친족관계임을 나타내는 증명서 등을 첨부하는 등 보건복지부령으로 정하는 요건을 갖추어 요청한 경우
4. 「국민건강보험법」 제14조, 제47조, 제48조 및 제63조에 따라 급여비용 심사·지급·대상여부 확인·사후관리 및 요양급여의 적정성 평가·가감지급 등을 위하여 국민건강보험공단 또는 건강보험심사평가원에 제공하는 경우
5. 「의료급여법」 제5조, 제11조, 제11조의3 및 제33조에 따라 의료급여 수급권자 확인, 급여비용의 심사·지급, 사후관리 등 의료급여 업무를 위하여 보장기관(시·군·구), 국민건강보험공단, 건강보험심사평가원에

제공하는 경우

6. 「형사소송법」 제106조, 제215조 또는 제218조에 따른 경우

6의2. 「군사법원법」 제146조, 제254조 또는 제257조에 따른 경우

7. 「민사소송법」 제347조에 따라 문서제출을 명한 경우

8. 「산업재해보상보험법」 제118조에 따라 근로복지공단이 보험급여를 받는 근로자를 진료한 산재보험 의료기관(의사를 포함한다)에 대하여 그 근로자의 진료에 관한 보고 또는 서류 등 제출을 요구하거나 조사하는 경우

9. 「자동차손해배상 보장법」 제12조제2항 및 제14조에 따라 의료기관으로부터 자동차보험진료수가를 청구받은 보험회사등이 그 의료기관에 대하여 관계 진료기록의 열람을 청구한 경우

10. 「병역법」 제11조의2에 따라 지방병무청장이 병역판정검사와 관련하여 질병 또는 심신장애의 확인을 위하여 필요하다고 인정하여 의료기관의 장에게 병역판정검사대상자의 진료기록·치료 관련 기록의 제출을 요구한 경우

11. 「학교안전사고 예방 및 보상에 관한 법률」 제42조에 따라 공제회가 공제급여의 지급 여부를 결정하기 위하여 필요하다고 인정하여 「국민건강보험법」 제42조에 따른 요양기관에 대하여 관계 진료기록의 열람 또는 필요한 자료의 제출을 요청하는 경우

12. 「고엽제후유의증 등 환자지원 및 단체설립에 관한 법률」 제7조제3항에 따라 의료기관의 장이 진료기록 및 임상소견서를 보훈병원장에게 보내는 경우

13. 「의료사고 피해구제 및 의료분쟁 조정 등에 관한 법률」 제28조제1항 또는 제3항에 따른 경우

14. 「국민연금법」 제123조에 따라 국민연금공단이 부양가족연금, 장애연금 및 유족연금 급여의 지급심사와 관련하여 가입자 또는 가입자였던

사람을 진료한 의료기관에 해당 진료에 관한 사항의 열람 또는 사본 교부를 요청하는 경우

14의2. 다음 각 목의 어느 하나에 따라 공무원 또는 공무원이었던 사람을 진료한 의료기관에 해당 진료에 관한 사항의 열람 또는 사본 교부를 요청하는 경우

가. 「공무원연금법」 제92조에 따라 인사혁신처장이 퇴직유족급여 및 비공무상장해급여와 관련하여 요청하는 경우

나. 「공무원연금법」 제93조에 따라 공무원연금공단이 퇴직유족급여 및 비공무상장해급여와 관련하여 요청하는 경우

다. 「공무원 재해보상법」 제57조 및 제58조에 따라 인사혁신처장(같은 법 제61조에 따라 업무를 위탁받은 자를 포함한다)이 요양급여, 재활급여, 장해급여, 간병급여 및 재해유족급여와 관련하여 요청하는 경우

14의3. 「사립학교교직원 연금법」 제19조제4항제4호의2에 따라 사립학교교직원연금공단이 요양급여, 장해급여 및 재해유족급여의 지급심사와 관련하여 교직원 또는 교직원이었던 자를 진료한 의료기관에 해당 진료에 관한 사항의 열람 또는 사본 교부를 요청하는 경우

15. 「장애인복지법」 제32조제7항에 따라 대통령령으로 정하는 공공기관의 장이 장애 정도에 관한 심사와 관련하여 장애인 등록을 신청한 사람 및 장애인으로 등록한 사람을 진료한 의료기관에 해당 진료에 관한 사항의 열람 또는 사본 교부를 요청하는 경우

16. 「감염병의 예방 및 관리에 관한 법률」 제18조의4 및 제29조에 따라 질병관리청장, 시·도지사 또는 시장·군수·구청장이 감염병의 역학조사 및 예방접종에 관한 역학조사를 위하여 필요하다고 인정하여 의료기관의 장에게 감염병환자등의 진료기록 및 예방접종을 받은 사람의 예방접종 후 이상반응에 관한 진료기록의 제출을 요청하는 경우

17. 「국가유공자 등 예우 및 지원에 관한 법률」 제74조의8제1항제7호에 따라 보훈심사위원회가 보훈심사와 관련하여 보훈심사대상자를 진료한 의료기관에 해당 진료에 관한 사항의 열람 또는 사본 교부를 요청하는 경우
18. 「한국보훈복지의료공단법」 제24조의2에 따라 한국보훈복지의료공단이 같은 법 제6조제1호에 따른 국가유공자등에 대한 진료기록등의 제공을 요청하는 경우

④ 진료기록을 보관하고 있는 의료기관이나 진료기록이 이관된 보건소에 근무하는 의사·치과의사 또는 한의사는 자신이 직접 진료하지 아니한 환자의 과거 진료 내용의 확인 요청을 받은 경우에는 진료기록을 근거로 하여 사실을 확인하여 줄 수 있다. 〈신설 2009. 1. 30.〉

⑤ 제1항, 제3항 또는 제4항의 경우 의료인, 의료기관의 장 및 의료기관 종사자는 「전자서명법」에 따른 전자서명이 기재된 전자문서를 제공하는 방법으로 환자 또는 환자가 아닌 다른 사람에게 기록의 내용을 확인하게 할 수 있다. 〈신설 2020. 3. 4.〉

제21조의2(진료기록의 송부 등) ① 의료인 또는 의료기관의 장은 다른 의료인 또는 의료기관의 장으로부터 제22조 또는 제23조에 따른 진료기록의 내용 확인이나 진료기록의 사본 및 환자의 진료경과에 대한 소견 등을 송부 또는 전송할 것을 요청받은 경우 해당 환자나 환자 보호자의 동의를 받아 그 요청에 응하여야 한다. 다만, 해당 환자의 의식이 없거나 응급환자인 경우 또는 환자의 보호자가 없어 동의를 받을 수 없는 경우에는 환자나 환자 보호자의 동의 없이 송부 또는 전송할 수 있다.

② 의료인 또는 의료기관의 장이 응급환자를 다른 의료기관에 이송하는 경우에는 지체 없이 내원 당시 작성된 진료기록의 사본 등을 이송하여야 한다.

③ 보건복지부장관은 제1항 및 제2항에 따른 진료기록의 사본 및 진료경과에 대한 소견 등의 전송 업무를 지원하기 위하여 전자정보시스템(이하 이 조에

서 "진료기록전송지원시스템"이라 한다)을 구축·운영할 수 있다.

④ 보건복지부장관은 진료기록전송지원시스템의 구축·운영을 대통령령으로 정하는 바에 따라 관계 전문기관에 위탁할 수 있다. 이 경우 보건복지부장관은 그 소요 비용의 전부 또는 일부를 지원할 수 있다.

⑤ 제4항에 따라 업무를 위탁받은 전문기관은 다음 각 호의 사항을 준수하여야 한다.

1. 진료기록전송지원시스템이 보유한 정보의 누출, 변조, 훼손 등을 방지하기 위하여 접근 권한자의 지정, 방화벽의 설치, 암호화 소프트웨어의 활용, 접속기록 보관 등 대통령령으로 정하는 바에 따라 안전성 확보에 필요한 기술적·관리적 조치를 할 것
2. 진료기록전송지원시스템 운영 업무를 다른 기관에 재위탁하지 아니할 것
3. 진료기록전송지원시스템이 보유한 정보를 제3자에게 임의로 제공하거나 유출하지 아니할 것

⑥ 보건복지부장관은 의료인 또는 의료기관의 장에게 보건복지부령으로 정하는 바에 따라 제1항 본문에 따른 환자나 환자 보호자의 동의에 관한 자료 등 진료기록전송지원시스템의 구축·운영에 필요한 자료의 제출을 요구하고 제출받은 목적의 범위에서 보유·이용할 수 있다. 이 경우 자료 제출을 요구받은 자는 정당한 사유가 없으면 이에 따라야 한다.

⑦ 그 밖에 진료기록전송지원시스템의 구축·운영 등에 필요한 사항은 보건복지부령으로 정한다.

⑧ 누구든지 정당한 사유 없이 진료기록전송지원시스템에 저장된 정보를 누출·변조 또는 훼손하여서는 아니 된다.

⑨ 진료기록전송지원시스템의 구축·운영에 관하여 이 법에서 규정된 것을 제외하고는 「개인정보 보호법」에 따른다.

[본조신설 2016. 12. 20.]

제2절 권리와 의무

제22조(진료기록부 등) ① 의료인은 각각 진료기록부, 조산기록부, 간호기록부, 그 밖의 진료에 관한 기록(이하 "진료기록부등"이라 한다)을 갖추어 두고 환자의 주된 증상, 진단 및 치료 내용 등 보건복지부령으로 정하는 의료행위에 관한 사항과 의견을 상세히 기록하고 서명하여야 한다. 〈개정 2013. 4. 5.〉

② 의료인이나 의료기관 개설자는 진료기록부등[제23조제1항에 따른 전자의무기록(電子醫務記錄)을 포함하며, 추가기재·수정된 경우 추가기재·수정된 진료기록부등 및 추가기재·수정 전의 원본을 모두 포함한다. 이하 같다]을 보건복지부령으로 정하는 바에 따라 보존하여야 한다. 〈개정 2008. 2. 29., 2010. 1. 18., 2018. 3. 27.〉

③ 의료인은 진료기록부등을 거짓으로 작성하거나 고의로 사실과 다르게 추가기재·수정하여서는 아니 된다. 〈신설 2011. 4. 7.〉

④ 보건복지부장관은 의료인이 진료기록부등에 기록하는 질병명, 검사명, 약제명 등 의학용어와 진료기록부등의 서식 및 세부내용에 관한 표준을 마련하여 고시하고 의료인 또는 의료기관 개설자에게 그 준수를 권고할 수 있다. 〈신설 2019. 8. 27.〉

제23조(전자의무기록) ① 의료인이나 의료기관 개설자는 제22조의 규정에도 불구하고 진료기록부등을 「전자서명법」에 따른 전자서명이 기재된 전자문서(이하 "전자의무기록"이라 한다)로 작성·보관할 수 있다.

② 의료인이나 의료기관 개설자는 보건복지부령으로 정하는 바에 따라 전자의무기록을 안전하게 관리·보존하는 데에 필요한 시설과 장비를 갖추어야 한다. 〈개정 2008. 2. 29., 2010. 1. 18.〉

③ 누구든지 정당한 사유 없이 전자의무기록에 저장된 개인정보를 탐지하거나 누출·변조 또는 훼손하여서는 아니 된다.

④ 의료인이나 의료기관 개설자는 전자의무기록에 추가기재·수정을 한 경우 보건복지부령으로 정하는 바에 따라 접속기록을 별도로 보관하여야 한다. 〈

신설 2018. 3. 27.〉

제23조의2(전자의무기록의 표준화 등) ① 보건복지부장관은 전자의무기록이 효율적이고 통일적으로 관리·활용될 수 있도록 기록의 작성, 관리 및 보존에 필요한 전산정보처리시스템(이하 이 조에서 "전자의무기록시스템"이라 한다), 시설, 장비 및 기록 서식 등에 관한 표준을 정하여 고시하고 전자의무기록시스템을 제조·공급하는 자, 의료인 또는 의료기관 개설자에게 그 준수를 권고할 수 있다.

② 보건복지부장관은 전자의무기록시스템이 제1항에 따른 표준, 전자의무기록시스템 간 호환성, 정보 보안 등 대통령령으로 정하는 인증 기준에 적합한 경우에는 인증을 할 수 있다.

③ 제2항에 따라 인증을 받은 자는 대통령령으로 정하는 바에 따라 인증의 내용을 표시할 수 있다. 이 경우 인증을 받지 아니한 자는 인증의 표시 또는 이와 유사한 표시를 하여서는 아니 된다.

④ 보건복지부장관은 다음 각 호의 어느 하나에 해당하는 경우에는 제2항에 따른 인증을 취소할 수 있다. 다만, 제1호에 해당하는 경우에는 인증을 취소하여야 한다.

1. 거짓이나 그 밖의 부정한 방법으로 인증을 받은 경우
2. 제2항에 따른 인증 기준에 미달하게 된 경우

⑤ 보건복지부장관은 전자의무기록시스템의 기술 개발 및 활용을 촉진하기 위한 사업을 할 수 있다.

⑥ 제1항에 따른 표준의 대상, 제2항에 따른 인증의 방법·절차 등에 필요한 사항은 대통령령으로 정한다.

[본조신설 2016. 12. 20.]

[종전 제23조의2는 제23조의3으로 이동 〈2016. 12. 20.〉]

제23조의3(진료정보 침해사고의 통지) ① 의료인 또는 의료기관 개설자는 전자의무기록에 대한 전자적 침해행위로 진료정보가 유출되거나 의료기관의 업

무가 교란·마비되는 등 대통령령으로 정하는 사고(이하 "진료정보 침해사고"라 한다)가 발생한 때에는 보건복지부장관에게 즉시 그 사실을 통지하여야 한다.

② 보건복지부장관은 제1항에 따라 진료정보 침해사고의 통지를 받거나 진료정보 침해사고가 발생한 사실을 알게 되면 이를 관계 행정기관에 통보하여야 한다.

[본조신설 2019. 8. 27.]

[종전 제23조의3은 제23조의5로 이동 〈2019. 8. 27.〉]

제23조의4(진료정보 침해사고의 예방 및 대응 등) ① 보건복지부장관은 진료정보 침해사고의 예방 및 대응을 위하여 다음 각 호의 업무를 수행한다.

1. 진료정보 침해사고에 관한 정보의 수집·전파
2. 진료정보 침해사고의 예보·경보
3. 진료정보 침해사고에 대한 긴급조치
4. 전자의무기록에 대한 전자적 침해행위의 탐지·분석
5. 그 밖에 진료정보 침해사고 예방 및 대응을 위하여 대통령령으로 정하는 사항

② 보건복지부장관은 제1항에 따른 업무의 전부 또는 일부를 전문기관에 위탁할 수 있다.

③ 제1항에 따른 업무를 수행하는 데 필요한 절차 및 방법, 제2항에 따른 업무의 위탁 절차 등에 필요한 사항은 보건복지부령으로 정한다.

[본조신설 2019. 8. 27.]

제23조의5(부당한 경제적 이익등의 취득 금지) ① 의료인, 의료기관 개설자(법인의 대표자, 이사, 그 밖에 이에 종사하는 자를 포함한다. 이하 이 조에서 같다) 및 의료기관 종사자는 「약사법」 제47조제2항에 따른 의약품공급자로부터 의약품 채택·처방유도·거래유지 등 판매촉진을 목적으로 제공되는 금전, 물품, 편익, 노무, 향응, 그 밖의 경제적 이익(이하 "경제적 이익등"이라

한다)을 받거나 의료기관으로 하여금 받게 하여서는 아니 된다. 다만, 견본품 제공, 학술대회 지원, 임상시험 지원, 제품설명회, 대금결제조건에 따른 비용할인, 시판 후 조사 등의 행위(이하 "견본품 제공등의 행위"라 한다)로서 보건복지부령으로 정하는 범위 안의 경제적 이익등인 경우에는 그러하지 아니하다. 〈개정 2015. 12. 29.〉

② 의료인, 의료기관 개설자 및 의료기관 종사자는 「의료기기법」 제6조에 따른 제조업자, 같은 법 제15조에 따른 의료기기 수입업자, 같은 법 제17조에 따른 의료기기 판매업자 또는 임대업자로부터 의료기기 채택·사용유도·거래유지 등 판매촉진을 목적으로 제공되는 경제적 이익등을 받거나 의료기관으로 하여금 받게 하여서는 아니 된다. 다만, 견본품 제공등의 행위로서 보건복지부령으로 정하는 범위 안의 경제적 이익등인 경우에는 그러하지 아니하다. 〈개정 2011. 4. 7., 2015. 12. 29.〉

[본조신설 2010. 5. 27.]

[제23조의3에서 이동 〈2019. 8. 27.〉]

제24조(요양방법 지도) 의료인은 환자나 환자의 보호자에게 요양방법이나 그 밖에 건강관리에 필요한 사항을 지도하여야 한다.

제24조의2(의료행위에 관한 설명) ① 의사·치과의사 또는 한의사는 사람의 생명 또는 신체에 중대한 위해를 발생하게 할 우려가 있는 수술, 수혈, 전신마취(이하 이 조에서 "수술등"이라 한다)를 하는 경우 제2항에 따른 사항을 환자(환자가 의사결정능력이 없는 경우 환자의 법정대리인을 말한다. 이하 이 조에서 같다)에게 설명하고 서면(전자문서를 포함한다. 이하 이 조에서 같다)으로 그 동의를 받아야 한다. 다만, 설명 및 동의 절차로 인하여 수술등이 지체되면 환자의 생명이 위험하여지거나 심신상의 중대한 장애를 가져오는 경우에는 그러하지 아니하다.

② 제1항에 따라 환자에게 설명하고 동의를 받아야 하는 사항은 다음 각 호와 같다.

1. 환자에게 발생하거나 발생 가능한 증상의 진단명
2. 수술등의 필요성, 방법 및 내용
3. 환자에게 설명을 하는 의사, 치과의사 또는 한의사 및 수술등에 참여하는 주된 의사, 치과의사 또는 한의사의 성명
4. 수술등에 따라 전형적으로 발생이 예상되는 후유증 또는 부작용
5. 수술등 전후 환자가 준수하여야 할 사항

③ 환자는 의사, 치과의사 또는 한의사에게 제1항에 따른 동의서 사본의 발급을 요청할 수 있다. 이 경우 요청을 받은 의사, 치과의사 또는 한의사는 정당한 사유가 없으면 이를 거부하여서는 아니 된다.

④ 제1항에 따라 동의를 받은 사항 중 수술등의 방법 및 내용, 수술등에 참여한 주된 의사, 치과의사 또는 한의사가 변경된 경우에는 변경 사유와 내용을 환자에게 서면으로 알려야 한다.

⑤ 제1항 및 제4항에 따른 설명, 동의 및 고지의 방법·절차 등 필요한 사항은 대통령령으로 정한다.

[본조신설 2016. 12. 20.]

제25조(신고) ① 의료인은 대통령령으로 정하는 바에 따라 최초로 면허를 받은 후부터 3년마다 그 실태와 취업상황 등을 보건복지부장관에게 신고하여야 한다. 〈개정 2008. 2. 29., 2010. 1. 18., 2011. 4. 28.〉

② 보건복지부장관은 제30조제3항의 보수교육을 이수하지 아니한 의료인에 대하여 제1항에 따른 신고를 반려할 수 있다. 〈신설 2011. 4. 28.〉

③ 보건복지부장관은 제1항에 따른 신고 수리 업무를 대통령령으로 정하는 바에 따라 관련 단체 등에 위탁할 수 있다. 〈신설 2011. 4. 28.〉

제26조(변사체 신고) 의사·치과의사·한의사 및 조산사는 사체를 검안하여 변사(變死)한 것으로 의심되는 때에는 사체의 소재지를 관할하는 경찰서장에게 신고하여야 한다.

제3절 의료행위의 제한

제27조(무면허 의료행위 등 금지) ① 의료인이 아니면 누구든지 의료행위를 할 수 없으며 의료인도 면허된 것 이외의 의료행위를 할 수 없다. 다만, 다음 각 호의 어느 하나에 해당하는 자는 보건복지부령으로 정하는 범위에서 의료행위를 할 수 있다. 〈개정 2008. 2. 29., 2009. 1. 30., 2010. 1. 18.〉

1. 외국의 의료인 면허를 가진 자로서 일정 기간 국내에 체류하는 자
2. 의과대학, 치과대학, 한의과대학, 의학전문대학원, 치의학전문대학원, 한의학전문대학원, 종합병원 또는 외국 의료원조기관의 의료봉사 또는 연구 및 시범사업을 위하여 의료행위를 하는 자
3. 의학·치과의학·한방의학 또는 간호학을 전공하는 학교의 학생

② 의료인이 아니면 의사·치과의사·한의사·조산사 또는 간호사 명칭이나 이와 비슷한 명칭을 사용하지 못한다.

③ 누구든지 「국민건강보험법」이나 「의료급여법」에 따른 본인부담금을 면제하거나 할인하는 행위, 금품 등을 제공하거나 불특정 다수인에게 교통편의를 제공하는 행위 등 영리를 목적으로 환자를 의료기관이나 의료인에게 소개·알선·유인하는 행위 및 이를 사주하는 행위를 하여서는 아니 된다. 다만, 다음 각 호의 어느 하나에 해당하는 행위는 할 수 있다. 〈개정 2009. 1. 30., 2010. 1. 18., 2011. 12. 31.〉

1. 환자의 경제적 사정 등을 이유로 개별적으로 관할 시장·군수·구청장의 사전승인을 받아 환자를 유치하는 행위
2. 「국민건강보험법」 제109조에 따른 가입자나 피부양자가 아닌 외국인(보건복지부령으로 정하는 바에 따라 국내에 거주하는 외국인은 제외한다) 환자를 유치하기 위한 행위

④ 제3항제2호에도 불구하고 「보험업법」 제2조에 따른 보험회사, 상호회사, 보험설계사, 보험대리점 또는 보험중개사는 외국인환자를 유치하기 위한 행위를 하여서는 아니 된다. 〈신설 2009. 1. 30.〉

⑤ 누구든지 의료인이 아닌 자에게 의료행위를 하게 하거나 의료인에게 면허 사항 외의 의료행위를 하게 하여서는 아니 된다. 〈신설 2019. 4. 23., 2020. 12. 29.〉

제27조의2 삭제 〈2015. 12. 22.〉

제4절 의료인 단체

제28조(중앙회와 지부) ① 의사·치과의사·한의사·조산사 및 간호사는 대통령령으로 정하는 바에 따라 각각 전국적 조직을 두는 의사회·치과의사회·한의사회·조산사회 및 간호사회(이하 "중앙회"라 한다)를 각각 설립하여야 한다.

② 중앙회는 법인으로 한다.

③ 제1항에 따라 중앙회가 설립된 경우에는 의료인은 당연히 해당하는 중앙회의 회원이 되며, 중앙회의 정관을 지켜야 한다.

④ 중앙회에 관하여 이 법에 규정되지 아니한 사항에 대하여는 「민법」 중 사단법인에 관한 규정을 준용한다.

⑤ 중앙회는 대통령령으로 정하는 바에 따라 특별시·광역시·도와 특별자치도(이하 "시·도"라 한다)에 지부를 설치하여야 하며, 시·군·구(자치구만을 말한다. 이하 같다)에 분회를 설치할 수 있다. 다만, 그 외의 지부나 외국에 의사회 지부를 설치하려면 보건복지부장관의 승인을 받아야 한다. 〈개정 2008. 2. 29., 2010. 1. 18.〉

⑥ 중앙회가 지부나 분회를 설치한 때에는 그 지부나 분회의 책임자는 지체 없이 특별시장·광역시장·도지사·특별자치도지사(이하 "시·도지사"라 한다) 또는 시장·군수·구청장에게 신고하여야 한다.

⑦ 각 중앙회는 제66조의2에 따른 자격정지 처분 요구에 관한 사항 등을 심의·의결하기 위하여 윤리위원회를 둔다. 〈신설 2011. 4. 28.〉

⑧ 윤리위원회의 구성, 운영 등에 관한 사항은 대통령령으로 정한다. 〈신설

2011. 4. 28.〉

제29조(설립 허가 등) ① 중앙회를 설립하려면 대표자는 대통령령으로 정하는 바에 따라 정관과 그 밖에 필요한 서류를 보건복지부장관에게 제출하여 설립 허가를 받아야 한다. 〈개정 2008. 2. 29., 2010. 1. 18.〉

② 중앙회의 정관에 적을 사항은 대통령령으로 정한다.

③ 중앙회가 정관을 변경하려면 보건복지부장관의 허가를 받아야 한다. 〈개정 2008. 2. 29., 2010. 1. 18.〉

제30조(협조 의무) ① 중앙회는 보건복지부장관으로부터 의료와 국민보건 향상에 관한 협조 요청을 받으면 협조하여야 한다. 〈개정 2008. 2. 29., 2010. 1. 18.〉

② 중앙회는 보건복지부령으로 정하는 바에 따라 회원의 자질 향상을 위하여 필요한 보수(補修)교육을 실시하여야 한다. 〈개정 2008. 2. 29., 2010. 1. 18.〉

③ 의료인은 제2항에 따른 보수교육을 받아야 한다.

제31조 삭제 〈2011. 4. 7.〉

제32조(감독) 보건복지부장관은 중앙회나 그 지부가 정관으로 정한 사업 외의 사업을 하거나 국민보건 향상에 장애가 되는 행위를 한 때 또는 제30조제1항에 따른 요청을 받고 협조하지 아니한 경우에는 정관을 변경하거나 임원을 새로 뽑을 것을 명할 수 있다. 〈개정 2008. 2. 29., 2010. 1. 18.〉

제3장 의료기관

제1절 의료기관의 개설

제33조(개설 등) ① 의료인은 이 법에 따른 의료기관을 개설하지 아니하고는 의료업을 할 수 없으며, 다음 각 호의 어느 하나에 해당하는 경우 외에는 그 의료기관 내에서 의료업을 하여야 한다. 〈개정 2008. 2. 29., 2010. 1. 18.〉

1. 「응급의료에 관한 법률」 제2조제1호에 따른 응급환자를 진료하는 경우

2. 환자나 환자 보호자의 요청에 따라 진료하는 경우
3. 국가나 지방자치단체의 장이 공익상 필요하다고 인정하여 요청하는 경우
4. 보건복지부령으로 정하는 바에 따라 가정간호를 하는 경우
5. 그 밖에 이 법 또는 다른 법령으로 특별히 정한 경우나 환자가 있는 현장에서 진료를 하여야 하는 부득이한 사유가 있는 경우

② 다음 각 호의 어느 하나에 해당하는 자가 아니면 의료기관을 개설할 수 없다. 이 경우 의사는 종합병원·병원·요양병원·정신병원 또는 의원을, 치과의사는 치과병원 또는 치과의원을, 한의사는 한방병원·요양병원 또는 한의원을, 조산사는 조산원만을 개설할 수 있다. 〈개정 2009. 1. 30., 2020. 3. 4.〉

1. 의사, 치과의사, 한의사 또는 조산사
2. 국가나 지방자치단체
3. 의료업을 목적으로 설립된 법인(이하 "의료법인"이라 한다)
4. 「민법」이나 특별법에 따라 설립된 비영리법인
5. 「공공기관의 운영에 관한 법률」에 따른 준정부기관, 「지방의료원의 설립 및 운영에 관한 법률」에 따른 지방의료원, 「한국보훈복지의료공단법」에 따른 한국보훈복지의료공단

③ 제2항에 따라 의원·치과의원·한의원 또는 조산원을 개설하려는 자는 보건복지부령으로 정하는 바에 따라 시장·군수·구청장에게 신고하여야 한다. 〈개정 2008. 2. 29., 2010. 1. 18.〉

④ 제2항에 따라 종합병원·병원·치과병원·한방병원·요양병원 또는 정신병원을 개설하려면 제33조의2에 따른 시·도 의료기관개설위원회의 심의를 거쳐 보건복지부령으로 정하는 바에 따라 시·도지사의 허가를 받아야 한다. 이 경우 시·도지사는 개설하려는 의료기관이 다음 각 호의 어느 하나에 해당하는 경우에는 개설허가를 할 수 없다. 〈개정 2008. 2. 29., 2010. 1. 18., 2019. 8. 27., 2020. 3. 4.〉

1. 제36조에 따른 시설기준에 맞지 아니하는 경우
2. 제60조제1항에 따른 기본시책과 같은 조 제2항에 따른 수급 및 관리계획에 적합하지 아니한 경우

⑤ 제3항과 제4항에 따라 개설된 의료기관이 개설 장소를 이전하거나 개설에 관한 신고 또는 허가사항 중 보건복지부령으로 정하는 중요사항을 변경하려는 때에도 제3항 또는 제4항과 같다. 〈개정 2008. 2. 29., 2010. 1. 18.〉

⑥ 조산원을 개설하는 자는 반드시 지도의사(指導醫師)를 정하여야 한다.

⑦ 다음 각 호의 어느 하나에 해당하는 경우에는 의료기관을 개설할 수 없다. 〈개정 2019. 8. 27.〉

1. 약국 시설 안이나 구내인 경우
2. 약국의 시설이나 부지 일부를 분할·변경 또는 개수하여 의료기관을 개설하는 경우
3. 약국과 전용 복도·계단·승강기 또는 구름다리 등의 통로가 설치되어 있거나 이런 것들을 설치하여 의료기관을 개설하는 경우
4. 「건축법」 등 관계 법령에 따라 허가를 받지 아니하거나 신고를 하지 아니하고 건축 또는 증축·개축한 건축물에 의료기관을 개설하는 경우

⑧ 제2항제1호의 의료인은 어떠한 명목으로도 둘 이상의 의료기관을 개설·운영할 수 없다. 다만, 2 이상의 의료인 면허를 소지한 자가 의원급 의료기관을 개설하려는 경우에는 하나의 장소에 한하여 면허 종별에 따른 의료기관을 함께 개설할 수 있다. 〈신설 2009. 1. 30., 2012. 2. 1.〉

⑨ 의료법인 및 제2항제4호에 따른 비영리법인(이하 이 조에서 "의료법인등"이라 한다)이 의료기관을 개설하려면 그 법인의 정관에 개설하고자 하는 의료기관의 소재지를 기재하여 대통령령으로 정하는 바에 따라 정관의 변경허가를 얻어야 한다(의료법인등을 설립할 때에는 설립 허가를 말한다. 이하 이 항에서 같다). 이 경우 그 법인의 주무관청은 정관의 변경허가를 하기 전에 그 법인이 개설하고자 하는 의료기관이 소재하는 시·도지사 또는 시장·군

수·구청장과 협의하여야 한다. 〈신설 2015. 12. 29.〉

⑩ 의료기관을 개설·운영하는 의료법인등은 다른 자에게 그 법인의 명의를 빌려주어서는 아니 된다. 〈신설 2015. 12. 29.〉

[제목개정 2012. 2. 1.]

[2007. 12. 27. 법률 제9386호에 의하여 2007. 12. 27. 헌법재판소에서 헌법불합치된 이 조 제2항을 개정함]

제33조의2(의료기관개설위원회 설치 등) ① 제33조제4항에 따른 의료기관 개설 허가에 관한 사항을 심의하기 위하여 시·도지사 소속으로 의료기관개설위원회를 둔다.

② 제1항의 의료기관개설위원회의 위원은 제28조에 따른 의사회·치과의사회·한의사회·조산사회 및 간호사회의 의료인으로서 경험이 풍부한 사람과 제52조에 따른 의료기관단체의 회원으로서 해당 지역 내 의료기관의 개설·운영 등에 관한 경험이 풍부한 사람으로 한다.

③ 의료기관개설위원회의 구성과 운영에 필요한 사항과 그 밖에 필요한 사항은 보건복지부령으로 정한다.

[본조신설 2020. 3. 4.]

제33조의3(실태조사) ① 보건복지부장관은 제33조제2항을 위반하여 의료기관을 개설할 수 없는 자가 개설·운영하는 의료기관의 실태를 파악하기 위하여 보건복지부령으로 정하는 바에 따라 조사(이하 이 조에서 "실태조사"라 한다)를 실시하고, 위법이 확정된 경우 그 결과를 공표하여야 한다. 이 경우 수사기관의 수사로 제33조제2항을 위반한 의료기관의 위법이 확정된 경우도 공표 대상에 포함한다.

② 보건복지부장관은 실태조사를 위하여 관계 중앙행정기관의 장, 지방자치단체의 장, 관련 기관·법인 또는 단체 등에 협조를 요청할 수 있다. 이 경우 요청을 받은 자는 특별한 사정이 없으면 이에 협조하여야 한다.

③ 실태조사의 시기·방법 및 결과 공표의 방법 등에 관하여 필요한 사항은

보건복지부령으로 정한다.

[본조신설 2020. 12. 29.]

제34조(원격의료) ① 의료인(의료업에 종사하는 의사 · 치과의사 · 한의사만 해당한다)은 제33조제1항에도 불구하고 컴퓨터 · 화상통신 등 정보통신기술을 활용하여 먼 곳에 있는 의료인에게 의료지식이나 기술을 지원하는 원격의료(이하 "원격의료"라 한다)를 할 수 있다.

② 원격의료를 행하거나 받으려는 자는 보건복지부령으로 정하는 시설과 장비를 갖추어야 한다. 〈개정 2008. 2. 29., 2010. 1. 18.〉

③ 원격의료를 하는 자(이하 "원격지의사"라 한다)는 환자를 직접 대면하여 진료하는 경우와 같은 책임을 진다.

④ 원격지의사의 원격의료에 따라 의료행위를 한 의료인이 의사 · 치과의사 또는 한의사(이하 "현지의사"라 한다)인 경우에는 그 의료행위에 대하여 원격지의사의 과실을 인정할 만한 명백한 근거가 없으면 환자에 대한 책임은 제3항에도 불구하고 현지의사에게 있는 것으로 본다.

제35조(의료기관 개설 특례) ① 제33조제1항 · 제2항 및 제8항에 따른 자 외의 자가 그 소속 직원, 종업원, 그 밖의 구성원(수용자를 포함한다) 이나 그 가족의 건강관리를 위하여 부속 의료기관을 개설하려면 그 개설 장소를 관할하는 시장 · 군수 · 구청장에게 신고하여야 한다. 다만, 부속 의료기관으로 병원급 의료기관을 개설하려면 그 개설 장소를 관할하는 시 · 도지사의 허가를 받아야 한다. 〈개정 2009. 1. 30.〉

② 제1항에 따른 개설 신고 및 허가에 관한 절차 · 조건, 그 밖에 필요한 사항과 그 의료기관의 운영에 필요한 사항은 보건복지부령으로 정한다. 〈개정 2008. 2. 29., 2010. 1. 18.〉

제36조(준수사항) 제33조제2항 및 제8항에 따라 의료기관을 개설하는 자는 보건복지부령으로 정하는 바에 따라 다음 각 호의 사항을 지켜야 한다. 〈개정 2008. 2. 29., 2009. 1. 30., 2010. 1. 18., 2016. 5. 29., 2019. 4. 23., 2019. 8.

27., 2020. 3. 4.〉

1. 의료기관의 종류에 따른 시설기준 및 규격에 관한 사항
2. 의료기관의 안전관리시설 기준에 관한 사항
3. 의료기관 및 요양병원의 운영 기준에 관한 사항
4. 고가의료장비의 설치·운영 기준에 관한 사항
5. 의료기관의 종류에 따른 의료인 등의 정원 기준에 관한 사항
6. 급식관리 기준에 관한 사항
7. 의료기관의 위생 관리에 관한 사항
8. 의료기관의 의약품 및 일회용 의료기기의 사용에 관한 사항
9. 의료기관의 「감염병의 예방 및 관리에 관한 법률」 제41조제4항에 따른 감염병환자등의 진료 기준에 관한 사항
10. 의료기관 내 수술실, 분만실, 중환자실 등 감염관리가 필요한 시설의 출입 기준에 관한 사항
11. 의료인 및 환자 안전을 위한 보안장비 설치 및 보안인력 배치 등에 관한 사항
12. 의료기관의 신체보호대 사용에 관한 사항
13. 의료기관의 의료관련감염 예방에 관한 사항

제36조의2(공중보건의사 등의 고용금지) ① 의료기관 개설자는 「농어촌 등 보건의료를 위한 특별조치법」 제5조의2에 따른 배치기관 및 배치시설이나 같은 법 제6조의2에 따른 파견근무기관 및 시설이 아니면 같은 법 제2조제1호의 공중보건의사에게 의료행위를 하게 하거나, 제41조제1항에 따른 당직의료인으로 두어서는 아니 된다. 〈개정 2016. 12. 20., 2018. 3. 27.〉

② 의료기관 개설자는 「병역법」 제34조의2제2항에 따라 군병원 또는 병무청장이 지정하는 병원에서 직무와 관련된 수련을 실시하는 경우가 아니면 같은 법 제2조제14호의 병역판정검사전담의사에게 의료행위를 하게 하거나 제41조제1항에 따른 당직의료인으로 두어서는 아니 된다. 〈신설 2018. 3. 27.〉

[본조신설 2015. 12. 29.]

[제목개정 2018. 3. 27.]

제37조(진단용 방사선 발생장치) ① 진단용 방사선 발생장치를 설치·운영하려는 의료기관은 보건복지부령으로 정하는 바에 따라 시장·군수·구청장에게 신고하여야 하며, 보건복지부령으로 정하는 안전관리기준에 맞도록 설치·운영하여야 한다. 〈개정 2008. 2. 29., 2010. 1. 18.〉

② 의료기관 개설자나 관리자는 진단용 방사선 발생장치를 설치한 경우에는 보건복지부령으로 정하는 바에 따라 안전관리책임자를 선임하고, 정기적으로 검사와 측정을 받아야 하며, 방사선 관계 종사자에 대한 피폭관리(被曝管理)를 하여야 한다. 〈개정 2008. 2. 29., 2010. 1. 18.〉

③ 제2항에 따라 안전관리책임자로 선임된 사람은 선임된 날부터 1년 이내에 질병관리청장이 지정하는 방사선 분야 관련 단체(이하 이 조에서 "안전관리책임자 교육기관"이라 한다)가 실시하는 안전관리책임자 교육을 받아야 하며, 주기적으로 보수교육을 받아야 한다. 〈신설 2020. 12. 29.〉

④ 제1항과 제2항에 따른 진단용 방사선 발생장치의 범위·신고·검사·설치 및 측정기준 등에 필요한 사항은 보건복지부령으로 정하고, 제3항에 따른 안전관리책임자 교육 및 안전관리책임자 교육기관의 지정에 필요한 사항은 질병관리청장이 정하여 고시한다. 〈개정 2008. 2. 29., 2010. 1. 18., 2020. 12. 29.〉

제38조(특수의료장비의 설치·운영) ① 의료기관은 보건의료 시책상 적정한 설치와 활용이 필요하여 보건복지부장관이 정하여 고시하는 의료장비(이하 "특수의료장비"라 한다)를 설치·운영하려면 보건복지부령으로 정하는 바에 따라 시장·군수·구청장에게 등록하여야 하며, 보건복지부령으로 정하는 설치인정기준에 맞게 설치·운영하여야 한다. 〈개정 2008. 2. 29., 2010. 1. 18., 2012. 2. 1.〉

② 의료기관의 개설자나 관리자는 제1항에 따라 특수의료장비를 설치하면 보

건복지부령으로 정하는 바에 따라 보건복지부장관에게 정기적인 품질관리검사를 받아야 한다. 〈개정 2008. 2. 29., 2010. 1. 18.〉

③ 의료기관의 개설자나 관리자는 제2항에 따른 품질관리검사에서 부적합하다고 판정받은 특수의료장비를 사용하여서는 아니 된다.

④ 보건복지부장관은 제2항에 따른 품질관리검사업무의 전부 또는 일부를 보건복지부령으로 정하는 바에 따라 관계 전문기관에 위탁할 수 있다. 〈개정 2008. 2. 29., 2010. 1. 18.〉

제38조의2(수술실 내 폐쇄회로 텔레비전의 설치·운영) ① 전신마취 등 환자의 의식이 없는 상태에서 수술을 시행하는 의료기관의 개설자는 수술실 내부에 「개인정보 보호법」 및 관련 법령에 따른 폐쇄회로 텔레비전을 설치하여야 한다. 이 경우 국가 및 지방자치단체는 폐쇄회로 텔레비전의 설치 등에 필요한 비용을 지원할 수 있다.

② 환자 또는 환자의 보호자가 요청하는 경우(의료기관의 장이나 의료인이 요청하여 환자 또는 환자의 보호자가 동의하는 경우를 포함한다) 의료기관의 장이나 의료인은 전신마취 등 환자의 의식이 없는 상태에서 수술을 하는 장면을 제1항에 따라 설치한 폐쇄회로 텔레비전으로 촬영하여야 한다. 이 경우 의료기관의 장이나 의료인은 다음 각 호의 어느 하나에 해당하는 정당한 사유가 없으면 이를 거부할 수 없다.

1. 수술이 지체되면 환자의 생명이 위험하여지거나 심신상의 중대한 장애를 가져오는 응급 수술을 시행하는 경우
2. 환자의 생명을 구하기 위하여 적극적 조치가 필요한 위험도 높은 수술을 시행하는 경우
3. 「전공의의 수련환경 개선 및 지위 향상을 위한 법률」 제2조제2호에 따른 수련병원등의 전공의 수련 등 그 목적 달성을 현저히 저해할 우려가 있는 경우
4. 그 밖에 제1호부터 제3호까지의 규정에 준하는 경우로서 보건복지부령

으로 정하는 사유가 있는 경우

③ 의료기관의 장이나 의료인이 제2항에 따라 수술을 하는 장면을 촬영하는 경우 녹음 기능은 사용할 수 없다. 다만, 환자 및 해당 수술에 참여한 의료인 등 정보주체 모두의 동의를 받은 경우에는 그러하지 아니하다.

④ 제1항에 따라 폐쇄회로 텔레비전이 설치된 의료기관의 장은 제2항에 따라 촬영한 영상정보가 분실·도난·유출·변조 또는 훼손되지 아니하도록 보건복지부령으로 정하는 바에 따라 내부 관리계획의 수립, 저장장치와 네트워크의 분리, 접속기록 보관 및 관련 시설의 출입자 관리 방안 마련 등 안전성 확보에 필요한 기술적·관리적 및 물리적 조치를 하여야 한다.

⑤ 의료기관의 장은 다음 각 호의 어느 하나에 해당하는 경우를 제외하고는 제2항에 따라 촬영한 영상정보를 열람(의료기관의 장 스스로 열람하는 경우를 포함한다. 이하 이 조에서 같다)하게 하거나 제공(사본의 발급을 포함한다. 이하 이 조에서 같다)하여서는 아니 된다.

1. 범죄의 수사와 공소의 제기 및 유지, 법원의 재판업무 수행을 위하여 관계 기관이 요청하는 경우
2. 「의료사고 피해구제 및 의료분쟁 조정 등에 관한 법률」 제6조에 따른 한국의료분쟁조정중재원이 의료분쟁의 조정 또는 중재 절차 개시 이후 환자 또는 환자 보호자의 동의를 받아 해당 업무의 수행을 위하여 요청하는 경우
3. 환자 및 해당 수술에 참여한 의료인 등 정보주체 모두의 동의를 받은 경우

⑥ 누구든지 이 법의 규정에 따르지 아니하고 제2항에 따라 촬영한 영상정보를 탐지하거나 누출·변조 또는 훼손하여서는 아니 된다.

⑦ 누구든지 제2항에 따라 촬영한 영상정보를 이 법에서 정하는 목적 외의 용도로 사용하여서는 아니 된다.

⑧ 의료기관의 개설자는 보건복지부장관이 정하는 범위에서 제2항에 따라

촬영한 영상정보의 열람 등에 소요되는 비용을 열람 등을 요청한 자에게 청구할 수 있다.

⑨ 의료기관의 장은 제2항에 따라 촬영한 영상정보를 30일 이상 보관하여야 한다.

⑩ 제1항에 따른 폐쇄회로 텔레비전의 설치 기준, 제2항에 따른 촬영의 범위 및 촬영 요청의 절차, 제2항제1호부터 제3호까지의 규정에 따른 사유의 구체적인 기준, 제5항에 따른 열람·제공의 절차, 제9항에 따른 보관기준 및 보관기간의 연장 사유 등에 필요한 사항은 보건복지부령으로 정한다.

⑪ 이 법에서 정한 것 외에 폐쇄회로 텔레비전의 설치·운영 등에 관한 사항은 「개인정보 보호법」에 따른다.

[본조신설 2021. 9. 24.]

[시행일: 2023. 9. 25.] 제38조의2

제39조(시설 등의 공동이용) ① 의료인은 다른 의료기관의 장의 동의를 받아 그 의료기관의 시설·장비 및 인력 등을 이용하여 진료할 수 있다.

② 의료기관의 장은 그 의료기관의 환자를 진료하는 데에 필요하면 해당 의료기관에 소속되지 아니한 의료인에게 진료하도록 할 수 있다.

③ 의료인이 다른 의료기관의 시설·장비 및 인력 등을 이용하여 진료하는 과정에서 발생한 의료사고에 대하여는 진료를 한 의료인의 과실 때문이면 그 의료인에게, 의료기관의 시설·장비 및 인력 등의 결함 때문이면 그것을 제공한 의료기관 개설자에게 각각 책임이 있는 것으로 본다.

제40조(폐업·휴업 신고와 진료기록부등의 이관) ① 의료기관 개설자는 의료업을 폐업하거나 1개월 이상 휴업(입원환자가 있는 경우에는 1개월 미만의 휴업도 포함한다. 이하 이 조에서 이와 같다)하려면 보건복지부령으로 정하는 바에 따라 관할 시장·군수·구청장에게 신고하여야 한다. 〈개정 2008. 2. 29., 2010. 1. 18., 2016. 12. 20.〉

② 의료기관 개설자는 제1항에 따라 폐업 또는 휴업 신고를 할 때 제22조나

제23조에 따라 기록·보존하고 있는 진료기록부등을 관할 보건소장에게 넘겨야 한다. 다만, 의료기관 개설자가 보건복지부령으로 정하는 바에 따라 진료기록부등의 보관계획서를 제출하여 관할 보건소장의 허가를 받은 경우에는 직접 보관할 수 있다. 〈개정 2008. 2. 29., 2010. 1. 18.〉

③ 시장·군수·구청장은 제1항에 따른 신고에도 불구하고 「감염병의 예방 및 관리에 관한 법률」 제18조 및 제29조에 따라 질병관리청장, 시·도지사 또는 시장·군수·구청장이 감염병의 역학조사 및 예방접종에 관한 역학조사를 실시하거나 같은 법 제18조의2에 따라 의료인 또는 의료기관의 장이 질병관리청장 또는 시·도지사에게 역학조사 실시를 요청한 경우로서 그 역학조사를 위하여 필요하다고 판단하는 때에는 의료기관 폐업 신고를 수리하지 아니할 수 있다. 〈신설 2016. 5. 29., 2020. 8. 11.〉

④ 의료기관 개설자는 의료업을 폐업 또는 휴업하는 경우 보건복지부령으로 정하는 바에 따라 해당 의료기관에 입원 중인 환자를 다른 의료기관으로 옮길 수 있도록 하는 등 환자의 권익을 보호하기 위한 조치를 하여야 한다. 〈신설 2016. 12. 20.〉

⑤ 시장·군수·구청장은 제1항에 따른 폐업 또는 휴업 신고를 받은 경우 의료기관 개설자가 제4항에 따른 환자의 권익을 보호하기 위한 조치를 취하였는지 여부를 확인하는 등 대통령령으로 정하는 조치를 하여야 한다. 〈신설 2016. 12. 20.〉

제40조(폐업·휴업의 신고) ① 의료기관 개설자는 의료업을 폐업하거나 1개월 이상 휴업(입원환자가 있는 경우에는 1개월 미만의 휴업도 포함한다. 이하 이 조에서 이와 같다)하려면 보건복지부령으로 정하는 바에 따라 관할 시장·군수·구청장에게 신고하여야 한다. 〈개정 2008. 2. 29., 2010. 1. 18., 2016. 12. 20.〉

② 삭제 〈2020. 3. 4.〉

③ 시장·군수·구청장은 제1항에 따른 신고에도 불구하고 「감염병의 예방 및

관리에 관한 법률」 제18조 및 제29조에 따라 질병관리청장, 시·도지사 또는 시장·군수·구청장이 감염병의 역학조사 및 예방접종에 관한 역학조사를 실시하거나 같은 법 제18조의2에 따라 의료인 또는 의료기관의 장이 질병관리청장 또는 시·도지사에게 역학조사 실시를 요청한 경우로서 그 역학조사를 위하여 필요하다고 판단하는 때에는 의료기관 폐업 신고를 수리하지 아니할 수 있다. 〈신설 2016. 5. 29., 2020. 8. 11.〉

④ 의료기관 개설자는 의료업을 폐업 또는 휴업하는 경우 보건복지부령으로 정하는 바에 따라 해당 의료기관에 입원 중인 환자를 다른 의료기관으로 옮길 수 있도록 하는 등 환자의 권익을 보호하기 위한 조치를 하여야 한다. 〈신설 2016. 12. 20.〉

⑤ 시장·군수·구청장은 제1항에 따른 폐업 또는 휴업 신고를 받은 경우 의료기관 개설자가 제4항에 따른 환자의 권익을 보호하기 위한 조치를 취하였는지 여부를 확인하는 등 대통령령으로 정하는 조치를 하여야 한다. 〈신설 2016. 12. 20.〉

[제목개정 2020. 3. 4.]

[시행일: 2023. 3. 5.] 제40조

제40조의2(진료기록부등의 이관) ① 의료기관 개설자는 제40조제1항에 따라 폐업 또는 휴업 신고를 할 때 제22조나 제23조에 따라 기록·보존하고 있는 진료기록부등의 수량 및 목록을 확인하고 진료기록부등을 관할 보건소장에게 넘겨야 한다. 다만, 의료기관 개설자가 보건복지부령으로 정하는 바에 따라 진료기록부등의 보관계획서를 제출하여 관할 보건소장의 허가를 받은 경우에는 직접 보관할 수 있다.

② 제1항에 따라 관할 보건소장의 허가를 받아 진료기록부등을 직접 보관하는 의료기관 개설자는 보관계획서에 기재된 사항 중 보건복지부령으로 정하는 사항이 변경된 경우 관할 보건소장에게 이를 신고하여야 하며, 직접 보관 중 질병, 국외 이주 등 보건복지부령으로 정하는 사유로 보존 및 관리가 어

려운 경우 이를 대행할 책임자를 지정하여 보관하게 하거나 진료기록부등을 관할 보건소장에게 넘겨야 한다.

③ 제1항에 따라 관할 보건소장의 허가를 받아 진료기록부등을 직접 보관하는 의료기관 개설자는 보관 기간, 방법 등 보건복지부령으로 정하는 사항을 준수하여야 한다.

④ 제1항에 따라 관할 보건소장의 허가를 받아 진료기록부등을 직접 보관하는 의료기관 개설자(제2항에 따라 지정된 책임자를 포함한다)의 기록 열람 및 보존에 관하여는 제21조 및 제22조제2항을 준용한다.

⑤ 그 밖에 진료기록부등의 이관 방법, 절차 등에 필요한 사항은 보건복지부령으로 정한다.

[본조신설 2020. 3. 4.]

[시행일: 2023. 3. 5.] 제40조의2

제40조의3(진료기록보관시스템의 구축·운영) ① 보건복지부장관은 제40조의2에 따라 폐업 또는 휴업한 의료기관의 진료기록부등을 보관하는 관할 보건소장 및 의료기관 개설자가 안전하고 효과적으로 진료기록부등을 보존·관리할 수 있도록 지원하기 위한 시스템(이하 “진료기록보관시스템”이라 한다)을 구축·운영할 수 있다.

② 제40조의2에 따라 폐업 또는 휴업한 의료기관의 진료기록부등을 보관하는 관할 보건소장 및 의료기관 개설자는 진료기록보관시스템에 진료기록부등을 보관할 수 있다.

③ 제2항에 따라 진료기록부등을 진료기록보관시스템에 보관한 관할 보건소장 및 의료기관 개설자(해당 보건소 및 의료기관 소속 의료인 및 그 종사자를 포함한다)는 직접 보관한 진료기록부등 외에는 진료기록보관시스템에 보관된 정보를 열람하는 등 그 내용을 확인하여서는 아니 된다.

④ 보건복지부장관은 제1항에 따른 진료기록보관시스템의 구축·운영 업무를 관계 전문기관 또는 단체에 위탁할 수 있다. 이 경우 보건복지부장관은 진료

기록보관시스템의 구축·운영 업무에 소요되는 비용의 전부 또는 일부를 지원할 수 있다.

⑤ 제4항 전단에 따라 진료기록보관시스템의 구축·운영 업무를 위탁받은 전문기관 또는 단체는 보건복지부령으로 정하는 바에 따라 진료기록부등을 안전하게 관리·보존하는 데에 필요한 시설과 장비를 갖추어야 한다.

⑥ 보건복지부장관은 진료기록보관시스템의 효율적 운영을 위하여 원본에 기재된 정보가 변경되지 않는 범위에서 진료기록부등의 형태를 변경하여 보존·관리할 수 있으며, 변경된 형태로 진료기록부등의 사본을 발급할 수 있다.

⑦ 누구든지 정당한 접근 권한 없이 또는 허용된 접근 권한을 넘어 진료기록보관시스템에 보관된 정보를 훼손·멸실·변경·위조·유출하거나 검색·복제하여서는 아니 된다.

⑧ 진료기록보관시스템의 구축 범위 및 운영 절차 등에 필요한 사항은 보건복지부령으로 정한다.

[본조신설 2020. 3. 4.]

[시행일: 2023. 3. 5.] 제40조의3

제41조(당직의료인) ① 각종 병원에는 응급환자와 입원환자의 진료 등에 필요한 당직의료인을 두어야 한다. 〈개정 2016. 12. 20.〉

② 제1항에 따른 당직의료인의 수와 배치 기준은 병원의 종류, 입원환자의 수 등을 고려하여 보건복지부령으로 정한다. 〈신설 2016. 12. 20.〉

제42조(의료기관의 명칭) ① 의료기관은 제3조제2항에 따른 의료기관의 종류에 따르는 명칭 외의 명칭을 사용하지 못한다. 다만, 다음 각 호의 어느 하나에 해당하는 경우에는 그러하지 아니하다. 〈개정 2008. 2. 29., 2009. 1. 30., 2010. 1. 18., 2020. 3. 4.〉

1. 종합병원 또는 정신병원이 그 명칭을 병원으로 표시하는 경우
2. 제3조의4제1항에 따라 상급종합병원으로 지정받거나 제3조의5제1항에

따라 전문병원으로 지정받은 의료기관이 지정받은 기간 동안 그 명칭을 사용하는 경우

3. 제33조제8항 단서에 따라 개설한 의원급 의료기관이 면허 종별에 따른 종별명칭을 함께 사용하는 경우

4. 국가나 지방자치단체에서 개설하는 의료기관이 보건복지부장관이나 시·도지사와 협의하여 정한 명칭을 사용하는 경우

5. 다른 법령으로 따로 정한 명칭을 사용하는 경우

② 의료기관의 명칭 표시에 관한 사항은 보건복지부령으로 정한다. 〈개정 2008. 2. 29., 2010. 1. 18.〉

③ 의료기관이 아니면 의료기관의 명칭이나 이와 비슷한 명칭을 사용하지 못한다.

제43조(진료과목 등) ① 병원·치과병원 또는 종합병원은 한의사를 두어 한의과 진료과목을 추가로 설치·운영할 수 있다.

② 한방병원 또는 치과병원은 의사를 두어 의과 진료과목을 추가로 설치·운영할 수 있다.

③ 병원·한방병원·요양병원 또는 정신병원은 치과의사를 두어 치과 진료과목을 추가로 설치·운영할 수 있다. 〈개정 2020. 3. 4.〉

④ 제1항부터 제3항까지의 규정에 따라 추가로 진료과목을 설치·운영하는 경우에는 보건복지부령으로 정하는 바에 따라 진료에 필요한 시설·장비를 갖추어야 한다. 〈개정 2010. 1. 18.〉

⑤ 제1항부터 제3항까지의 규정에 따라 추가로 설치한 진료과목을 포함한 의료기관의 진료과목은 보건복지부령으로 정하는 바에 따라 표시하여야 한다. 다만, 치과의 진료과목은 종합병원과 제77조제2항에 따라 보건복지부령으로 정하는 치과병원에 한하여 표시할 수 있다. 〈개정 2010. 1. 18.〉

[전문개정 2009. 1. 30.]

[법률 제9386호(2009. 1. 30.) 부칙 제2조의 규정에 의하여 이 조 제5항 단서

의 개정규정 중 치과의사에 대한 부분은 2013년 12월 31일까지 유효함]

제44조 삭제 〈2009. 1. 30.〉

제45조(비급여 진료비용 등의 고지) ① 의료기관 개설자는 「국민건강보험법」 제41조제4항에 따라 요양급여의 대상에서 제외되는 사항 또는 「의료급여법」 제7조제3항에 따라 의료급여의 대상에서 제외되는 사항의 비용(이하 "비급여 진료비용"이라 한다)을 환자 또는 환자의 보호자가 쉽게 알 수 있도록 보건복지부령으로 정하는 바에 따라 고지하여야 한다. 〈개정 2010. 1. 18., 2011. 12. 31., 2016. 3. 22.〉

② 의료기관 개설자는 보건복지부령으로 정하는 바에 따라 의료기관이 환자로부터 징수하는 제증명수수료의 비용을 게시하여야 한다. 〈개정 2010. 1. 18.〉

③ 의료기관 개설자는 제1항 및 제2항에서 고지·게시한 금액을 초과하여 징수할 수 없다.

[전문개정 2009. 1. 30.]

제45조의2(비급여 진료비용 등의 보고 및 현황조사 등) ① 의료기관의 장은 보건복지부령으로 정하는 바에 따라 비급여 진료비용 및 제45조제2항에 따른 제증명수수료(이하 이 조에서 "비급여진료비용등"이라 한다)의 항목, 기준, 금액 및 진료내역 등에 관한 사항을 보건복지부장관에게 보고하여야 한다. 〈신설 2020. 12. 29.〉

② 보건복지부장관은 제1항에 따라 보고받은 내용을 바탕으로 모든 의료기관에 대한 비급여진료비용등의 항목, 기준, 금액 및 진료내역 등에 관한 현황을 조사·분석하여 그 결과를 공개할 수 있다. 다만, 병원급 의료기관에 대하여는 그 결과를 공개하여야 한다. 〈개정 2016. 12. 20., 2020. 12. 29.〉

③ 보건복지부장관은 제2항에 따른 비급여진료비용등의 현황에 대한 조사·분석을 위하여 필요하다고 인정하는 경우에는 의료기관의 장에게 관련 자료의 제출을 명할 수 있다. 이 경우 해당 의료기관의 장은 특별한 사유가 없으

면 그 명령에 따라야 한다. 〈신설 2016. 12. 20., 2020. 12. 29.〉

④ 제2항에 따른 현황조사·분석 및 결과 공개의 범위·방법·절차 등에 필요한 사항은 보건복지부령으로 정한다. 〈개정 2016. 12. 20., 2020. 12. 29.〉

[본조신설 2015. 12. 29.]

[제목개정 2020. 12. 29.]

제45조의3(제증명수수료의 기준 고시) 보건복지부장관은 제45조의2제2항에 따른 현황조사·분석의 결과를 고려하여 제증명수수료의 항목 및 금액에 관한 기준을 정하여 고시하여야 한다. 〈개정 2020. 12. 29.〉

[**본조신설** 2016. 12. 20.]

제46조(환자의 진료의사 선택 등) ① 환자나 환자의 보호자는 종합병원·병원·치과병원·한방병원·요양병원 또는 정신병원의 특정한 의사·치과의사 또는 한의사를 선택하여 진료를 요청할 수 있다. 이 경우 의료기관의 장은 특별한 사유가 없으면 환자나 환자의 보호자가 요청한 의사·치과의사 또는 한의사가 진료하도록 하여야 한다. 〈개정 2008. 2. 29., 2010. 1. 18., 2018. 3. 27., 2020. 3. 4.〉

② 제1항에 따라 진료의사를 선택하여 진료를 받는 환자나 환자의 보호자는 진료의사의 변경을 요청할 수 있다. 이 경우 의료기관의 장은 정당한 사유가 없으면 이에 응하여야 한다. 〈개정 2018. 3. 27.〉

③ 의료기관의 장은 환자 또는 환자의 보호자에게 진료의사 선택을 위한 정보를 제공하여야 한다. 〈개정 2008. 2. 29., 2010. 1. 18., 2018. 3. 27.〉

④ 의료기관의 장은 제1항에 따라 진료하게 한 경우에도 환자나 환자의 보호자로부터 추가비용을 받을 수 없다. 〈개정 2018. 3. 27.〉

⑤ 삭제 〈2018. 3. 27.〉

⑥ 삭제 〈2018. 3. 27.〉

제47조(의료관련감염 예방) ① 보건복지부령으로 정하는 일정 규모 이상의 병원급 의료기관의 장은 의료관련감염 예방을 위하여 감염관리위원회와 감염관

리실을 설치 · 운영하고 보건복지부령으로 정하는 바에 따라 감염관리 업무를 수행하는 전담 인력을 두는 등 필요한 조치를 하여야 한다. 〈개정 2008. 2. 29., 2010. 1. 18., 2011. 8. 4., 2020. 3. 4.〉

② 의료기관의 장은 「감염병의 예방 및 관리에 관한 법률」 제2조제1호에 따른 감염병의 예방을 위하여 해당 의료기관에 소속된 의료인, 의료기관 종사자 및 「보건의료인력지원법」 제2조제3호의 보건의료인력을 양성하는 학교 및 기관의 학생으로서 해당 의료기관에서 실습하는 자에게 보건복지부령으로 정하는 바에 따라 정기적으로 교육을 실시하여야 한다. 〈신설 2019. 4. 23., 2020. 12. 29.〉

③ 의료기관의 장은 「감염병의 예방 및 관리에 관한 법률」 제2조제1호에 따른 감염병이 유행하는 경우 환자, 환자의 보호자, 의료인, 의료기관 종사자 및 「경비업법」 제2조제3호에 따른 경비원 등 해당 의료기관 내에서 업무를 수행하는 사람에게 감염병의 확산 방지를 위하여 필요한 정보를 제공하여야 한다. 〈신설 2015. 12. 29., 2019. 4. 23.〉

④ 질병관리청장은 의료관련감염의 발생 · 원인 등에 대한 의과학적인 감시를 위하여 의료관련감염 감시 시스템을 구축 · 운영할 수 있다. 〈신설 2020. 3. 4., 2020. 8. 11.〉

⑤ 의료기관은 제4항에 따른 시스템을 통하여 매월 의료관련감염 발생 사실을 등록할 수 있다. 〈신설 2020. 3. 4.〉

⑥ 질병관리청장은 제4항에 따른 시스템의 구축 · 운영 업무를 대통령령으로 정하는 바에 따라 관계 전문기관에 위탁할 수 있다. 〈신설 2020. 3. 4., 2020. 8. 11.〉

⑦ 질병관리청장은 제6항에 따라 업무를 위탁한 전문기관에 대하여 그 업무에 관한 보고 또는 자료의 제출을 명할 수 있다. 〈신설 2020. 3. 4., 2020. 8. 11.〉

⑧ 의료관련감염이 발생한 사실을 알게 된 의료기관의 장, 의료인, 의료기관

종사자 또는 환자 등은 보건복지부령으로 정하는 바에 따라 질병관리청장에게 그 사실을 보고(이하 이 조에서 "자율보고"라 한다)할 수 있다. 이 경우 질병관리청장은 자율보고한 사람의 의사에 반하여 그 신분을 공개하여서는 아니 된다. 〈신설 2020. 3. 4., 2020. 8. 11.〉

⑨ 자율보고한 사람이 해당 의료관련감염과 관련하여 관계 법령을 위반한 사실이 있는 경우에는 그에 따른 행정처분을 감경하거나 면제할 수 있다. 〈신설 2020. 3. 4.〉

⑩ 자율보고가 된 의료관련감염에 관한 정보는 보건복지부령으로 정하는 검증을 한 후에는 개인식별이 가능한 부분을 삭제하여야 한다. 〈신설 2020. 3. 4.〉

⑪ 자율보고의 접수 및 분석 등의 업무에 종사하거나 종사하였던 사람은 직무상 알게 된 비밀을 다른 사람에게 누설하거나 직무 외의 목적으로 사용하여서는 아니 된다. 〈신설 2020. 3. 4.〉

⑫ 의료기관의 장은 해당 의료기관에 속한 자율보고를 한 보고자에게 그 보고를 이유로 해고 또는 전보나 그 밖에 신분 또는 처우와 관련하여 불리한 조치를 할 수 없다. 〈신설 2020. 3. 4.〉

⑬ 질병관리청장은 제4항 또는 제8항에 따라 수집한 의료관련감염 관련 정보를 감염 예방·관리에 필요한 조치, 계획 수립, 조사·연구, 교육 등에 활용할 수 있다. 〈신설 2020. 3. 4., 2020. 8. 11.〉

⑭ 제1항에 따른 감염관리위원회의 구성과 운영, 감염관리실 운영, 제2항에 따른 교육, 제3항에 따른 정보 제공, 제5항에 따라 등록하는 의료관련감염의 종류와 그 등록의 절차·방법 등에 필요한 사항은 보건복지부령으로 정한다. 〈개정 2020. 3. 4.〉

[제목개정 2020. 3. 4.]

제47조의2(입원환자의 전원) 의료기관의 장은 천재지변, 감염병 의심 상황, 집단 사망사고의 발생 등 입원환자를 긴급히 전원(轉院)시키지 않으면 입원환

자의 생명·건강에 중대한 위험이 발생할 수 있음에도 환자나 보호자의 동의를 받을 수 없는 등 보건복지부령으로 정하는 불가피한 사유가 있는 경우에는 보건복지부령으로 정하는 바에 따라 시장·군수·구청장의 승인을 받아 입원환자를 다른 의료기관으로 전원시킬 수 있다.

[본조신설 2019. 1. 15.]

제2절 의료법인

제48조(설립 허가 등) ① 제33조제2항에 따른 의료법인을 설립하려는 자는 대통령령으로 정하는 바에 따라 정관과 그 밖의 서류를 갖추어 그 법인의 주된 사무소의 소재지를 관할하는 시·도지사의 허가를 받아야 한다.

② 의료법인은 그 법인이 개설하는 의료기관에 필요한 시설이나 시설을 갖추는 데에 필요한 자금을 보유하여야 한다.

③ 의료법인이 재산을 처분하거나 정관을 변경하려면 시·도지사의 허가를 받아야 한다.

④ 이 법에 따른 의료법인이 아니면 의료법인이나 이와 비슷한 명칭을 사용할 수 없다.

제48조의2(임원) ① 의료법인에는 5명 이상 15명 이하의 이사와 2명의 감사를 두되, 보건복지부장관의 승인을 받아 그 수를 증감할 수 있다.

② 이사와 감사의 임기는 정관으로 정하되, 이사는 4년, 감사는 2년을 초과할 수 없다. 다만, 이사와 감사는 각각 연임할 수 있다.

③ 이사회의 구성에 있어서 각 이사 상호 간에 「민법」 제777조에 규정된 친족관계에 있는 사람이 그 정수의 4분의 1을 초과해서는 아니 된다.

④ 다음 각 호의 어느 하나에 해당하는 사람은 의료법인의 임원이 될 수 없다.

1. 미성년자
2. 피성년후견인 또는 피한정후견인

3. 파산선고를 받은 사람으로서 복권되지 아니한 사람
4. 금고 이상의 형을 받고 집행이 종료되거나 집행을 받지 아니하기로 확정된 후 3년이 지나지 아니한 사람

⑤ 감사는 이사와 제3항에 따른 특별한 관계에 있는 사람이 아니어야 한다.
[본조신설 2019. 8. 27.]

제49조(부대사업) ① 의료법인은 그 법인이 개설하는 의료기관에서 의료업무 외에 다음의 부대사업을 할 수 있다. 이 경우 부대사업으로 얻은 수익에 관한 회계는 의료법인의 다른 회계와 구분하여 계산하여야 한다. 〈개정 2008. 2. 29., 2010. 1. 18., 2015. 1. 28.〉

1. 의료인과 의료관계자 양성이나 보수교육
2. 의료나 의학에 관한 조사 연구
3. 「노인복지법」 제31조제2호에 따른 노인의료복지시설의 설치·운영
4. 「장사 등에 관한 법률」 제29조제1항에 따른 장례식장의 설치·운영
5. 「주차장법」 제19조제1항에 따른 부설주차장의 설치·운영
6. 의료업 수행에 수반되는 의료정보시스템 개발·운영사업 중 대통령령으로 정하는 사업
7. 그 밖에 휴게음식점영업, 일반음식점영업, 이용업, 미용업 등 환자 또는 의료법인이 개설한 의료기관 종사자 등의 편의를 위하여 보건복지부령으로 정하는 사업

② 제1항제4호·제5호 및 제7호의 부대사업을 하려는 의료법인은 타인에게 임대 또는 위탁하여 운영할 수 있다.

③ 제1항 및 제2항에 따라 부대사업을 하려는 의료법인은 보건복지부령으로 정하는 바에 따라 미리 의료기관의 소재지를 관할하는 시·도지사에게 신고하여야 한다. 신고사항을 변경하려는 경우에도 또한 같다. 〈개정 2008. 2. 29., 2010. 1. 18.〉

제50조(「민법」의 준용) 의료법인에 대하여 이 법에 규정된 것 외에는 「민법」 중

재단법인에 관한 규정을 준용한다.

제51조(설립 허가 취소) 보건복지부장관 또는 시·도지사는 의료법인이 다음 각 호의 어느 하나에 해당하면 그 설립 허가를 취소할 수 있다. 〈개정 2008. 2. 29., 2010. 1. 18.〉

1. 정관으로 정하지 아니한 사업을 한 때
2. 설립된 날부터 2년 안에 의료기관을 개설하지 아니한 때
3. 의료법인이 개설한 의료기관이 제64조에 따라 개설허가를 취소당한 때
4. 보건복지부장관 또는 시·도지사가 감독을 위하여 내린 명령을 위반한 때
5. 제49조제1항에 따른 부대사업 외의 사업을 한 때

제51조의2(임원 선임 관련 금품 등 수수의 금지) 누구든지 의료법인의 임원 선임과 관련하여 금품, 향응 또는 그 밖의 재산상 이익을 주고받거나 주고받을 것을 약속해서는 아니 된다.

[본조신설 2019. 8. 27.]

제3절 의료기관 단체

제52조(의료기관단체 설립) ① 병원급 의료기관의 장은 의료기관의 건전한 발전과 국민보건 향상에 기여하기 위하여 전국 조직을 두는 단체를 설립할 수 있다. 〈개정 2009. 1. 30.〉

② 제1항에 따른 단체는 법인으로 한다.

제52조의2(대한민국의학한림원) ① 의료인에 관련되는 의학 및 관계 전문분야(이하 이 조에서 "의학등"이라 한다)의 연구·진흥기반을 조성하고 우수한 보건의료인을 발굴·활용하기 위하여 대한민국의학한림원(이하 이 조에서 "한림원"이라 한다)을 둔다.

② 한림원은 법인으로 한다.

③ 한림원은 다음 각 호의 사업을 한다.

1. 의학등의 연구진흥에 필요한 조사·연구 및 정책자문
2. 의학등의 분야별 중장기 연구 기획 및 건의
3. 의학등의 국내외 교류협력사업
4. 의학등 및 국민건강과 관련된 사회문제에 관한 정책자문 및 홍보
5. 보건의료인의 명예를 기리고 보전(保全)하는 사업
6. 보건복지부장관이 의학등의 발전을 위하여 지정 또는 위탁하는 사업

④ 보건복지부장관은 한림원의 사업수행에 필요한 경비의 전부 또는 일부를 예산의 범위에서 지원할 수 있다.

⑤ 한림원에 대하여 이 법에서 정하지 아니한 사항에 관하여는 「민법」 중 사단법인에 관한 규정을 준용한다.

⑥ 한림원이 아닌 자는 대한민국의학한림원 또는 이와 유사한 명칭을 사용하지 못한다.

⑦ 한림원의 운영 및 업무수행에 필요한 사항은 대통령령으로 정한다.

[본조신설 2015. 12. 29.]

제4장 신의료기술평가

제53조(신의료기술의 평가) ① 보건복지부장관은 국민건강을 보호하고 의료기술의 발전을 촉진하기 위하여 대통령령으로 정하는 바에 따라 제54조에 따른 신의료기술평가위원회의 심의를 거쳐 신의료기술의 안전성·유효성 등에 관한 평가(이하 "신의료기술평가"라 한다)를 하여야 한다. 〈개정 2008. 2. 29., 2010. 1. 18.〉

② 제1항에 따른 신의료기술은 새로 개발된 의료기술로서 보건복지부장관이 안전성·유효성을 평가할 필요성이 있다고 인정하는 것을 말한다. 〈개정 2008. 2. 29., 2010. 1. 18.〉

③ 보건복지부장관은 신의료기술평가의 결과를 「국민건강보험법」 제64조에 따른 건강보험심사평가원의 장에게 알려야 한다. 이 경우 신의료기술평가의

결과를 보건복지부령으로 정하는 바에 따라 공표할 수 있다. 〈개정 2008. 2. 29., 2010. 1. 18., 2011. 12. 31.〉

④ 그 밖에 신의료기술평가의 대상 및 절차 등에 필요한 사항은 보건복지부령으로 정한다. 〈개정 2008. 2. 29., 2010. 1. 18.〉

제54조(신의료기술평가위원회의 설치 등) ① 보건복지부장관은 신의료기술평가에 관한 사항을 심의하기 위하여 보건복지부에 신의료기술평가위원회(이하 "위원회"라 한다)를 둔다. 〈개정 2008. 2. 29., 2010. 1. 18.〉

② 위원회는 위원장 1명을 포함하여 20명 이내의 위원으로 구성한다.

③ 위원은 다음 각 호의 자 중에서 보건복지부장관이 위촉하거나 임명한다. 다만, 위원장은 제1호 또는 제2호의 자 중에서 임명한다. 〈개정 2008. 2. 29., 2010. 1. 18.〉

1. 제28조제1항에 따른 의사회·치과의사회·한의사회에서 각각 추천하는 자
2. 보건의료에 관한 학식이 풍부한 자
3. 소비자단체에서 추천하는 자
4. 변호사의 자격을 가진 자로서 보건의료와 관련된 업무에 5년 이상 종사한 경력이 있는 자
5. 보건의료정책 관련 업무를 담당하고 있는 보건복지부 소속 5급 이상의 공무원

④ 위원장과 위원의 임기는 3년으로 하되, 연임할 수 있다. 다만, 제3항제5호에 따른 공무원의 경우에는 재임기간으로 한다.

⑤ 위원의 자리가 빈 때에는 새로 위원을 임명하고, 새로 임명된 위원의 임기는 임명된 날부터 기산한다.

⑥ 위원회의 심의사항을 전문적으로 검토하기 위하여 위원회에 분야별 전문평가위원회를 둔다.

⑦ 그 밖에 위원회·전문평가위원회의 구성 및 운영 등에 필요한 사항은 보건

복지부령으로 정한다. 〈개정 2008. 2. 29., 2010. 1. 18.〉

제55조(자료의 수집 업무 등의 위탁) 보건복지부장관은 신의료기술평가에 관한 업무를 수행하기 위하여 필요한 경우 보건복지부령으로 정하는 바에 따라 자료 수집·조사 등 평가에 수반되는 업무를 관계 전문기관 또는 단체에 위탁할 수 있다. 〈개정 2008. 2. 29., 2010. 1. 18.〉

제5장 의료광고

제56조(의료광고의 금지 등) ① 의료기관 개설자, 의료기관의 장 또는 의료인(이하 "의료인등"이라 한다)이 아닌 자는 의료에 관한 광고(의료인등이 신문·잡지·음성·음향·영상·인터넷·인쇄물·간판, 그 밖의 방법에 의하여 의료행위, 의료기관 및 의료인등에 대한 정보를 소비자에게 나타내거나 알리는 행위를 말한다. 이하 "의료광고"라 한다)를 하지 못한다. 〈개정 2018. 3. 27.〉

② 의료인등은 다음 각 호의 어느 하나에 해당하는 의료광고를 하지 못한다. 〈개정 2009. 1. 30., 2016. 5. 29., 2018. 3. 27.〉

1. 제53조에 따른 평가를 받지 아니한 신의료기술에 관한 광고
2. 환자에 관한 치료경험담 등 소비자로 하여금 치료 효과를 오인하게 할 우려가 있는 내용의 광고
3. 거짓된 내용을 표시하는 광고
4. 다른 의료인등의 기능 또는 진료 방법과 비교하는 내용의 광고
5. 다른 의료인등을 비방하는 내용의 광고
6. 수술 장면 등 직접적인 시술행위를 노출하는 내용의 광고
7. 의료인등의 기능, 진료 방법과 관련하여 심각한 부작용 등 중요한 정보를 누락하는 광고
8. 객관적인 사실을 과장하는 내용의 광고
9. 법적 근거가 없는 자격이나 명칭을 표방하는 내용의 광고

10. 신문, 방송, 잡지 등을 이용하여 기사(記事) 또는 전문가의 의견 형태로 표현되는 광고
11. 제57조에 따른 심의를 받지 아니하거나 심의받은 내용과 다른 내용의 광고
12. 제27조제3항에 따라 외국인환자를 유치하기 위한 국내광고
13. 소비자를 속이거나 소비자로 하여금 잘못 알게 할 우려가 있는 방법으로 제45조에 따른 비급여 진료비용을 할인하거나 면제하는 내용의 광고
14. 각종 상장·감사장 등을 이용하는 광고 또는 인증·보증·추천을 받았다는 내용을 사용하거나 이와 유사한 내용을 표현하는 광고. 다만, 다음 각 목의 어느 하나에 해당하는 경우는 제외한다.
    가. 제58조에 따른 의료기관 인증을 표시한 광고
    나. 「정부조직법」 제2조부터 제4조까지의 규정에 따른 중앙행정기관·특별지방행정기관 및 그 부속기관, 「지방자치법」 제2조에 따른 지방자치단체 또는 「공공기관의 운영에 관한 법률」 제4조에 따른 공공기관으로부터 받은 인증·보증을 표시한 광고
    다. 다른 법령에 따라 받은 인증·보증을 표시한 광고
    라. 세계보건기구와 협력을 맺은 국제평가기구로부터 받은 인증을 표시한 광고 등 대통령령으로 정하는 광고
15. 그 밖에 의료광고의 방법 또는 내용이 국민의 보건과 건전한 의료경쟁의 질서를 해치거나 소비자에게 피해를 줄 우려가 있는 것으로서 대통령령으로 정하는 내용의 광고

③ 의료광고는 다음 각 호의 방법으로는 하지 못한다. 〈개정 2018. 3. 27.〉

1. 「방송법」 제2조제1호의 방송
2. 그 밖에 국민의 보건과 건전한 의료경쟁의 질서를 유지하기 위하여 제한할 필요가 있는 경우로서 대통령령으로 정하는 방법

④ 제2항에 따라 금지되는 의료광고의 구체적인 내용 등 의료광고에 관하여 필요한 사항은 대통령령으로 정한다. 〈개정 2018. 3. 27.〉

⑤ 보건복지부장관, 시장·군수·구청장은 제2항제2호부터 제5호까지 및 제7호부터 제9호까지를 위반한 의료인등에 대하여 제63조, 제64조 및 제67조에 따른 처분을 하려는 경우에는 지체 없이 그 내용을 공정거래위원회에 통보하여야 한다. 〈신설 2016. 5. 29., 2018. 3. 27.〉

[2018. 3. 27. 법률 제15540호에 의하여 2015. 12. 23. 헌법재판소에서 위헌 결정된 이 조를 개정함.]

제57조(의료광고의 심의) ① 의료인등이 다음 각 호의 어느 하나에 해당하는 매체를 이용하여 의료광고를 하려는 경우 미리 의료광고가 제56조제1항부터 제3항까지의 규정에 위반되는지 여부에 관하여 제2항에 따른 기관 또는 단체의 심의를 받아야 한다. 〈개정 2008. 2. 29., 2010. 1. 18., 2011. 8. 4., 2016. 1. 6., 2018. 3. 27.〉

1. 「신문 등의 진흥에 관한 법률」 제2조에 따른 신문·인터넷신문 또는 「잡지 등 정기간행물의 진흥에 관한 법률」 제2조에 따른 정기간행물
2. 「옥외광고물 등의 관리와 옥외광고산업 진흥에 관한 법률」 제2조제1호에 따른 옥외광고물 중 현수막(懸垂幕), 벽보, 전단(傳單) 및 교통시설·교통수단에 표시(교통수단 내부에 표시되거나 영상·음성·음향 및 이들의 조합으로 이루어지는 광고를 포함한다)되는 것
3. 전광판
4. 대통령령으로 정하는 인터넷 매체[이동통신단말장치에서 사용되는 애플리케이션(Application)을 포함한다]
5. 그 밖에 매체의 성질, 영향력 등을 고려하여 대통령령으로 정하는 광고매체

② 다음 각 호의 기관 또는 단체는 대통령령으로 정하는 바에 따라 자율심의를 위한 조직 등을 갖추어 보건복지부장관에게 신고한 후 의료광고 심의 업

무를 수행할 수 있다. 〈개정 2018. 3. 27.〉

1. 제28조제1항에 따른 의사회 · 치과의사회 · 한의사회
2. 「소비자기본법」 제29조에 따라 등록한 소비자단체로서 대통령령으로 정하는 기준을 충족하는 단체

③ 의료인등은 제1항에도 불구하고 다음 각 호의 사항으로만 구성된 의료광고에 대해서는 제2항에 따라 보건복지부장관에게 신고한 기관 또는 단체(이하 "자율심의기구"라 한다)의 심의를 받지 아니할 수 있다. 〈개정 2018. 3. 27.〉

1. 의료기관의 명칭 · 소재지 · 전화번호
2. 의료기관이 설치 · 운영하는 진료과목(제43조제5항에 따른 진료과목을 말한다)
3. 의료기관에 소속된 의료인의 성명 · 성별 및 면허의 종류
4. 그 밖에 대통령령으로 정하는 사항

④ 자율심의기구는 제1항에 따른 심의를 할 때 적용하는 심의 기준을 상호 협의하여 마련하여야 한다. 〈개정 2018. 3. 27.〉

⑤ 의료광고 심의를 받으려는 자는 자율심의기구가 정하는 수수료를 내야 한다. 〈신설 2018. 3. 27.〉

⑥ 제2항제1호에 따른 자율심의기구가 수행하는 의료광고 심의 업무 및 이와 관련된 업무의 수행에 관하여는 제29조제3항, 제30조제1항, 제32조, 제83조제1항 및 「민법」 제37조를 적용하지 아니하며, 제2항제2호에 따른 자율심의기구가 수행하는 의료광고 심의 업무 및 이와 관련된 업무의 수행에 관하여는 「민법」 제37조를 적용하지 아니한다. 〈신설 2018. 3. 27.〉

⑦ 자율심의기구는 의료광고 제도 및 법령의 개선에 관하여 보건복지부장관에게 의견을 제시할 수 있다. 〈신설 2018. 3. 27.〉

⑧ 제1항에 따른 심의의 유효기간은 심의를 신청하여 승인을 받은 날부터 3년으로 한다. 〈신설 2018. 3. 27.〉

⑨ 의료인등이 제8항에 따른 유효기간의 만료 후 계속하여 의료광고를 하려는 경우에는 유효기간 만료 6개월 전에 자율심의기구에 의료광고 심의를 신청하여야 한다. 〈신설 2018. 3. 27.〉

⑩ 제1항부터 제9항까지의 규정에서 정한 것 외에 자율심의기구의 구성·운영 및 심의에 필요한 사항은 자율심의기구가 정한다. 〈신설 2018. 3. 27.〉

⑪ 자율심의기구는 제1항 및 제4항에 따른 심의 관련 업무를 수행할 때에는 제56조제1항부터 제3항까지의 규정에 따라 공정하고 투명하게 하여야 한다. 〈신설 2018. 3. 27.〉

[제목개정 2018. 3. 27.]

[2018. 3. 27. 법률 제15540호에 의하여 2005. 12. 23. 헌법재판소에서 위헌 결정된 이 조를 개정함.]

제57조의2(의료광고에 관한 심의위원회) ① 자율심의기구는 의료광고를 심의하기 위하여 제2항 각 호의 구분에 따른 심의위원회(이하 이 조에서 "심의위원회"라 한다)를 설치·운영하여야 한다.

② 심의위원회의 종류와 심의 대상은 다음 각 호와 같다. 〈개정 2020. 3. 4.〉

1. 의료광고심의위원회: 의사, 의원, 의원의 개설자, 병원, 병원의 개설자, 요양병원(한의사가 개설한 경우는 제외한다), 요양병원의 개설자, 정신병원, 정신병원의 개설자, 종합병원(치과는 제외한다. 이하 이 호에서 같다), 종합병원의 개설자, 조산사, 조산원, 조산원의 개설자가 하는 의료광고의 심의
2. 치과의료광고심의위원회: 치과의사, 치과의원, 치과의원의 개설자, 치과병원, 치과병원의 개설자, 종합병원(치과만 해당한다. 이하 이 호에서 같다), 종합병원의 개설자가 하는 의료광고의 심의
3. 한방의료광고심의위원회: 한의사, 한의원, 한의원의 개설자, 한방병원, 한방병원의 개설자, 요양병원(한의사가 개설한 경우만 해당한다. 이하 이 호에서 같다), 요양병원의 개설자가 하는 의료광고의 심의

③ 제57조제2항제1호에 따른 자율심의기구 중 의사회는 제2항제1호에 따른 심의위원회만, 치과의사회는 같은 항 제2호에 따른 심의위원회만, 한의사회는 같은 항 제3호에 따른 심의위원회만 설치·운영하고, 제57조제2항제2호에 따른 자율심의기구는 제2항 각 호의 어느 하나에 해당하는 심의위원회만 설치·운영할 수 있다.

④ 심의위원회는 위원장 1명과 부위원장 1명을 포함하여 15명 이상 25명 이하의 위원으로 구성한다. 이 경우 제2항 각 호의 심의위원회 종류별로 다음 각 호의 구분에 따라 구성하여야 한다.

1. 의료광고심의위원회: 제5항제2호부터 제9호까지의 사람을 각각 1명 이상 포함하되, 같은 항 제4호부터 제9호까지의 사람이 전체 위원의 3분의 1 이상이 되도록 구성하여야 한다.
2. 치과의료광고심의위원회: 제5항제1호 및 제3호부터 제9호까지의 사람을 각각 1명 이상 포함하되, 같은 항 제4호부터 제9호까지의 사람이 전체 위원의 3분의 1 이상이 되도록 구성하여야 한다.
3. 한방의료광고심의위원회: 제5항제1호·제2호 및 제4호부터 제9호까지의 사람을 각각 1명 이상 포함하되, 같은 항 제4호부터 제9호까지의 사람이 전체 위원의 3분의 1 이상이 되도록 구성하여야 한다.

⑤ 심의위원회 위원은 다음 각 호의 어느 하나에 해당하는 사람 중에서 자율심의기구의 장이 위촉한다.

1. 의사
2. 치과의사
3. 한의사
4. 「약사법」 제2조제2호에 따른 약사
5. 「소비자기본법」 제2조제3호에 따른 소비자단체의 장이 추천하는 사람
6. 「변호사법」 제7조제1항에 따라 같은 법 제78조에 따른 대한변호사협회에 등록한 변호사로서 대한변호사협회의 장이 추천하는 사람

7. 「민법」 제32조에 따라 설립된 법인 중 여성의 사회참여 확대 및 복지 증진을 주된 목적으로 설립된 법인의 장이 추천하는 사람
8. 「비영리민간단체 지원법」 제4조에 따라 등록된 단체로서 환자의 권익 보호를 주된 목적으로 하는 단체의 장이 추천하는 사람
9. 그 밖에 보건의료 또는 의료광고에 관한 학식과 경험이 풍부한 사람

⑥ 제1항부터 제5항까지의 규정에서 정한 것 외에 심의위원회의 구성 및 운영에 필요한 사항은 자율심의기구가 정한다.

[본조신설 2018. 3. 27.]

제57조의3(의료광고 모니터링) 자율심의기구는 의료광고가 제56조제1항부터 제3항까지의 규정을 준수하는지 여부에 관하여 모니터링하고, 보건복지부령으로 정하는 바에 따라 모니터링 결과를 보건복지부장관에게 제출하여야 한다.

[본조신설 2018. 3. 27.]

제6장 감독

제58조(의료기관 인증) ① 보건복지부장관은 의료의 질과 환자 안전의 수준을 높이기 위하여 병원급 의료기관 및 대통령령으로 정하는 의료기관에 대한 인증(이하 "의료기관 인증"이라 한다)을 할 수 있다. 〈개정 2020. 3. 4.〉

② 보건복지부장관은 대통령령으로 정하는 바에 따라 의료기관 인증에 관한 업무를 제58조의11에 따른 의료기관평가인증원에 위탁할 수 있다. 〈개정 2020. 3. 4.〉

③ 보건복지부장관은 다른 법률에 따라 의료기관을 대상으로 실시하는 평가를 통합하여 제58조의11에 따른 의료기관평가인증원으로 하여금 시행하도록 할 수 있다. 〈개정 2020. 3. 4.〉

[전문개정 2010. 7. 23.]

제58조의2(의료기관인증위원회) ① 보건복지부장관은 의료기관 인증에 관한 주

요 정책을 심의하기 위하여 보건복지부장관 소속으로 의료기관인증위원회(이하 이 조에서 "위원회"라 한다)를 둔다.

② 위원회는 위원장 1명을 포함한 15인 이내의 위원으로 구성한다.

③ 위원회의 위원장은 보건복지부차관으로 하고, 위원회의 위원은 다음 각 호의 사람 중에서 보건복지부장관이 임명 또는 위촉한다. 〈개정 2016. 5. 29.〉

1. 제28조에 따른 의료인 단체 및 제52조에 따른 의료기관단체에서 추천하는 자
2. 노동계, 시민단체(「비영리민간단체지원법」 제2조에 따른 비영리민간단체를 말한다), 소비자단체(「소비자기본법」 제29조에 따른 소비자단체를 말한다)에서 추천하는 자
3. 보건의료에 관한 학식과 경험이 풍부한 자
4. 시설물 안전진단에 관한 학식과 경험이 풍부한 자
5. 보건복지부 소속 3급 이상 공무원 또는 고위공무원단에 속하는 공무원

④ 위원회는 다음 각 호의 사항을 심의한다.

1. 인증기준 및 인증의 공표를 포함한 의료기관 인증과 관련된 주요 정책에 관한 사항
2. 제58조제3항에 따른 의료기관 대상 평가제도 통합에 관한 사항
3. 제58조의7제2항에 따른 의료기관 인증 활용에 관한 사항
4. 그 밖에 위원장이 심의에 부치는 사항

⑤ 위원회의 구성 및 운영, 그 밖에 필요한 사항은 대통령령으로 정한다.

[본조신설 2010. 7. 23.]

제58조의3(의료기관 인증기준 및 방법 등) ① 의료기관 인증기준은 다음 각 호의 사항을 포함하여야 한다.

1. 환자의 권리와 안전
2. 의료기관의 의료서비스 질 향상 활동

3. 의료서비스의 제공과정 및 성과

4. 의료기관의 조직 · 인력관리 및 운영

5. 환자 만족도

② 인증등급은 인증, 조건부인증 및 불인증으로 구분한다. 〈개정 2020. 3. 4.〉

③ 인증의 유효기간은 4년으로 한다. 다만, 조건부인증의 경우에는 유효기간을 1년으로 한다. 〈개정 2020. 3. 4.〉

④ 조건부인증을 받은 의료기관의 장은 유효기간 내에 보건복지부령으로 정하는 바에 따라 재인증을 받아야 한다. 〈개정 2020. 3. 4.〉

⑤ 제1항에 따른 인증기준의 세부 내용은 보건복지부장관이 정한다. 〈개정 2020. 3. 4.〉

[본조신설 2010. 7. 23.]

제58조의4(의료기관 인증의 신청 및 평가) ① 의료기관 인증을 받고자 하는 의료기관의 장은 보건복지부령으로 정하는 바에 따라 보건복지부장관에게 신청할 수 있다.

② 제1항에도 불구하고 제3조제2항제3호에 따른 요양병원(「장애인복지법」 제58조제1항제4호에 따른 의료재활시설로서 제3조의2에 따른 요건을 갖춘 의료기관은 제외한다)의 장은 보건복지부령으로 정하는 바에 따라 보건복지부장관에게 인증을 신청하여야 한다. 〈개정 2020. 3. 4.〉

③ 제2항에 따라 인증을 신청하여야 하는 요양병원이 조건부인증 또는 불인증을 받거나 제58조의10제1항제4호 및 제5호에 따라 인증 또는 조건부인증이 취소된 경우 해당 요양병원의 장은 보건복지부령으로 정하는 기간 내에 다시 인증을 신청하여야 한다. 〈개정 2020. 3. 4.〉

④ 보건복지부장관은 인증을 신청한 의료기관에 대하여 제58조의3제1항에 따른 인증기준 적합 여부를 평가하여야 한다. 이 경우 보건복지부장관은 보건복지부령으로 정하는 바에 따라 필요한 조사를 할 수 있고, 인증을 신청한 의료기관은 정당한 사유가 없으면 조사에 협조하여야 한다. 〈신설 2020. 3. 4.〉

⑤ 보건복지부장관은 제4항에 따른 평가 결과와 인증등급을 지체 없이 해당 의료기관의 장에게 통보하여야 한다. 〈신설 2020. 3. 4.〉

[본조신설 2010. 7. 23.]

[제목개정 2020. 3. 4.]

제58조의5(이의신청) ① 의료기관 인증을 신청한 의료기관의 장은 평가결과 또는 인증등급에 관하여 보건복지부장관에게 이의신청을 할 수 있다.

② 제1항에 따른 이의신청은 평가결과 또는 인증등급을 통보받은 날부터 30일 이내에 하여야 한다. 다만, 책임질 수 없는 사유로 그 기간을 지킬 수 없었던 경우에는 그 사유가 없어진 날부터 기산한다.

③ 제1항에 따른 이의신청의 방법 및 처리 결과의 통보 등에 필요한 사항은 보건복지부령으로 정한다.

[본조신설 2010. 7. 23.]

제58조의6(인증서와 인증마크) ① 보건복지부장관은 인증을 받은 의료기관에 인증서를 교부하고 인증을 나타내는 표시(이하 "인증마크"라 한다)를 제작하여 인증을 받은 의료기관이 사용하도록 할 수 있다.

② 누구든지 제58조제1항에 따른 인증을 받지 아니하고 인증서나 인증마크를 제작·사용하거나 그 밖의 방법으로 인증을 사칭하여서는 아니 된다.

③ 인증마크의 도안 및 표시방법 등에 필요한 사항은 보건복지부령으로 정한다.

[본조신설 2010. 7. 23.]

제58조의7(인증의 공표 및 활용) ① 보건복지부장관은 인증을 받은 의료기관에 관하여 인증기준, 인증 유효기간 및 제58조의4제4항에 따라 평가한 결과 등 보건복지부령으로 정하는 사항을 인터넷 홈페이지 등에 공표하여야 한다. 〈개정 2020. 3. 4.〉

② 보건복지부장관은 제58조의4제4항에 따른 평가 결과와 인증등급을 활용하여 의료기관에 대하여 다음 각 호에 해당하는 행정적·재정적 지원 등 필

요한 조치를 할 수 있다. 〈개정 2020. 3. 4.〉

1. 제3조의4에 따른 상급종합병원 지정
2. 제3조의5에 따른 전문병원 지정
3. 의료의 질 및 환자 안전 수준 향상을 위한 교육, 컨설팅 지원
4. 그 밖에 다른 법률에서 정하거나 보건복지부장관이 필요하다고 인정한 사항

③ 제1항에 따른 공표 등에 필요한 사항은 보건복지부령으로 정한다.

[본조신설 2010. 7. 23.]

제58조의8(자료의 제공요청) ① 보건복지부장관은 인증과 관련하여 필요한 경우에는 관계 행정기관, 의료기관, 그 밖의 공공단체 등에 대하여 자료의 제공 및 협조를 요청할 수 있다.

② 제1항에 따른 자료의 제공과 협조를 요청받은 자는 정당한 사유가 없는 한 요청에 따라야 한다.

[본조신설 2010. 7. 23.]

제58조의9(의료기관 인증의 사후관리) 보건복지부장관은 인증의 실효성을 유지하기 위하여 보건복지부령으로 정하는 바에 따라 인증을 받은 의료기관에 대하여 제58조의3제1항에 따른 인증기준의 충족 여부를 조사할 수 있다.

[본조신설 2020. 3. 4.]

[종전 제58조의9는 제58조의10으로 이동 〈2020. 3. 4.〉]

제58조의10(의료기관 인증의 취소 등) ① 보건복지부장관은 인증을 받은 의료기관이 인증 유효기간 중 다음 각 호의 어느 하나에 해당하는 경우에는 의료기관 인증 또는 조건부인증을 취소하거나 인증마크의 사용정지 또는 시정을 명할 수 있다. 다만, 제1호 및 제2호에 해당하는 경우에는 인증 또는 조건부인증을 취소하여야 한다. 〈개정 2020. 3. 4.〉

1. 거짓이나 그 밖의 부정한 방법으로 인증 또는 조건부인증을 받은 경우
2. 제64조제1항에 따라 의료기관 개설 허가가 취소되거나 폐쇄명령을 받

은 경우

3. 의료기관의 종별 변경 등 인증 또는 조건부인증의 전제나 근거가 되는 중대한 사실이 변경된 경우
4. 제58조의3제1항에 따른 인증기준을 충족하지 못하게 된 경우
5. 인증마크의 사용정지 또는 시정명령을 위반한 경우

② 제1항제1호에 따라 인증이 취소된 의료기관은 인증 또는 조건부인증이 취소된 날부터 1년 이내에 인증 신청을 할 수 없다.

③ 제1항에 따른 의료기관 인증 또는 조건부인증의 취소 및 인증마크의 사용정지 등에 필요한 절차와 처분의 기준 등은 보건복지부령으로 정한다. 〈신설 2020. 3. 4.〉

[본조신설 2010. 7. 23.]

[제목개정 2020. 3. 4.]

[제58조의9에서 이동 〈2020. 3. 4.〉]

제58조의11(의료기관평가인증원의 설립 등) ① 의료기관 인증에 관한 업무와 의료기관을 대상으로 실시하는 각종 평가 업무를 효율적으로 수행하기 위하여 의료기관평가인증원(이하 "인증원"이라 한다)을 설립한다.

② 인증원은 다음 각 호의 업무를 수행한다.

1. 의료기관 인증에 관한 업무로서 제58조제2항에 따라 위탁받은 업무
2. 다른 법률에 따라 의료기관을 대상으로 실시하는 평가 업무로서 보건복지부장관으로부터 위탁받은 업무
3. 그 밖에 이 법 또는 다른 법률에 따라 보건복지부장관으로부터 위탁받은 업무

③ 인증원은 법인으로 하고, 주된 사무소의 소재지에 설립등기를 함으로써 성립한다.

④ 인증원에는 정관으로 정하는 바에 따라 임원과 필요한 직원을 둔다.

⑤ 보건복지부장관은 인증원의 운영 및 사업에 필요한 경비를 예산의 범위에

서 지원할 수 있다.

⑥ 인증원은 보건복지부장관의 승인을 받아 의료기관 인증을 신청한 의료기관의 장으로부터 인증에 소요되는 비용을 징수할 수 있다.

⑦ 인증원은 제2항에 따른 업무 수행에 지장이 없는 범위에서 보건복지부령으로 정하는 바에 따라 교육, 컨설팅 등 수익사업을 할 수 있다.

⑧ 인증원에 관하여 이 법 및 「공공기관의 운영에 관한 법률」에서 정하는 사항 외에는 「민법」 중 재단법인에 관한 규정을 준용한다.

[본조신설 2020. 3. 4.]

제59조(지도와 명령) ① 보건복지부장관 또는 시·도지사는 보건의료정책을 위하여 필요하거나 국민보건에 중대한 위해(危害)가 발생하거나 발생할 우려가 있으면 의료기관이나 의료인에게 필요한 지도와 명령을 할 수 있다. 〈개정 2008. 2. 29., 2010. 1. 18.〉

② 보건복지부장관, 시·도지사 또는 시장·군수·구청장은 의료인이 정당한 사유 없이 진료를 중단하거나 의료기관 개설자가 집단으로 휴업하거나 폐업하여 환자 진료에 막대한 지장을 초래하거나 초래할 우려가 있다고 인정할 만한 상당한 이유가 있으면 그 의료인이나 의료기관 개설자에게 업무개시 명령을 할 수 있다. 〈개정 2008. 2. 29., 2010. 1. 18.〉

③ 의료인과 의료기관 개설자는 정당한 사유 없이 제2항의 명령을 거부할 수 없다.

제60조(병상 수급계획의 수립 등) ① 보건복지부장관은 병상의 합리적인 공급과 배치에 관한 기본시책을 5년마다 수립하여야 한다. 〈개정 2008. 2. 29., 2010. 1. 18., 2019. 8. 27.〉

② 시·도지사는 제1항에 따른 기본시책에 따라 지역 실정을 고려하여 특별시·광역시 또는 도 단위의 지역별·기능별·종별 의료기관 병상 수급 및 관리계획을 수립한 후 보건복지부장관에게 제출하여야 한다. 〈개정 2008. 2. 29., 2010. 1. 18., 2019. 8. 27.〉

③ 보건복지부장관은 제2항에 따라 제출된 병상 수급 및 관리계획이 제1항에 따른 기본시책에 맞지 아니하는 등 보건복지부령으로 정하는 사유가 있으면 시·도지사와 협의하여 보건복지부령으로 정하는 바에 따라 이를 조정하여야 한다. 〈개정 2008. 2. 29., 2010. 1. 18., 2019. 8. 27.〉

제60조의2(의료인 수급계획 등) ① 보건복지부장관은 우수한 의료인의 확보와 적절한 공급을 위한 기본시책을 수립하여야 한다.

② 제1항에 따른 기본시책은 「보건의료기본법」 제15조에 따른 보건의료발전계획과 연계하여 수립한다.

[본조신설 2015. 12. 29.]

제60조의3(간호인력 취업교육센터 설치 및 운영) ① 보건복지부장관은 간호·간병통합서비스 제공·확대 및 간호인력의 원활한 수급을 위하여 다음 각 호의 업무를 수행하는 간호인력 취업교육센터를 지역별로 설치·운영할 수 있다.

1. 지역별, 의료기관별 간호인력 확보에 관한 현황 조사
2. 제7조제1항제1호에 따른 간호학을 전공하는 대학이나 전문대학[구제(舊制) 전문학교와 간호학교를 포함한다] 졸업예정자와 신규 간호인력에 대한 취업교육 지원
3. 간호인력의 지속적인 근무를 위한 경력개발 지원
4. 유휴 및 이직 간호인력의 취업교육 지원
5. 그 밖에 간호인력의 취업교육 지원을 위하여 보건복지부령으로 정하는 사항

② 보건복지부장관은 간호인력 취업교육센터를 효율적으로 운영하기 위하여 그 운영에 관한 업무를 대통령령으로 정하는 절차·방식에 따라 관계 전문기관 또는 단체에 위탁할 수 있다.

③ 국가 및 지방자치단체는 제2항에 따라 간호인력 취업교육센터의 운영에 관한 업무를 위탁한 경우에는 그 운영에 드는 비용을 지원할 수 있다.

④ 그 밖에 간호인력 취업교육센터의 운영 등에 필요한 사항은 보건복지부령

으로 정한다.

[본조신설 2015. 12. 29.]

제61조(보고와 업무 검사 등) ① 보건복지부장관, 시·도지사 또는 시장·군수·구청장은 의료기관 개설자 또는 의료인에게 필요한 사항을 보고하도록 명할 수 있고, 관계 공무원을 시켜 그 업무 상황, 시설 또는 진료기록부·조산기록부·간호기록부 등 관계 서류를 검사하게 하거나 관계인에게서 진술을 들어 사실을 확인받게 할 수 있다. 이 경우 의료기관 개설자 또는 의료인은 정당한 사유 없이 이를 거부하지 못한다. 〈개정 2008. 2. 29., 2010. 1. 18., 2011. 8. 4., 2016. 12. 20., 2018. 3. 27., 2019. 8. 27.〉

② 제1항의 경우에 관계 공무원은 권한을 증명하는 증표 및 조사기간, 조사범위, 조사담당자, 관계 법령 등이 기재된 조사명령서를 지니고 이를 관계인에게 내보여야 한다. 〈개정 2011. 8. 4.〉

③ 제1항의 보고 및 제2항의 조사명령서에 관한 사항은 보건복지부령으로 정한다. 〈개정 2008. 2. 29., 2010. 1. 18., 2011. 8. 4.〉

제61조의2(자료제공의 요청) ① 보건복지부장관은 이 법의 위반 사실을 확인하기 위한 경우 등 소관 업무를 수행하기 위하여 필요한 경우에는 의료인, 의료기관의 장, 「국민건강보험법」에 따른 국민건강보험공단 및 건강보험심사평가원, 그 밖의 관계 행정기관 및 단체 등에 대하여 필요한 자료의 제출이나 의견의 진술 등을 요청할 수 있다.

② 제1항에 따른 자료의 제공 또는 협조를 요청받은 자는 특별한 사유가 없으면 이에 따라야 한다.

[본조신설 2019. 8. 27.]

제62조(의료기관 회계기준) ① 의료기관 개설자는 의료기관 회계를 투명하게 하도록 노력하여야 한다.

② 100병상 이상의 병원급 의료기관으로서 보건복지부령으로 정하는 일정 규모 이상의 병원급 의료기관 개설자는 회계를 투명하게 하기 위하여 의료기

관 회계기준을 지켜야 한다. 〈개정 2008. 2. 29., 2010. 1. 18., 2020. 3. 4.〉

③ 제2항에 따른 의료기관 회계기준은 보건복지부령으로 정한다. 〈개정 2008. 2. 29., 2010. 1. 18.〉

제63조(시정 명령 등) ① 보건복지부장관 또는 시장·군수·구청장은 의료기관이 제15조제1항, 제16조제2항, 제21조제1항 후단 및 같은 조 제2항·제3항, 제23조제2항, 제34조제2항, 제35조제2항, 제36조, 제36조의2, 제37조제1항·제2항, 제38조제1항·제2항, 제41조부터 제43조까지, 제45조, 제46조, 제47조제1항, 제58조의4제2항 및 제3항, 제62조제2항을 위반한 때, 종합병원·상급종합병원·전문병원이 각각 제3조의3제1항·제3조의4제1항·제3조의5제2항에 따른 요건에 해당하지 아니하게 된 때, 의료기관의 장이 제4조제5항을 위반한 때 또는 자율심의기구가 제57조제11항을 위반한 때에는 일정한 기간을 정하여 그 시설·장비 등의 전부 또는 일부의 사용을 제한 또는 금지하거나 위반한 사항을 시정하도록 명할 수 있다. 〈개정 2008. 2. 29., 2009. 1. 30., 2010. 1. 18., 2010. 7. 23., 2011. 4. 28., 2015. 12. 22., 2015. 12. 29., 2016. 5. 29., 2016. 12. 20., 2018. 3. 27., 2020. 3. 4.〉

② 보건복지부장관 또는 시장·군수·구청장은 의료인등이 제56조제2항·제3항을 위반한 때에는 다음 각 호의 조치를 명할 수 있다. 〈신설 2018. 3. 27.〉

1. 위반행위의 중지
2. 위반사실의 공표
3. 정정광고

③ 제2항제2호·제3호에 따른 조치에 필요한 사항은 대통령령으로 정한다. 〈신설 2018. 3. 27.〉

제63조(시정 명령 등) ① 보건복지부장관 또는 시장·군수·구청장은 의료기관이 제15조제1항, 제16조제2항, 제21조제1항 후단 및 같은 조 제2항·제3항, 제23조제2항, 제34조제2항, 제35조제2항, 제36조, 제36조의2, 제37조제1항·제2항, 제38조제1항·제2항, 제38조의2, 제41조부터 제43조까지, 제45

조, 제46조, 제47조제1항, 제58조의4제2항 및 제3항, 제62조제2항을 위반한 때, 종합병원·상급종합병원·전문병원이 각각 제3조의3제1항·제3조의4제1항·제3조의5제2항에 따른 요건에 해당하지 아니하게 된 때, 의료기관의 장이 제4조제5항을 위반한 때 또는 자율심의기구가 제57조제11항을 위반한 때에는 일정한 기간을 정하여 그 시설·장비 등의 전부 또는 일부의 사용을 제한 또는 금지하거나 위반한 사항을 시정하도록 명할 수 있다. 〈개정 2008. 2. 29., 2009. 1. 30., 2010. 1. 18., 2010. 7. 23., 2011. 4. 28., 2015. 12. 22., 2015. 12. 29., 2016. 5. 29., 2016. 12. 20., 2018. 3. 27., 2020. 3. 4., 2021. 9. 24.〉

② 보건복지부장관 또는 시장·군수·구청장은 의료인등이 제56조제2항·제3항을 위반한 때에는 다음 각 호의 조치를 명할 수 있다. 〈신설 2018. 3. 27.〉

1. 위반행위의 중지
2. 위반사실의 공표
3. 정정광고

③ 제2항제2호·제3호에 따른 조치에 필요한 사항은 대통령령으로 정한다. 〈신설 2018. 3. 27.〉

[시행일: 2023. 9. 25.] 제63조

제64조(개설 허가 취소 등) ① 보건복지부장관 또는 시장·군수·구청장은 의료기관이 다음 각 호의 어느 하나에 해당하면 그 의료업을 1년의 범위에서 정지시키거나 개설 허가의 취소 또는 의료기관 폐쇄를 명할 수 있다. 다만, 제8호에 해당하는 경우에는 의료기관 개설 허가의 취소 또는 의료기관 폐쇄를 명하여야 하며, 의료기관 폐쇄는 제33조제3항과 제35조제1항 본문에 따라 신고한 의료기관에만 명할 수 있다. 〈개정 2007. 7. 27., 2008. 2. 29., 2009. 1. 30., 2010. 1. 18., 2011. 8. 4., 2013. 8. 13., 2015. 12. 22., 2015. 12. 29., 2016. 5. 29., 2016. 12. 20., 2018. 8. 14., 2019. 4. 23., 2019. 8. 27., 2020. 12. 29.〉

1. 개설 신고나 개설 허가를 한 날부터 3개월 이내에 정당한 사유 없이 업무를 시작하지 아니한 때

1의2. 제4조제2항을 위반하여 의료인이 다른 의료인 또는 의료법인 등의 명의로 의료기관을 개설하거나 운영한 때

2. 제27조제5항을 위반하여 무자격자에게 의료행위를 하게 하거나 의료인에게 면허 사항 외의 의료행위를 하게 한 때

3. 제61조에 따른 관계 공무원의 직무 수행을 기피 또는 방해하거나 제59조 또는 제63조에 따른 명령을 위반한 때

4. 제33조제2항제3호부터 제5호까지의 규정에 따른 의료법인·비영리법인, 준정부기관·지방의료원 또는 한국보훈복지의료공단의 설립허가가 취소되거나 해산된 때

4의2. 제33조제2항을 위반하여 의료기관을 개설한 때

4의3. 제33조제8항을 위반하여 둘 이상의 의료기관을 개설·운영한 때

5. 제33조제5항·제7항·제9항·제10항, 제40조 또는 제56조를 위반한 때. 다만, 의료기관 개설자 본인에게 책임이 없는 사유로 제33조제7항제4호를 위반한 때에는 그러하지 아니하다.

5의2. 정당한 사유 없이 제40조제1항에 따른 폐업·휴업 신고를 하지 아니하고 6개월 이상 의료업을 하지 아니한 때

6. 제63조에 따른 시정명령(제4조제5항 위반에 따른 시정명령을 제외한다)을 이행하지 아니한 때

7. 「약사법」 제24조제2항을 위반하여 담합행위를 한 때

8. 의료기관 개설자가 거짓으로 진료비를 청구하여 금고 이상의 형을 선고받고 그 형이 확정된 때

9. 제36조에 따른 준수사항을 위반하여 사람의 생명 또는 신체에 중대한 위해를 발생하게 한 때

② 제1항에 따라 개설 허가를 취소당하거나 폐쇄 명령을 받은 자는 그 취소

된 날이나 폐쇄 명령을 받은 날부터 6개월 이내에, 의료업 정지처분을 받은 자는 그 업무 정지기간 중에 각각 의료기관을 개설·운영하지 못한다. 다만, 제1항제8호에 따라 의료기관 개설 허가를 취소당하거나 폐쇄 명령을 받은 자는 취소당한 날이나 폐쇄 명령을 받은 날부터 3년 안에는 의료기관을 개설·운영하지 못한다.

③ 보건복지부장관 또는 시장·군수·구청장은 의료기관이 제1항에 따라 그 의료업이 정지되거나 개설 허가의 취소 또는 폐쇄 명령을 받은 경우 해당 의료기관에 입원 중인 환자를 다른 의료기관으로 옮기도록 하는 등 환자의 권익을 보호하기 위하여 필요한 조치를 하여야 한다. 〈신설 2016. 12. 20.〉

제64조(개설 허가 취소 등) ① 보건복지부장관 또는 시장·군수·구청장은 의료기관이 다음 각 호의 어느 하나에 해당하면 그 의료업을 1년의 범위에서 정지시키거나 개설 허가의 취소 또는 의료기관 폐쇄를 명할 수 있다. 다만, 제8호에 해당하는 경우에는 의료기관 개설 허가의 취소 또는 의료기관 폐쇄를 명하여야 하며, 의료기관 폐쇄는 제33조제3항과 제35조제1항 본문에 따라 신고한 의료기관에만 명할 수 있다. 〈개정 2007. 7. 27., 2008. 2. 29., 2009. 1. 30., 2010. 1. 18., 2011. 8. 4., 2013. 8. 13., 2015. 12. 22., 2015. 12. 29., 2016. 5. 29., 2016. 12. 20., 2018. 8. 14., 2019. 4. 23., 2019. 8. 27., 2020. 3. 4., 2020. 12. 29.〉

1. 개설 신고나 개설 허가를 한 날부터 3개월 이내에 정당한 사유 없이 업무를 시작하지 아니한 때

1의2. 제4조제2항을 위반하여 의료인이 다른 의료인 또는 의료법인 등의 명의로 의료기관을 개설하거나 운영한 때

2. 제27조제5항을 위반하여 무자격자에게 의료행위를 하게 하거나 의료인에게 면허 사항 외의 의료행위를 하게 한 때
3. 제61조에 따른 관계 공무원의 직무 수행을 기피 또는 방해하거나 제59조 또는 제63조에 따른 명령을 위반한 때

4. 제33조제2항제3호부터 제5호까지의 규정에 따른 의료법인·비영리법인, 준정부기관·지방의료원 또는 한국보훈복지의료공단의 설립허가가 취소되거나 해산된 때

4의2. 제33조제2항을 위반하여 의료기관을 개설한 때

4의3. 제33조제8항을 위반하여 둘 이상의 의료기관을 개설·운영한 때

5. 제33조제5항·제7항·제9항·제10항, 제40조, 제40조의2 또는 제56조를 위반한 때. 다만, 의료기관 개설자 본인에게 책임이 없는 사유로 제33조제7항제4호를 위반한 때에는 그러하지 아니하다.

5의2. 정당한 사유 없이 제40조제1항에 따른 폐업·휴업 신고를 하지 아니하고 6개월 이상 의료업을 하지 아니한 때

6. 제63조에 따른 시정명령(제4조제5항 위반에 따른 시정명령을 제외한다)을 이행하지 아니한 때

7. 「약사법」 제24조제2항을 위반하여 담합행위를 한 때

8. 의료기관 개설자가 거짓으로 진료비를 청구하여 금고 이상의 형을 선고받고 그 형이 확정된 때

9. 제36조에 따른 준수사항을 위반하여 사람의 생명 또는 신체에 중대한 위해를 발생하게 한 때

② 제1항에 따라 개설 허가를 취소당하거나 폐쇄 명령을 받은 자는 그 취소된 날이나 폐쇄 명령을 받은 날부터 6개월 이내에, 의료업 정지처분을 받은 자는 그 업무 정지기간 중에 각각 의료기관을 개설·운영하지 못한다. 다만, 제1항제8호에 따라 의료기관 개설 허가를 취소당하거나 폐쇄 명령을 받은 자는 취소당한 날이나 폐쇄 명령을 받은 날부터 3년 안에는 의료기관을 개설·운영하지 못한다.

③ 보건복지부장관 또는 시장·군수·구청장은 의료기관이 제1항에 따라 그 의료업이 정지되거나 개설 허가의 취소 또는 폐쇄 명령을 받은 경우 해당 의료기관에 입원 중인 환자를 다른 의료기관으로 옮기도록 하는 등 환자의 권

익을 보호하기 위하여 필요한 조치를 하여야 한다. 〈신설 2016. 12. 20.〉

[시행일: 2023. 3. 5.] 제64조제1항제5호

제65조(면허 취소와 재교부) ① 보건복지부장관은 의료인이 다음 각 호의 어느 하나에 해당할 경우에는 그 면허를 취소할 수 있다. 다만, 제1호의 경우에는 면허를 취소하여야 한다. 〈개정 2008. 2. 29., 2009. 1. 30., 2009. 12. 31., 2010. 1. 18., 2015. 12. 29., 2016. 5. 29., 2020. 3. 4., 2020. 12. 29.〉

1. 제8조 각 호의 어느 하나에 해당하게 된 경우
2. 제66조에 따른 자격 정지 처분 기간 중에 의료행위를 하거나 3회 이상 자격 정지 처분을 받은 경우
3. 제11조제1항에 따른 면허 조건을 이행하지 아니한 경우
4. 제4조의3제1항을 위반하여 면허를 대여한 경우
5. 삭제 〈2016. 12. 20.〉
6. 제4조제6항을 위반하여 사람의 생명 또는 신체에 중대한 위해를 발생하게 한 경우
7. 제27조제5항을 위반하여 사람의 생명 또는 신체에 중대한 위해를 발생하게 할 우려가 있는 수술, 수혈, 전신마취를 의료인 아닌 자에게 하게 하거나 의료인에게 면허 사항 외로 하게 한 경우

② 보건복지부장관은 제1항에 따라 면허가 취소된 자라도 취소의 원인이 된 사유가 없어지거나 개전(改悛)의 정이 뚜렷하다고 인정되면 면허를 재교부할 수 있다. 다만, 제1항제3호에 따라 면허가 취소된 경우에는 취소된 날부터 1년 이내, 제1항제2호에 따라 면허가 취소된 경우에는 취소된 날부터 2년 이내, 제1항제4호·제6호·제7호 또는 제8조제4호에 따른 사유로 면허가 취소된 경우에는 취소된 날부터 3년 이내에는 재교부하지 못한다. 〈개정 2007. 7. 27., 2008. 2. 29., 2010. 1. 18., 2016. 5. 29., 2016. 12. 20., 2019. 8. 27., 2020. 12. 29.〉

제66조(자격정지 등) ① 보건복지부장관은 의료인이 다음 각 호의 어느 하나에

해당하면 1년의 범위에서 면허자격을 정지시킬 수 있다. 이 경우 의료기술과 관련한 판단이 필요한 사항에 관하여는 관계 전문가의 의견을 들어 결정할 수 있다. 〈개정 2008. 2. 29., 2009. 12. 31., 2010. 1. 18., 2010. 5. 27., 2011. 4. 7., 2011. 8. 4., 2016. 5. 29., 2016. 12. 20., 2019. 4. 23., 2019. 8. 27.〉

1. 의료인의 품위를 심하게 손상시키는 행위를 한 때
2. 의료기관 개설자가 될 수 없는 자에게 고용되어 의료행위를 한 때

2의2. 제4조제6항을 위반한 때

3. 제17조제1항 및 제2항에 따른 진단서·검안서 또는 증명서를 거짓으로 작성하여 내주거나 제22조제1항에 따른 진료기록부등을 거짓으로 작성하거나 고의로 사실과 다르게 추가기재·수정한 때
4. 제20조를 위반한 경우
5. 삭제 〈2020. 12. 29.〉
6. 의료기사가 아닌 자에게 의료기사의 업무를 하게 하거나 의료기사에게 그 업무 범위를 벗어나게 한 때
7. 관련 서류를 위조·변조하거나 속임수 등 부정한 방법으로 진료비를 거짓 청구한 때
8. 삭제 〈2011. 8. 4.〉
9. 제23조의5를 위반하여 경제적 이익등을 제공받은 때
10. 그 밖에 이 법 또는 이 법에 따른 명령을 위반한 때

② 제1항제1호에 따른 행위의 범위는 대통령령으로 정한다.

③ 의료기관은 그 의료기관 개설자가 제1항제7호에 따라 자격정지 처분을 받은 경우에는 그 자격정지 기간 중 의료업을 할 수 없다. 〈개정 2010. 7. 23.〉

④ 보건복지부장관은 의료인이 제25조에 따른 신고를 하지 아니한 때에는 신고할 때까지 면허의 효력을 정지할 수 있다. 〈신설 2011. 4. 28.〉

⑤ 제1항제2호를 위반한 의료인이 자진하여 그 사실을 신고한 경우에는 제1

항에도 불구하고 보건복지부령으로 정하는 바에 따라 그 처분을 감경하거나 면제할 수 있다. 〈신설 2012. 2. 1.〉

⑥ 제1항에 따른 자격정지처분은 그 사유가 발생한 날부터 5년(제1항제5호·제7호에 따른 자격정지처분의 경우에는 7년으로 한다)이 지나면 하지 못한다. 다만, 그 사유에 대하여 「형사소송법」 제246조에 따른 공소가 제기된 경우에는 공소가 제기된 날부터 해당 사건의 재판이 확정된 날까지의 기간은 시효 기간에 산입하지 아니 한다. 〈신설 2016. 5. 29.〉

제66조의2(중앙회의 자격정지 처분 요구 등) 각 중앙회의 장은 의료인이 제66조제1항제1호에 해당하는 경우에는 각 중앙회의 윤리위원회의 심의·의결을 거쳐 보건복지부장관에게 자격정지 처분을 요구할 수 있다.

[본조신설 2011. 4. 28.]

제67조(과징금 처분) ① 보건복지부장관이나 시장·군수·구청장은 의료기관이 제64조제1항 각 호의 어느 하나에 해당할 때에는 대통령령으로 정하는 바에 따라 의료업 정지 처분을 갈음하여 10억원 이하의 과징금을 부과할 수 있으며, 이 경우 과징금은 3회까지만 부과할 수 있다. 다만, 동일한 위반행위에 대하여 「표시·광고의 공정화에 관한 법률」 제9조에 따른 과징금 부과처분이 이루어진 경우에는 과징금(의료업 정지 처분을 포함한다)을 감경하여 부과하거나 부과하지 아니할 수 있다. 〈개정 2008. 2. 29., 2010. 1. 18., 2016. 5. 29., 2019. 8. 27.〉

② 제1항에 따른 과징금을 부과하는 위반 행위의 종류와 정도 등에 따른 과징금의 액수와 그 밖에 필요한 사항은 대통령령으로 정한다.

③ 보건복지부장관이나 시장·군수·구청장은 제1항에 따른 과징금을 기한 안에 내지 아니한 때에는 지방세 체납처분의 예에 따라 징수한다. 〈개정 2008. 2. 29., 2010. 1. 18.〉

제68조(행정처분의 기준) 제63조, 제64조제1항, 제65조제1항, 제66조제1항에 따른 행정처분의 세부적인 기준은 보건복지부령으로 정한다. 〈개정 2008. 2.

29., 2010. 1. 18.〉

제69조(의료지도원) ① 제61조에 따른 관계 공무원의 직무를 행하게 하기 위하여 보건복지부, 시·도 및 시·군·구에 의료지도원을 둔다. 〈개정 2008. 2. 29., 2010. 1. 18.〉

② 의료지도원은 보건복지부장관, 시·도지사 또는 시장·군수·구청장이 그 소속 공무원 중에서 임명하되, 자격과 임명 등에 필요한 사항은 보건복지부령으로 정한다. 〈개정 2008. 2. 29., 2010. 1. 18.〉

③ 의료지도원 및 그 밖의 공무원은 직무를 통하여 알게 된 의료기관, 의료인, 환자의 비밀을 누설하지 못한다.

제7장 삭제 〈2011. 4. 7.〉

제70조 삭제 〈2011. 4. 7.〉

제71조 삭제 〈2011. 4. 7.〉

제72조 삭제 〈2011. 4. 7.〉

제73조 삭제 〈2011. 4. 7.〉

제74조 삭제 〈2011. 4. 7.〉

제75조 삭제 〈2011. 4. 7.〉

제76조 삭제 〈2011. 4. 7.〉

제8장 보칙

제77조(전문의) ① 의사·치과의사 또는 한의사로서 전문의가 되려는 자는 대통령령으로 정하는 수련을 거쳐 보건복지부장관에게 자격 인정을 받아야 한다. 〈개정 2008. 2. 29., 2010. 1. 18.〉

② 제1항에 따라 전문의 자격을 인정받은 자가 아니면 전문과목을 표시하지 못한다. 다만, 보건복지부장관은 의료체계를 효율적으로 운영하기 위하여 전문의 자격을 인정받은 치과의사와 한의사에 대하여 종합병원·치과병원·

한방병원 중 보건복지부령으로 정하는 의료기관에 한하여 전문과목을 표시하도록 할 수 있다. 〈개정 2008. 2. 29., 2009. 1. 30., 2010. 1. 18.〉

③ 삭제 〈2016. 12. 20.〉

④ 전문의 자격 인정과 전문과목에 관한 사항은 대통령령으로 정한다. 〈개정 2011. 4. 28.〉

[법률 제9386호(2009. 1. 30.) 부칙 제2조의 규정에 의하여 이 조 제2항 단서의 개정규정 중 치과의사에 대한 부분은 2013년 12월 31일까지, 한의사에 대한 부분은 2009년 12월 31일까지 유효함]

[2016. 12. 20. 법률 제14438호에 의하여 2015. 5. 28. 헌법재판소에서 위헌 결정된 이 조 제3항을 삭제함.]

제78**조(전문간호사)** ① 보건복지부장관은 간호사에게 간호사 면허 외에 전문간호사 자격을 인정할 수 있다. 〈개정 2008. 2. 29., 2010. 1. 18.〉

② 전문간호사가 되려는 사람은 다음 각 호의 어느 하나에 해당하는 사람으로서 보건복지부장관이 실시하는 전문간호사 자격시험에 합격한 후 보건복지부장관의 자격인정을 받아야 한다. 〈개정 2018. 3. 27.〉

1. 보건복지부령으로 정하는 전문간호사 교육과정을 이수한 자
2. 보건복지부장관이 인정하는 외국의 해당 분야 전문간호사 자격이 있는 자

③ 전문간호사는 제2항에 따라 자격을 인정받은 해당 분야에서 간호 업무를 수행하여야 한다. 〈신설 2018. 3. 27.〉

④ 전문간호사의 자격 구분, 자격 기준, 자격 시험, 자격증, 업무 범위, 그 밖에 필요한 사항은 보건복지부령으로 정한다. 〈신설 2018. 3. 27.〉

제79**조(한지 의료인)** ① 이 법이 시행되기 전의 규정에 따라 면허를 받은 한지 의사(限地 醫師), 한지 치과의사 및 한지 한의사는 허가받은 지역에서 의료 업무에 종사하는 경우 의료인으로 본다.

② 보건복지부장관은 제1항에 따른 의료인이 허가받은 지역 밖에서 의료행

위를 하는 경우에는 그 면허를 취소할 수 있다. 〈개정 2008. 2. 29., 2010. 1. 18.〉

③ 제1항에 따른 의료인의 허가지역 변경, 그 밖에 필요한 사항은 보건복지부령으로 정한다. 〈개정 2008. 2. 29., 2010. 1. 18.〉

④ 한지 의사, 한지 치과의사, 한지 한의사로서 허가받은 지역에서 10년 이상 의료업무에 종사한 경력이 있는 자 또는 이 법 시행 당시 의료업무에 종사하고 있는 자 중 경력이 5년 이상인 자에게는 제5조에도 불구하고 보건복지부령으로 정하는 바에 따라 의사, 치과의사 또는 한의사의 면허를 줄 수 있다. 〈개정 2008. 2. 29., 2010. 1. 18.〉

제80조(간호조무사 자격) ① 간호조무사가 되려는 사람은 다음 각 호의 어느 하나에 해당하는 사람으로서 보건복지부령으로 정하는 교육과정을 이수하고 간호조무사 국가시험에 합격한 후 보건복지부장관의 자격인정을 받아야 한다. 이 경우 자격시험의 제한에 관하여는 제10조를 준용한다. 〈개정 2019. 8. 27.〉

1. 초·중등교육법령에 따른 특성화고등학교의 간호 관련 학과를 졸업한 사람(간호조무사 국가시험 응시일로부터 6개월 이내에 졸업이 예정된 사람을 포함한다)
2. 「초·중등교육법」 제2조에 따른 고등학교 졸업자(간호조무사 국가시험 응시일로부터 6개월 이내에 졸업이 예정된 사람을 포함한다) 또는 초·중등교육법령에 따라 같은 수준의 학력이 있다고 인정되는 사람(이하 이 조에서 "고등학교 졸업학력 인정자"라 한다)으로서 보건복지부령으로 정하는 국·공립 간호조무사양성소의 교육을 이수한 사람
3. 고등학교 졸업학력 인정자로서 평생교육법령에 따른 평생교육시설에서 고등학교 교과 과정에 상응하는 교육과정 중 간호 관련 학과를 졸업한 사람(간호조무사 국가시험 응시일로부터 6개월 이내에 졸업이 예정된 사람을 포함한다)

4. 고등학교 졸업학력 인정자로서 「학원의 설립 · 운영 및 과외교습에 관한 법률」 제2조의2제2항에 따른 학원의 간호조무사 교습과정을 이수한 사람
5. 고등학교 졸업학력 인정자로서 외국의 간호조무사 교육과정(보건복지부장관이 정하여 고시하는 인정기준에 해당하는 교육과정을 말한다)을 이수하고 해당 국가의 간호조무사 자격을 취득한 사람
6. 제7조제1항제1호 또는 제2호에 해당하는 사람

② 제1항제1호부터 제4호까지에 따른 간호조무사 교육훈련기관은 보건복지부장관의 지정 · 평가를 받아야 한다. 이 경우 보건복지부장관은 간호조무사 교육훈련기관의 지정을 위한 평가업무를 대통령령으로 정하는 절차 · 방식에 따라 관계 전문기관에 위탁할 수 있다.

③ 보건복지부장관은 제2항에 따른 간호조무사 교육훈련기관이 거짓이나 그 밖의 부정한 방법으로 지정받는 등 대통령령으로 정하는 사유에 해당하는 경우에는 그 지정을 취소할 수 있다.

④ 간호조무사는 최초로 자격을 받은 후부터 3년마다 그 실태와 취업상황 등을 보건복지부장관에게 신고하여야 한다.

⑤ 제1항에 따른 간호조무사의 국가시험 · 자격인정, 제2항에 따른 간호조무사 교육훈련기관의 지정 · 평가, 제4항에 따른 자격신고 및 간호조무사의 보수교육 등에 관하여 필요한 사항은 보건복지부령으로 정한다.

[전문개정 2015. 12. 29.]

제80조의2(간호조무사 업무) ① 간호조무사는 제27조에도 불구하고 간호사를 보조하여 제2조제2항제5호가목부터 다목까지의 업무를 수행할 수 있다.

② 제1항에도 불구하고 간호조무사는 제3조제2항에 따른 의원급 의료기관에 한하여 의사, 치과의사, 한의사의 지도하에 환자의 요양을 위한 간호 및 진료의 보조를 수행할 수 있다.

③ 제1항 및 제2항에 따른 구체적인 업무의 범위와 한계에 대하여 필요한 사

항은 보건복지부령으로 정한다.

[본조신설 2015. 12. 29.]

제80조의3(준용규정) 간호조무사에 대하여는 제8조, 제9조, 제12조, 제16조, 제19조, 제20조, 제22조, 제23조, 제59조제1항, 제61조, 제65조, 제66조, 제68조, 제83조제1항, 제84조, 제85조, 제87조, 제87조의2, 제88조, 제88조의2 및 제91조를 준용하며, 이 경우 "면허"는 "자격"으로, "면허증"은 "자격증"으로 본다. 〈개정 2016. 12. 20., 2019. 8. 27.〉

[본조신설 2015. 12. 29.**]**

제81조(의료유사업자) ① 이 법이 시행되기 전의 규정에 따라 자격을 받은 접골사(接骨士), 침사(鍼士), 구사(灸士)(이하 "의료유사업자"라 한다)는 제27조에도 불구하고 각 해당 시술소에서 시술(施術)을 업(業)으로 할 수 있다.

② 의료유사업자에 대하여는 이 법 중 의료인과 의료기관에 관한 규정을 준용한다. 이 경우 "의료인"은 "의료유사업자"로, "면허"는 "자격"으로, "면허증"은 "자격증"으로, "의료기관"은 "시술소"로 한다.

③ 의료유사업자의 시술행위, 시술업무의 한계 및 시술소의 기준 등에 관한 사항은 보건복지부령으로 정한다. 〈개정 2008. 2. 29., 2010. 1. 18.〉

제82조(안마사) ① 안마사는 「장애인복지법」에 따른 시각장애인 중 다음 각 호의 어느 하나에 해당하는 자로서 시·도지사에게 자격인정을 받아야 한다. 〈개정 2008. 2. 29., 2010. 1. 18.〉

1. 「초·중등교육법」 제2조제5호에 따른 특수학교 중 고등학교에 준한 교육을 하는 학교에서 제4항에 따른 안마사의 업무한계에 따라 물리적 시술에 관한 교육과정을 마친 자
2. 중학교 과정 이상의 교육을 받고 보건복지부장관이 지정하는 안마수련기관에서 2년 이상의 안마수련과정을 마친 자

② 제1항의 안마사는 제27조에도 불구하고 안마업무를 할 수 있다.

③ 안마사에 대하여는 이 법 중 제8조, 제25조, 제28조부터 제32조까지, 제33

조제2항제1호 · 제3항 · 제5항 · 제8항 본문, 제36조, 제40조, 제59조제1항, 제61조, 제63조(제36조를 위반한 경우만을 말한다), 제64조부터 제66조까지, 제68조, 제83조, 제84조를 준용한다. 이 경우 "의료인"은 "안마사"로, "면허"는 "자격"으로, "면허증"은 "자격증"으로, "의료기관"은 "안마시술소 또는 안마원"으로, "해당 의료관계단체의 장"은 "안마사회장"으로 한다. 〈개정 2009. 1. 30.〉

④ 안마사의 업무한계, 안마시술소나 안마원의 시설 기준 등에 관한 사항은 보건복지부령으로 정한다. 〈개정 2008. 2. 29., 2010. 1. 18.〉

제83조(경비 보조 등) ① 보건복지부장관 또는 시 · 도지사는 국민보건 향상을 위하여 필요하다고 인정될 때에는 의료인 · 의료기관 · 중앙회 또는 의료 관련 단체에 대하여 시설, 운영 경비, 조사 · 연구 비용의 전부 또는 일부를 보조할 수 있다. 〈개정 2008. 2. 29., 2010. 1. 18., 2010. 7. 23.〉

② 보건복지부장관은 다음 각 호의 의료기관이 인증을 신청할 때 예산의 범위에서 인증에 소요되는 비용의 전부 또는 일부를 보조할 수 있다. 〈신설 2010. 7. 23., 2020. 3. 4.〉

1. 제58조의4제2항 및 제3항에 따라 인증을 신청하여야 하는 의료기관
2. 300병상 미만인 의료기관(종합병원은 제외한다) 중 보건복지부장관이 정하는 기준에 해당하는 의료기관

제84조(청문) 보건복지부장관, 시 · 도지사 또는 시장 · 군수 · 구청장은 다음 각 호의 어느 하나에 해당하는 처분을 하려면 청문을 실시하여야 한다. 〈개정 2008. 2. 29., 2010. 1. 18., 2010. 7. 23., 2016. 12. 20., 2020. 3. 4.〉

1. 제23조의2제4항에 따른 인증의 취소
2. 제51조에 따른 설립 허가의 취소
3. 제58조의10에 따른 의료기관 인증 또는 조건부인증의 취소
4. 제63조에 따른 시설 · 장비 등의 사용금지 명령
5. 제64조제1항에 따른 개설허가 취소나 의료기관 폐쇄 명령

6. 제65조제1항에 따른 면허의 취소

제85조(수수료) ① 이 법에 따른 의료인의 면허나 면허증을 재교부 받으려는 자, 국가시험등에 응시하려는 자, 진단용 방사선 발생 장치의 검사를 받으려는 자, 진단용 방사선 발생장치 안전관리책임자 교육을 받으려는 자는 보건복지부령으로 정하는 바에 따라 수수료를 내야 한다. 〈개정 2008. 2. 29., 2010. 1. 18., 2020. 12. 29.〉

② 제9조제2항에 따른 한국보건의료인국가시험원은 제1항에 따라 납부받은 국가시험등의 응시수수료를 보건복지부장관의 승인을 받아 시험 관리에 필요한 경비에 직접 충당할 수 있다. 〈개정 2008. 2. 29., 2010. 1. 18., 2015. 6. 22.〉

제86조(권한의 위임 및 위탁) ① 이 법에 따른 보건복지부장관 또는 시·도지사의 권한은 그 일부를 대통령령으로 정하는 바에 따라 질병관리청장, 시·도지사 또는 시장·군수·구청장이나 보건소장에게 위임할 수 있다. 〈개정 2008. 2. 29., 2010. 1. 18., 2020. 8. 11.〉

② 보건복지부장관은 이 법에 따른 업무의 일부를 대통령령으로 정하는 바에 따라 관계 전문기관에 위탁할 수 있다. 〈개정 2008. 2. 29., 2010. 1. 18.〉

제86조의2(벌칙 적용에서 공무원 의제) 제57조의2제4항에 따른 심의위원회 위원은 「형법」 제129조부터 제132조까지의 규정을 적용할 때에는 공무원으로 본다.

[본조신설 2018. 3. 27.**]**

제86조의3(기록의 보존·보관 의무에 대한 면책) 제22조제2항, 제23조제1항 또는 제40조제2항에 따라 보존·보관하여야 하는 기록이 천재지변이나 그 밖의 불가항력으로 멸실된 경우에는 해당 기록의 보존·보관의무자는 제64조, 제66조 또는 제90조에 따른 책임을 면한다.

[본조신설 2019. 4. 23.]

제86조의3(기록의 보존·보관 의무에 대한 면책) 제22조제2항, 제23조제1항 또

는 제40조의2제1항에 따라 보존·보관하여야 하는 기록이 천재지변이나 그 밖의 불가항력으로 멸실된 경우에는 해당 기록의 보존·보관의무자는 제64조, 제66조 또는 제90조에 따른 책임을 면한다. 〈개정 2020. 3. 4.〉

[본조신설 2019. 4. 23.]

[시행일: 2023. 3. 5.] 제86조의3

제9장 벌칙

제87조(벌칙) 제33조제2항을 위반하여 의료기관을 개설하거나 운영하는 자는 10년 이하의 징역이나 1억원 이하의 벌금에 처한다.

[본조신설 2019. 8. 27.]

[종전 제87조는 제87조의2로 이동 〈2019. 8. 27.〉]

제87조의2(벌칙) ① 제12조제3항을 위반한 죄를 범하여 사람을 상해에 이르게 한 경우에는 7년 이하의 징역 또는 1천만원 이상 7천만원 이하의 벌금에 처하고, 중상해에 이르게 한 경우에는 3년 이상 10년 이하의 징역에 처하며, 사망에 이르게 한 경우에는 무기 또는 5년 이상의 징역에 처한다. 〈신설 2019. 4. 23.〉

② 다음 각 호의 어느 하나에 해당하는 자는 5년 이하의 징역이나 5천만원 이하의 벌금에 처한다. 〈개정 2009. 1. 30., 2015. 12. 29., 2016. 5. 29., 2016. 12. 20., 2019. 4. 23., 2019. 8. 27., 2020. 3. 4., 2020. 12. 29.〉

1. 제4조의3제1항을 위반하여 면허를 대여한 사람

1의2. 제4조의3제2항을 위반하여 면허를 대여받거나 면허 대여를 알선한 사람

2. 제12조제2항 및 제3항, 제18조제3항, 제21조의2제5항·제8항, 제23조제3항, 제27조제1항, 제33조제2항(제82조제3항에서 준용하는 경우만을 말한다)·제8항(제82조제3항에서 준용하는 경우를 포함한다)·제10항을 위반한 자. 다만, 제12조제3항의 죄는 피해자의 명시한 의사에

반하여 공소를 제기할 수 없다.

3. 제27조제5항을 위반하여 의료인이 아닌 자에게 의료행위를 하게 하거나 의료인에게 면허 사항 외의 의료행위를 하게 한 자

[제87조에서 이동 〈2019. 8. 27.〉]

제87조의2(벌칙) ① 제12조제3항을 위반한 죄를 범하여 사람을 상해에 이르게 한 경우에는 7년 이하의 징역 또는 1천만원 이상 7천만원 이하의 벌금에 처하고, 중상해에 이르게 한 경우에는 3년 이상 10년 이하의 징역에 처하며, 사망에 이르게 한 경우에는 무기 또는 5년 이상의 징역에 처한다. 〈신설 2019. 4. 23.〉

② 다음 각 호의 어느 하나에 해당하는 자는 5년 이하의 징역이나 5천만원 이하의 벌금에 처한다. 〈개정 2009. 1. 30., 2015. 12. 29., 2016. 5. 29., 2016. 12. 20., 2019. 4. 23., 2019. 8. 27., 2020. 3. 4., 2020. 12. 29.〉

1. 제4조의3제1항을 위반하여 면허를 대여한 사람

1의2. 제4조의3제2항을 위반하여 면허를 대여받거나 면허 대여를 알선한 사람

2. 제12조제2항 및 제3항, 제18조제3항, 제21조의2제5항·제8항, 제23조제3항, 제27조제1항, 제33조제2항(제82조제3항에서 준용하는 경우만을 말한다)·제8항(제82조제3항에서 준용하는 경우를 포함한다)·제10항을 위반한 자. 다만, 제12조제3항의 죄는 피해자의 명시한 의사에 반하여 공소를 제기할 수 없다.

3. 제27조제5항을 위반하여 의료인이 아닌 자에게 의료행위를 하게 하거나 의료인에게 면허 사항 외의 의료행위를 하게 한 자

4. 제40조의3제3항을 위반하여 직접 보관한 진료기록부등 외 진료기록보관시스템에 보관된 정보를 열람하는 등 그 내용을 확인한 사람

5. 제40조의3제7항을 위반하여 정당한 접근 권한 없이 또는 허용된 접근 권한을 넘어 진료기록보관시스템에 보관된 정보를 훼손·멸실·변경·

위조 · 유출하거나 검색 · 복제한 사람

[제87조에서 이동 〈2019. 8. 27.〉]

[시행일: 2023. 3. 5.] 제87조의2제2항

제88**조(벌칙)** 다음 각 호의 어느 하나에 해당하는 자는 3년 이하의 징역이나 3천만원 이하의 벌금에 처한다. 〈개정 2019. 8. 27., 2020. 3. 4.〉

1. 제19조, 제21조제2항, 제22조제3항, 제27조제3항 · 제4항, 제33조제4항, 제35조제1항 단서, 제38조제3항, 제47조제11항, 제59조제3항, 제64조제2항(제82조제3항에서 준용하는 경우를 포함한다), 제69조제3항을 위반한 자. 다만, 제19조, 제21조제2항 또는 제69조제3항을 위반한 자에 대한 공소는 고소가 있어야 한다.
2. 제23조의5를 위반한 자. 이 경우 취득한 경제적 이익등은 몰수하고, 몰수할 수 없을 때에는 그 가액을 추징한다.
3. 제82조제1항에 따른 안마사의 자격인정을 받지 아니하고 영리를 목적으로 안마를 한 자

[전문개정 2016. 12. 20.]

제88**조(벌칙)** 다음 각 호의 어느 하나에 해당하는 자는 3년 이하의 징역이나 3천만원 이하의 벌금에 처한다. 〈개정 2019. 8. 27., 2020. 3. 4.〉

1. 제19조, 제21조제2항(제40조의2제4항에서 준용하는 경우를 포함한다), 제22조제3항, 제27조제3항 · 제4항, 제33조제4항, 제35조제1항 단서, 제38조제3항, 제47조제11항, 제59조제3항, 제64조제2항(제82조제3항에서 준용하는 경우를 포함한다), 제69조제3항을 위반한 자. 다만, 제19조, 제21조제2항(제40조의2제4항에서 준용하는 경우를 포함한다) 또는 제69조제3항을 위반한 자에 대한 공소는 고소가 있어야 한다.
2. 제23조의5를 위반한 자. 이 경우 취득한 경제적 이익등은 몰수하고, 몰수할 수 없을 때에는 그 가액을 추징한다.
3. 제82조제1항에 따른 안마사의 자격인정을 받지 아니하고 영리를 목적

으로 안마를 한 자

[전문개정 2016. 12. 20.]

[시행일: 2023. 3. 5.] 제88조

제88**조의**2**(벌칙)** 다음 각 호의 어느 하나에 해당하는 자는 2년 이하의 징역이나 2천만원 이하의 벌금에 처한다. 〈개정 2016. 12. 20., 2020. 3. 4.〉

1. 제20조를 위반한 자
2. 제47조제12항을 위반하여 자율보고를 한 사람에게 불리한 조치를 한 자

[본조신설 2009. 12. 31.]

[제88조의3에서 이동, 종전 제88조의2는 삭제

제88**조의**2**(벌칙)** 다음 각 호의 어느 하나에 해당하는 자는 2년 이하의 징역이나 2천만원 이하의 벌금에 처한다. 〈개정 2016. 12. 20., 2020. 3. 4., 2021. 9. 24.〉

1. 제20조를 위반한 자
2. 제38조의2제4항을 위반하여 안전성 확보에 필요한 조치를 하지 아니하여 폐쇄회로 텔레비전으로 촬영한 영상정보를 분실·도난·유출·변조 또는 훼손당한 자
3. 제47조제12항을 위반하여 자율보고를 한 사람에게 불리한 조치를 한 자

[본조신설 2009. 12. 31.]

[제88조의3에서 이동, 종전 제88조의2는 삭제

[시행일: 2023. 9. 25.] 제88조의2

제88**조의**3

[제88조의2로 이동 〈2016. 12. 20.〉]

제89**조(벌칙)** 다음 각 호의 어느 하나에 해당하는 자는 1년 이하의 징역이나 1천만원 이하의 벌금에 처한다. 〈개정 2018. 3. 27., 2019. 8. 27.〉

1. 제15조제1항, 제17조제1항 · 제2항(제1항 단서 후단과 제2항 단서는 제외한다), 제17조의2제1항 · 제2항(처방전을 교부하거나 발송한 경우만을 말한다), 제23조의2제3항 후단, 제33조제9항, 제56조제1항부터 제3항까지 또는 제58조의6제2항을 위반한 자
2. 정당한 사유 없이 제40조제4항에 따른 권익보호조치를 하지 아니한 자
3. 제51조의2를 위반하여 의료법인의 임원 선임과 관련하여 금품 등을 주고받거나 주고받을 것을 약속한 자
4. 제61조제1항에 따른 검사를 거부 · 방해 또는 기피한 자(제33조제2항 · 제10항 위반 여부에 관한 조사임을 명시한 경우에 한정한다)

[전문개정 2016. 12. 20.]

제90**조(벌칙)** 제16조제1항 · 제2항, 제17조제3항 · 제4항, 제17조의2제1항 · 제2항(처방전을 수령한 경우만을 말한다), 제18조제4항, 제21조제1항 후단, 제21조의2제1항 · 제2항, 제22조제1항 · 제2항, 제23조제4항, 제26조, 제27조제2항, 제33조제1항 · 제3항(제82조제3항에서 준용하는 경우를 포함한다) · 제5항(허가의 경우만을 말한다), 제35조제1항 본문, 제41조, 제42조제1항, 제48조제3항 · 제4항, 제77조제2항을 위반한 자나 제63조에 따른 시정명령을 위반한 자와 의료기관 개설자가 될 수 없는 자에게 고용되어 의료행위를 한 자는 500만원 이하의 벌금에 처한다. 〈개정 2007. 7. 27., 2009. 1. 30., 2011. 4. 7., 2016. 12. 20., 2018. 3. 27., 2019. 8. 27.〉

제90**조(벌칙)** 제16조제1항 · 제2항, 제17조제3항 · 제4항, 제17조의2제1항 · 제2항(처방전을 수령한 경우만을 말한다), 제18조제4항, 제21조제1항 후단(제40조의2제4항에서 준용하는 경우를 포함한다), 제21조의2제1항 · 제2항, 제22조제1항 · 제2항(제40조의2제4항에서 준용하는 경우를 포함한다), 제23조제4항, 제26조, 제27조제2항, 제33조제1항 · 제3항(제82조제3항에서 준용하는 경우를 포함한다) · 제5항(허가의 경우만을 말한다), 제35조제1항 본문, 제41조, 제42조제1항, 제48조제3항 · 제4항, 제77조제2항을 위반한 자나 제

63조에 따른 시정명령을 위반한 자와 의료기관 개설자가 될 수 없는 자에게 고용되어 의료행위를 한 자는 500만원 이하의 벌금에 처한다. 〈개정 2007. 7. 27., 2009. 1. 30., 2011. 4. 7., 2016. 12. 20., 2018. 3. 27., 2019. 8. 27., 2020. 3. 4.〉

[시행일: 2023. 3. 5.] 제90조

제90조의2(「형법」상 감경규정에 관한 특례) 음주로 인한 심신장애 상태에서 제12조제3항을 위반하는 죄를 범한 때에는 「형법」 제10조제1항을 적용하지 아니할 수 있다.

[본조신설 2019. 4. 23.]

제91조(양벌규정) 법인의 대표자나 법인 또는 개인의 대리인, 사용인, 그 밖의 종업원이 그 법인 또는 개인의 업무에 관하여 제87조, 제87조의2, 제88조, 제88조의2, 제89조 또는 제90조의 위반행위를 하면 그 행위자를 벌하는 외에 그 법인 또는 개인에게도 해당 조문의 벌금형을 과(科)한다. 다만, 법인 또는 개인이 그 위반행위를 방지하기 위하여 해당 업무에 관하여 상당한 주의와 감독을 게을리하지 아니한 경우에는 그러하지 아니하다. 〈개정 2010. 5. 27., 2016. 12. 20., 2019. 8. 27.〉

[전문개정 2009. 12. 31.]

제92조(과태료) ① 다음 각 호의 어느 하나에 해당하는 자에게는 300만원 이하의 과태료를 부과한다. 〈개정 2015. 1. 28., 2016. 12. 20., 2019. 8. 27.〉

1. 제16조제3항에 따른 교육을 실시하지 아니한 자

1의2. 제23조의3제1항을 위반하여 진료정보 침해사고를 통지하지 아니한 자

1의3. 제24조의2제1항을 위반하여 환자에게 설명을 하지 아니하거나 서면 동의를 받지 아니한 자

1의4. 제24조의2제4항을 위반하여 환자에게 변경 사유와 내용을 서면으로 알리지 아니한 자

2. 제37조제1항에 따른 신고를 하지 아니하고 진단용 방사선 발생장치를 설치·운영한 자
3. 제37조제2항에 따른 안전관리책임자를 선임하지 아니하거나 정기검사와 측정 또는 방사선 관계 종사자에 대한 피폭관리를 실시하지 아니한 자
4. 삭제 〈2018. 3. 27.〉
5. 제49조제3항을 위반하여 신고하지 아니한 자

② 다음 각 호의 어느 하나에 해당하는 자에게는 200만원 이하의 과태료를 부과한다. 〈개정 2016. 12. 20., 2019. 8. 27., 2020. 12. 29.〉

1. 제21조의2제6항 후단을 위반하여 자료를 제출하지 아니하거나 거짓 자료를 제출한 자
2. 제45조의2제1항을 위반하여 보고를 하지 아니하거나 거짓으로 보고한 자
3. 제45조의2제3항을 위반하여 자료를 제출하지 아니하거나 거짓으로 제출한 자
4. 제61조제1항에 따른 보고를 하지 아니하거나 검사를 거부·방해 또는 기피한 자(제89조제4호에 해당하는 경우는 제외한다)

③ 다음 각 호의 어느 하나에 해당하는 자에게는 100만원 이하의 과태료를 부과한다. 〈개정 2009. 1. 30., 2012. 2. 1., 2015. 1. 28., 2015. 12. 29., 2016. 5. 29., 2020. 12. 29.〉

1. 제16조제3항에 따른 기록 및 유지를 하지 아니한 자

1의2. 제16조제4항에 따른 변경이나 휴업·폐업 또는 재개업을 신고하지 아니한 자

2. 제33조제5항(제82조제3항에서 준용하는 경우를 포함한다)에 따른 변경신고를 하지 아니한 자

2의2. 제37조제3항에 따른 안전관리책임자 교육을 받지 아니한 사람

3. 제40조제1항(제82조제3항에서 준용하는 경우를 포함한다)에 따른 휴업 또는 폐업 신고를 하지 아니하거나 제40조제2항을 위반하여 진료기록부등을 이관(移管)하지 아니한 자
4. 제42조제3항을 위반하여 의료기관의 명칭 또는 이와 비슷한 명칭을 사용한 자
5. 제43조제5항에 따른 진료과목 표시를 위반한 자
6. 제4조제3항에 따라 환자의 권리 등을 게시하지 아니한 자
7. 제52조의2제6항을 위반하여 대한민국의학한림원 또는 이와 유사한 명칭을 사용한 자
8. 제4조제5항을 위반하여 그 위반행위에 대하여 내려진 제63조에 따른 시정명령을 따르지 아니한 사람

④ 제1항부터 제3항까지의 과태료는 대통령령으로 정하는 바에 따라 보건복지부장관 또는 시장·군수·구청장이 부과·징수한다. 〈신설 2009. 1. 30., 2010. 1. 18.〉

제92조(과태료) ① 다음 각 호의 어느 하나에 해당하는 자에게는 300만원 이하의 과태료를 부과한다. 〈개정 2015. 1. 28., 2016. 12. 20., 2019. 8. 27.〉

1. 제16조제3항에 따른 교육을 실시하지 아니한 자

1의2. 제23조의3제1항을 위반하여 진료정보 침해사고를 통지하지 아니한 자

1의3. 제24조의2제1항을 위반하여 환자에게 설명을 하지 아니하거나 서면 동의를 받지 아니한 자

1의4. 제24조의2제4항을 위반하여 환자에게 변경 사유와 내용을 서면으로 알리지 아니한 자

2. 제37조제1항에 따른 신고를 하지 아니하고 진단용 방사선 발생장치를 설치·운영한 자
3. 제37조제2항에 따른 안전관리책임자를 선임하지 아니하거나 정기검

사와 측정 또는 방사선 관계 종사자에 대한 피폭관리를 실시하지 아니한 자

4. 삭제 〈2018. 3. 27.〉

5. 제49조제3항을 위반하여 신고하지 아니한 자

② 다음 각 호의 어느 하나에 해당하는 자에게는 200만원 이하의 과태료를 부과한다. 〈개정 2016. 12. 20., 2019. 8. 27., 2020. 12. 29.〉

1. 제21조의2제6항 후단을 위반하여 자료를 제출하지 아니하거나 거짓 자료를 제출한 자

2. 제45조의2제1항을 위반하여 보고를 하지 아니하거나 거짓으로 보고한 자

3. 제45조의2제3항을 위반하여 자료를 제출하지 아니하거나 거짓으로 제출한 자

4. 제61조제1항에 따른 보고를 하지 아니하거나 검사를 거부·방해 또는 기피한 자(제89조제4호에 해당하는 경우는 제외한다)

③ 다음 각 호의 어느 하나에 해당하는 자에게는 100만원 이하의 과태료를 부과한다. 〈개정 2009. 1. 30., 2012. 2. 1., 2015. 1. 28., 2015. 12. 29., 2016. 5. 29., 2020. 3. 4., 2020. 12. 29.〉

1. 제16조제3항에 따른 기록 및 유지를 하지 아니한 자

1의2. 제16조제4항에 따른 변경이나 휴업·폐업 또는 재개업을 신고하지 아니한 자

2. 제33조제5항(제82조제3항에서 준용하는 경우를 포함한다)에 따른 변경신고를 하지 아니한 자

2의2. 제37조제3항에 따른 안전관리책임자 교육을 받지 아니한 사람

3. 제40조제1항(제82조제3항에서 준용하는 경우를 포함한다)에 따른 휴업 또는 폐업 신고를 하지 아니한 자

3의2. 제40조의2제1항을 위반하여 진료기록부등을 관할 보건소장에게 넘

기지 아니하거나 수량 및 목록 등을 거짓으로 보고한 자

3의3. 제40조의2제2항을 위반하여 변경신고를 하지 아니하거나 거짓으로 변경신고를 한 자

3의4. 제40조의2제2항을 위반하여 진료기록부등의 보존 및 열람을 대행할 책임자를 지정하지 아니하거나 진료기록부등을 관할 보건소장에게 넘기지 아니한 자

3의5. 제40조의2제3항에 따른 준수사항을 위반한 자

4. 제42조제3항을 위반하여 의료기관의 명칭 또는 이와 비슷한 명칭을 사용한 자

5. 제43조제5항에 따른 진료과목 표시를 위반한 자

6. 제4조제3항에 따라 환자의 권리 등을 게시하지 아니한 자

7. 제52조의2제6항을 위반하여 대한민국의학한림원 또는 이와 유사한 명칭을 사용한 자

8. 제4조제5항을 위반하여 그 위반행위에 대하여 내려진 제63조에 따른 시정명령을 따르지 아니한 사람

④ 제1항부터 제3항까지의 과태료는 대통령령으로 정하는 바에 따라 보건복지부장관 또는 시장·군수·구청장이 부과·징수한다. 〈신설 2009. 1. 30., 2010. 1. 18.〉

[시행일: 2023. 3. 5.] 제92조제3항

제93조 삭제 〈2009. 1. 30.〉

부칙 〈제17787호, 2020. 12. 29.〉

제1조(시행일) 이 법은 공포 후 6개월이 경과한 날부터 시행한다. 다만, 제27조제5항, 제65조제1항제7호, 제66조제1항제5호 및 제87조의2제2항제3호의 개정규정은 공포 후 3개월이 경과한 날부터 시행하고, 제47조제2항의 개정규정은 공포 후 1년이 경과한 날부터 시행하며, 법률 제17069호 의료법 일부

개정법률 제87조의2제2항의 개정규정은 2023년 3월 5일부터 시행한다.

제2조(적용례) ① 제64조제1항제1호의2· 제4호의3의 개정규정은 같은 개정규정 시행 이후 제4조제2항 또는 제33조제8항을 위반하여 의료기관을 개설하거나 운영 중인 경우부터 적용한다.

② 제65조제1항제7호, 제87조의2제2항제3호 및 법률 제17069호 의료법 일부개정법률 제87조의2제2항제3호의 개정규정은 같은 개정규정 시행 이후의 위반행위부터 적용한다.

참/고/문/헌

김정희·이장호(2000). 현대심리치료. 중앙적성출판사.

김준환·남미숙·구재관·신후경(2013). 케어복지의 이해와 실천기술. 창지사.

김진호·한태륜(2002). 재활의학 제2판. 군자출판사.

서울대학교 의과대학 내과학교실(2004). 임상 내과학 I. 고려의학.

서울대학교 의과대학 내과학교실(2004). 임상 내과학 II. 고려의학.

세브란스병원 재활의학과(2003). 건강 정보 질환정보.

세브란스병원 류마티스내과(2007). 건강정보 질환정보.

안효섭(2008). 홍창의 소아과학 제9판 보정판. 대한교과서.

유태규(2013). 보건의료서비스 지원관리. 메디시언.

이근홍(2008). 케어매니지먼트. 공동체.

이해영·안향림(1999). 개호복지론. 학문사.

이해영(2004). 의료복지론. 양서원.

장인협(1997). 사회복지실천론. 서울대학교출판부.

홍영수(2009). 의료사회복지 사례연구. 신정.

홍영수·김재엽(2003). 발달장애아동 어머니의 정신건강 개선 프로그램 개발과 효과성 평가. 한국사회복지행정학, 9, 169-187.

Cunningham, C. (1996). Families of children with Down syndrome. *Down Syndrome Research and Practice, 4*(3), 87-95.

Halpern, J., Sackett, K. L., Binner, P. R., & Mohr, C. B. (1980). *The myths of deinstitutionalization: Policies for the mentally disabled.* Westview Press.

Morris, R. (1977). Caring for vs. caring about people. *Social Work, 22*(5), 353-359.

Strain, J. J., & Grossman, S. (1975). *Psychological care of the medically ill: a primer in liaison psychiatry.* Appleton-Century-Crofts.

VNAA(1998). Careview's Handbook. NY: DK Publishing Book.

국가지표체계 https://www.index.go.kr/unify/idx-info.do?idxCd=4240&clasCd=7

법제처 https://www.moleg.go.kr

통계청 http://www.nso.go.kr

저/자/소/개

- **오영훈**
  대전과학기술대학교 사회복지학과 교수

- **박지영**
  대전과학기술대학교 임상병리과 교수

의료 휴먼서비스 매니지먼트

초 판 1쇄 인쇄 2022년 7월 22일
초 판 1쇄 발행 2022년 7월 29일

지 은 이 | 오영훈 · 박지영
펴 낸 이 | 김기섭
편 집 인 | 이윤희
펴 낸 곳 | 창지사 www.changjisa.com
08589 서울시 금천구 가산디지털 1로 83 파트너스타워 1차 9층
전화 (02)719-2211~3
팩스 (02)701-9386
등 록 | 1977년 4월 28일 · 제1-421호

ISBN 978-89-426-1542-1 (93510)

값 16,000원